薬理学を
おもしろく学ぶ

内田直樹・肥田典子

昭和大学医学部薬理学講座 臨床薬理学部門

サイオ出版

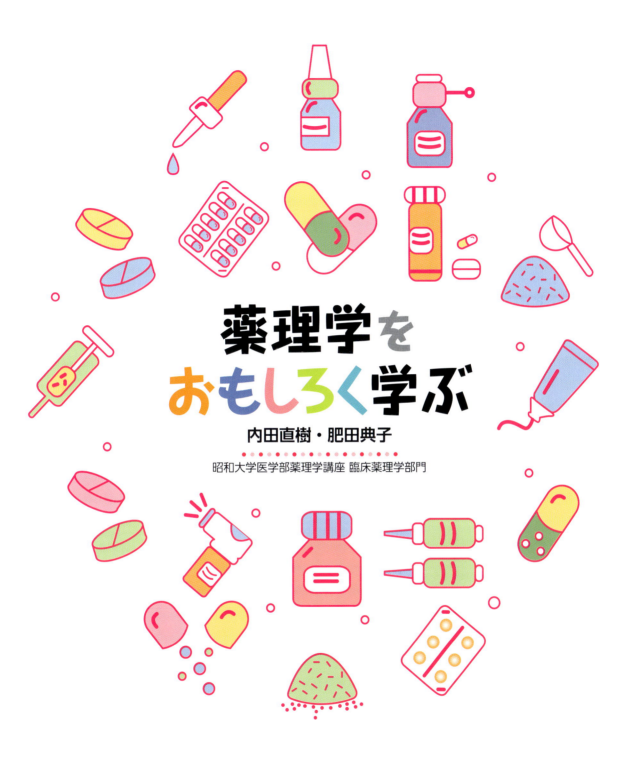

Prologue 薬理学ってなぁに?

薬理学とは、難しい定義によると、「薬物（人の生体機能に影響を及ぼす化学物質）と生体との相互作用の結果により起こる現象を研究する学問」ということになっています。

医学には大きく分けて「基礎医学」と「臨床医学」があることはご存知だと思います。

基礎医学というのは「身体に関する知識を学ぶ学問」で生理学・生化学・病理学などがあるのに対して、「疾患に対する知識を学ぶ学問」が臨床医学で内科や外科小児科などがあります。薬理学というのはちょうどその2つを結ぶ“かけ橋”のような学問になります。

ですから、基礎医学と臨床医学の両方をしっかりと理解したうえで薬理学の理解が可能になります。欧米ではこの薬理学は「臨床医学」の項目に分類されているそうですよ。

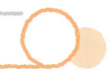

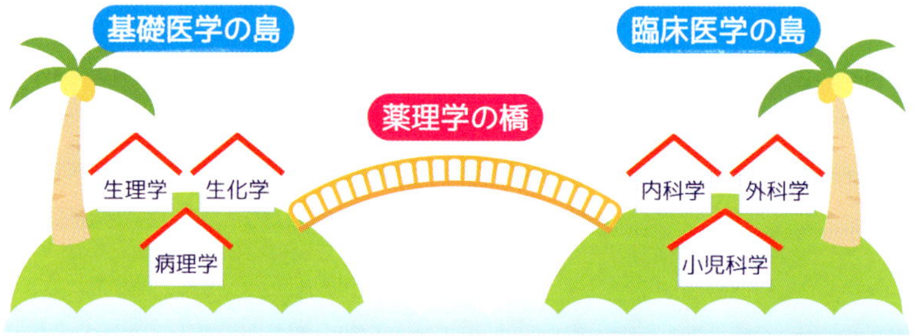

今までみなさんは生理学や生化学などの基礎医学の勉強をがんばってきたと思います。正常の状態である生理学や生化学がわからないと異常の状態の病理学がわからないし、基礎医学で学ぶ身体に関する知識が十分に理解できてないと、その知識をベースに考える診断や治療に関する臨床医学の理解ができない。医学はすごくたくさんの知識を積み重ねていくことが求められるので、勉強はほんとうに大変ですね。

内科的な治療には薬物療法は不可欠なものです。その薬物療法を行うには、疾患・症状を改善する作用（主作用）がちゃんと得られて、不快な作用や危険性（副作用）がなるべく出ないようにすることが大事になります。それにはやはり患者さんが今どういう状況になっているかという疾患に対する知識（原因：病理学、診断・症状：内科学）と薬理学の理解が必要になってきます。

「基礎医学」と「臨床医学」の橋渡しをしている学問の薬理学は、範囲が広すぎて勉強するのはほんとうに大変だと思います。でも現在の医学では、どんな診療科でも薬物療法は必ず行われるので、薬理学の勉強は避けて通るわけにはいかないのが悩ましいところです。幅広い薬理学も、エッセンスを押さえることができれば、さらに細かな内容もわかりやすくなります。

それでは、キーになる薬理学のエッセンスをおもしろく学んでいくことにしましょう。

内田直樹
肥田典子

Contents

Prologue

薬理学ってなぁに？ 2

Chapter 1 薬理学の基本を知ろう …… 9

薬理学は2本の柱でできている …… 10
薬物動態とは「身体の中の薬の動き」…… 10
ちょうどいい薬の量はどう決まる？ …… 18
薬が効くしくみ …… 20
薬の効き目を考える …… 24
薬の飲み合わせには注意が必要 …… 25

Chapter 2 末梢神経；神経で身体は調節されている …… 29

末梢神経は身体を感じて、動かし、調整する …… 30
神経の刺激伝達と局所麻酔薬 …… 31
神経伝達物質と筋弛緩薬 …… 36
身体の調節をする自律神経 …… 42

Chapter 3 中枢神経；身体と心の調節 …… 49

身体のスムーズな動きの調節 …… 50
心・感情の調節と情報の統合処理 …… 56
情報の処理・統合の調整 …… 66

Chapter 4 循環器；生命の源を適切に運ぶための調節 …… 69

適切な圧力（血圧）の調節 …… 70
心臓が十分な機能を発揮するため（心不全） …… 78
規則正しいリズムを維持するため（不整脈） …… 85

Chapter 5 呼吸器；空気の通り道の調節 …… 91

咳・痰 …… 92
異物除去のしくみ …… 93
咳の治療薬 …… 93
痰の治療薬 …… 95
気管支喘息の治療薬 …… 95

Chapter 6 消化器；美味しく食べて栄養をちゃんと吸収するための調節 …… 101

胃の中では攻撃と防御が常に戦っている …… 102
吐気は現場（胃腸）と会議室（中枢）で起きている …… 111
大腸の動きが便の形を決めている …… 113

Chapter 7 代謝；糖・脂質の栄養素を体内で上手に使うための調節 …… 121

メタボリックシンドローム …… 122
糖尿病 …… 122
脂質異常症（高脂血症） …… 130
痛風 …… 134

Chapter 8 炎症・アレルギー；免疫の調節 …… 137

アレルギーとは …… 138
アレルギーが起こるしくみ …… 138
アレルギー性疾患の治療薬 …… 140

Chapter 9 水・電解質；水分の調節・電解質の調節 …… 147

過剰な体内の水分を出す（利尿） …… 148
足りない水分を入れる（輸液） …… 157
適切なpHを維持するために …… 160

Contents

Chapter 10　血液疾患；酸素の運搬と凝固の調節 …… 163

赤血球の働きと貧血 …… 164
白血球の働きと白血球減少症 …… 166
血液凝固機構 …… 168

Chapter 11　骨代謝；身体を支える骨の元気を保つ調節 …… 175

骨の役割 …… 176
カルシウム（Ca）濃度を調節するしくみ …… 176
骨を再生するしくみ …… 183

Chapter 12　悪性腫瘍；がんと戦うための調節 …… 189

がんの治療 …… 190
がんに対する薬物治療 …… 190
細胞障害性抗がん剤と分子標的治療薬 …… 190

Chapter 13　感染症；細菌とウイルスと戦うための調節 …… 199

感染症とは …… 200
細菌感染症 …… 200
ウイルスとは …… 208
ウイルス感染症の治療薬 …… 209

Chapter 14　新薬の開発；よりよい薬を世に送り出すためのシステム …… 219

求められる新しい薬 …… 220
新しい薬を世に送り出すために …… 222
「"仮免許"の新薬」を本当に安心して使うために …… 230
医療費高騰を救う救世主か？　それとも？？ …… 233

コラム

食物ー薬物相互作用：Food-Drug Interaction …… 28
Go on to shock at …… 35
アトワゴリバース …… 41
抗パーキンソン病薬パッチ剤とDDS …… 55
その他の作用機序の睡眠薬 …… 63
ショックのときのアドレナリン投与 …… 73
オマリズマブ（抗IgE抗体）…… 100
添付文書をよく読もう …… 108
水が合わない …… 120
横紋筋融解症 …… 132
ヒト型抗PCSK9モノクローナル抗体 …… 133
アイソトニック？　ハイポトニック？ …… 162
日和見感染症 …… 168
過換気症候群と助産師の手 …… 182
免疫チェックポイント阻害薬 …… 196
新しいインフルエンザウイルス治療薬 ゾフルーザ …… 211
ペグインターフェロン（PEG-IFN）…… 212
NS5A複製複合体阻害薬＋NS5Bポリメラーゼ阻害薬（ハーボニー® 配合錠）…… 215
バイオシミラー …… 235

さくいん

…… 238

皆さんと一緒に勉強するスタッフは……

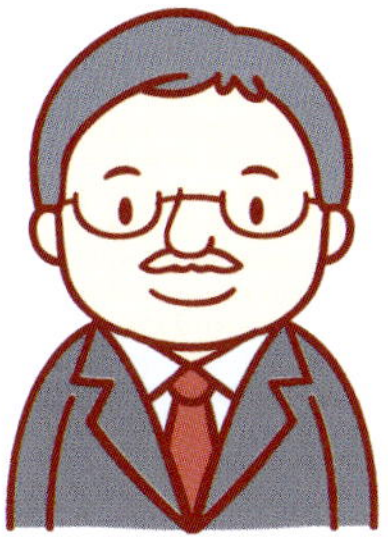

内田先生
薬理学の先生。難解な薬理学を「わかりやすい言葉」と「イメージしやすい表現」で説明することをモットーにしている。焼肉が大好き。

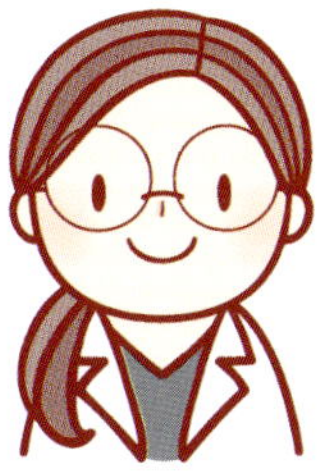

のりちゃん
看護学生。成績は良いほうだが薬理は少々苦手。勉強のポイントを聞きに内田先生の研究室によく出没する。大好物はいちご。

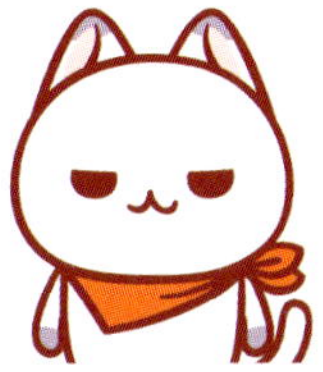

白サンチン
内田先生の研究室に出入りしているネコ（?）。質問のために研究室に来るのりちゃんの気を引こうと、一緒に薬理の勉強を始めたところ。

Chapter

1

薬理学の基本を知ろう

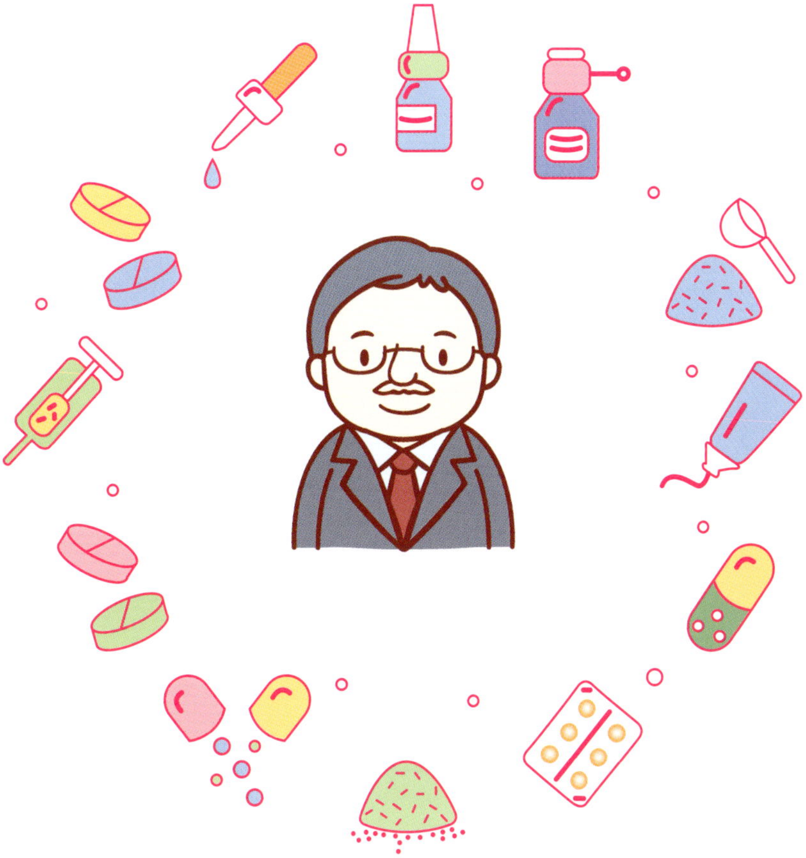

Chapter

1 薬理学の基本を知ろう

薬理学は２本柱でできている

薬理学は、２本の大きな柱からできています。１つは、「“薬物が生体に対して”どのような反応を起こすか」を学ぶ学問で「薬物作用学（Pharmacodynamics)」といいます。もう１つは、先ほどとは逆に、「“生体が薬物に対して”何をするか」を学ぶ学問で「薬物動態学（Pharmacokinetics)」というものです（図１－１）。

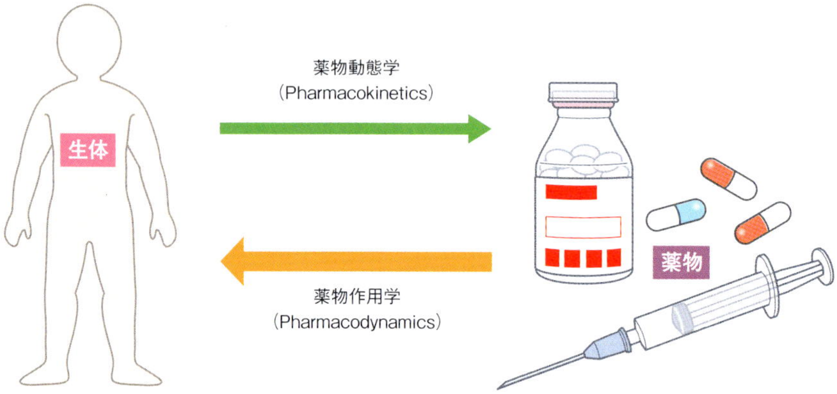

図１－１　薬物作用学と薬物動態学

薬物動態とは「身体の中の薬の動き」

症状や疾患に対する薬の効果を十分に得るためには、必要な量の薬が身体の中に入らなければなりません。これを「吸収」といいます。身体の中に吸収された薬は、目的としている作用部位に届けられることが重要でこれを「分布」といいます。作用部位に薬が届けられることではじめて必要な薬理作用を得ることができます。

でもいつまでも身体の中に薬が残っていたり、どんどん身体の中の薬物濃度が増えたりしたら、具合の悪いことがおきそうですよね。生体は必要なくなった薬物を身体の外に出しやすくする形や、薬の作用が出ないような形に化学構造を変化させます。これを「代謝」といいます。加えて、薬や化学構造を変化させた代謝物を身体の外に出すしくみももっています。これが「排泄」です。

このような薬物を吸収したり、身体の必要なところに分布させたり、代謝によって構造を変化させたり、身体の外に排泄するといった、「生体が薬物に対して行う」ことをまとめて「薬物動態」といいます。

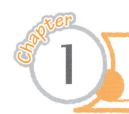

薬物動態には要素が 4 つあるけど、何かわかるかな？

え～っと、吸収と分布、それから代謝と排泄です

では排泄には主に 2 つの経路があるけど、どこだと思う？

腎臓！　お薬はおしっこからからだの外に出されます。あとひとつは…

難しいかな？　では薬が化学構造を変化させるといった、代謝が行われるのは主にどこだろう？

それはわかります。肝臓！　だってお酒も肝臓で代謝されるっていうから

うんうん、いいね。じゃあ肝臓で代謝された薬の排泄に関係しそうな経路は？

わかった、胆汁ですね

大正解！　ついでに覚えてほしいのは、量的には少ないけど、汗や呼気も排泄経路になっているんだよ。二日酔いでお酒臭い人は、汗や吐く息からアルコールやアルコールの代謝物のアルデヒドなどが排泄されているんだ

歯磨きだけじゃ臭いは防げないゾ
ケケケケ

❶ 吸収：Absorption

薬を投与する方法はいろいろあり、それぞれ特徴があります（**図 1－2**）。図を見てもらうとわかりますが、静脈投与では投与する薬が始めから全部に体内（静脈）に入るので、投与直後の血中濃度が一番高くなります。

一方、筋肉内投与や経口投与は、吸収されるまでに時間がかかるので、血中濃度が一番高くなるまでに時間差があるのがわかります。薬には糖尿病治療で使用するインスリン皮下注射（皮下投与）や皮膚から薬が吸収することを期待して投与されるもの（経皮投与）もあります。それらは皮下の毛細血管からゆっくり薬が吸収されるので、図の一番右のグラフのような曲線で血中濃度が推移します。急な血中濃度の上昇を避けたいものや、ゆっくりと長く薬が効いてもらいたいような場合には、こういった皮下投与や経皮投与の薬が選ばれる場合があります。

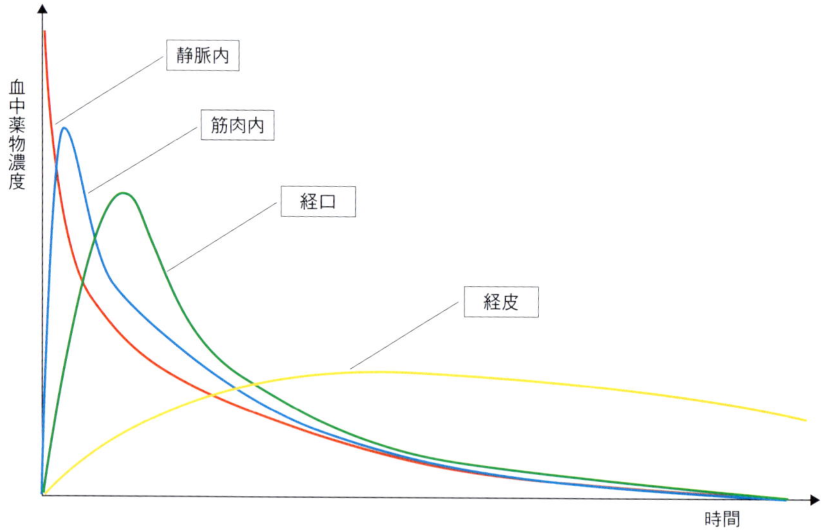

図 1－2　投与経路

・初回通過効果（ファーストパス・エフェクト；First Pass Effect）

代表的な薬の投与経路は経口投与です。経口投与された薬は、腸管（主に小腸）で吸収されます。腸管の上皮細胞には薬物を代謝する酵素がいます。この代謝酵素によって吸収される途中で薬の一部が代謝を受けます。代謝を逃れた薬物は、腸管の静脈で吸収された後、門脈を通って肝臓に運ばれます。肝臓に運ばれた薬物は、再び肝臓中の薬物代謝酵素で一部が代謝されます。両方の代謝から逃れた薬物は全身に分布します。

経口投与された薬が、小腸で吸収されてから肝臓を初めて通過するまでの間に、その一部が代謝されることを初回通過効果（First Pass Effect）といいます（**図 1－3**）。

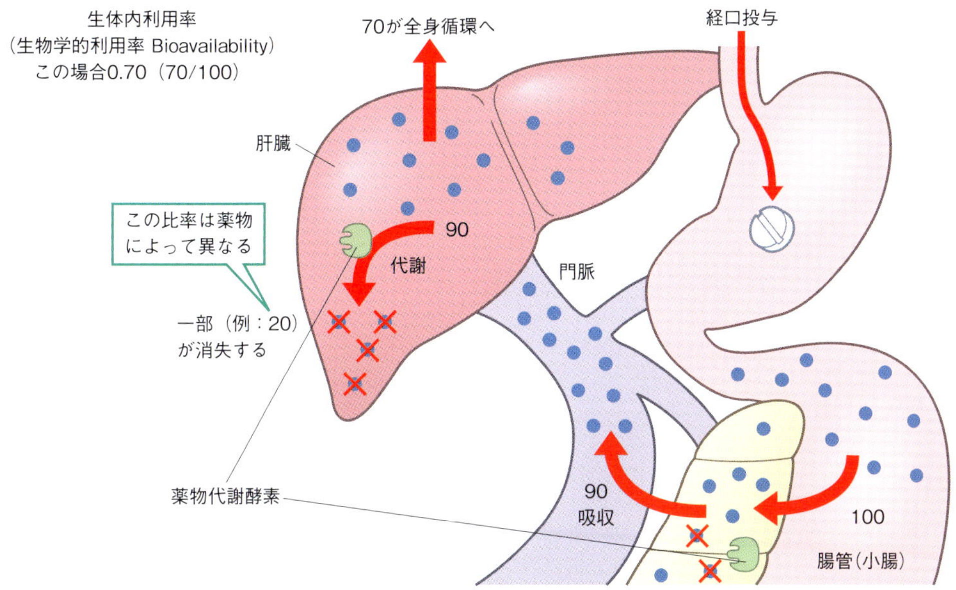

図 1－3　First pass effect

最初（初回:First）に通過（pass）する時に受ける影響（効果:Effect）だから初回通過効果（First Pass Effect）か。わかりやすいじゃん。ケケケケ

・生体内利用率（バイオアベイラビリティ：Bioavailability）

投与した薬物のうち全身に分布することができた割合を生体内利用率（生物学的利用率）といいます。

図を見ながら復習の問題を出すよ

はい、先生。よろしくおねがいします

それじゃあ、図の例で生体内利用率はいくつになるかな？

100の量が投与されて、腸管で吸収されるときに上皮細胞のなかで10代謝されて90吸収されています

いいよ、それから？

そのあと肝臓の薬物代謝酵素が20の量の薬を壊して、全身には残りの70が分布しました

では生体内利用率は？

70/100なので0.7です

正解！　ついでに補足すると、生体内利用率は投与した薬物量からの比率なので最大値は１になるんだよ

生体内利用率が１ってことはあるんですか？

いい質問だね。腸管や肝臓でまったく代謝をされないで、100%吸収される薬物であれば理論上は１になり得るけど、実際にはそんな効率のいい経口投与薬はないな〜。でも、直接全身循環に全部の薬を入れることができる静脈投与した薬物は生体内利用率が１になるよね

さっき「吸収」のところで勉強したように、薬の全部が静脈に入るからですね

腸管や肝臓に存在する薬物代謝酵素で代謝を受ける初回通過効果の大きさは薬物によって異なります。初回通過効果を受けやすい薬物は全身に分布する割合（生体内利用率）が小さい薬物になります。逆に初回通過効果が小さい薬物は、生体内利用率は大きくなります。

初回通過効果を受けやすい薬は飲み薬じゃ使えないじゃん。ダメじゃん

吸収した直後に門脈を通過しない経路で薬を投与することで、初回通過効果を回避することができます。先ほど説明した静脈投与はその１つですが、それ以外には舌下投与、直腸内投与などがあります。

舌下投与や直腸内投与が初回通過効果を回避するのはどうしてかな？

肝臓を通らないで全身循環になる理由ですよね

解剖で習った静脈の流れを復習してみようか。まず、舌下投与では舌下静脈に吸収するところから考えてみよう

え～っと、舌下静脈はそのあと頸静脈と合流して上大静脈から心臓にもどります

OK。じゃあ直腸内投与は？腸管の静脈は覚えているかな？

小腸は上腸間膜静脈だけど、直腸は覚えていません

下腸間膜静脈っていうのもあるよね。下腸間膜静脈には下行結腸、S状結腸と直腸の上部までが合流します。ということは…？

そっか、直腸内投与はもっと下のほうだから、吸収したお薬は門脈に運ばれずにそのまま下大静脈に合流して心臓に戻るんですね

大正解！！

薬理の理解に解剖も必要なの？医学ってのは他の科目とつなげて理解しないといけないのか。難しいな～。トホホ

❷ 分布：Distribution

薬物は、血液によって全身に運ばれます。これを分布といいます。血液中には薬物が結合するタンパク（主にアルブミン）があって血液中の薬物はこのタンパクに結合している結合型と結合していない遊離型の２種類で存在します。薬理作用の発現には遊離型の薬物が受容体に結合します。薬物代謝酵素で代謝されたり、腎臓から排泄されたりするのも遊離型の薬物です（**図1－4**）。

薬物の分布のしやすさには脂溶性・水溶性や分子量など薬物の化合物として

の特徴が重要です。例えば、脂溶性の高い薬物は、中枢や皮下脂肪に分布しやすいという特徴があります。ドラッグデリバリーシステム（Drug Delivery System：DDS）の応用とは、薬物の化学構造や剤型に工夫を加えることで、より効率的な薬物の体内分布を得る工夫のことです。

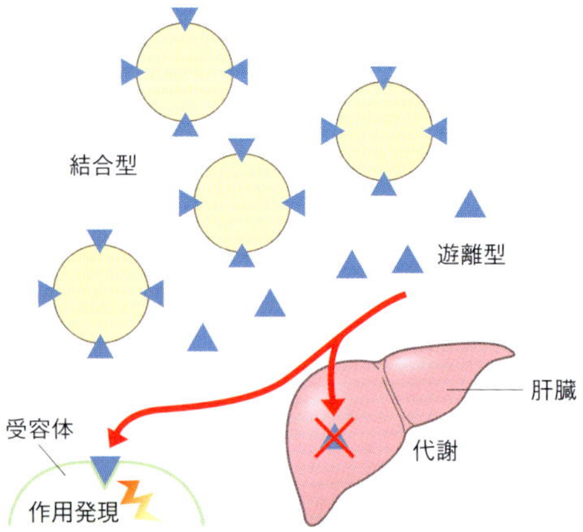

図1-4　タンパク結合

❸ 代謝：Metabolism

薬物には投与された形（未変化体）のまま排泄されるものもありますが、多くのものは身体の外に排泄しやすい化学構造にするため肝臓で代謝を受けます。代謝には酸化・還元・加水分解・抱合の四つの形式があります。肝臓で薬物の代謝に主に関わっている酵素はチトクロームP450（CYP）と呼ばれるもので、主に肝臓での酸化的な薬物代謝に関わっています。

薬物代謝にはその薬物の薬理学的な活性をなくす（不活性化）のみならず、薬理学的活性のない状態で投与された薬物を代謝することによって活性をもつ化学構造（活性代謝物）に変化させる場合もあります。このような薬理学的活性がない状態で投与される薬物をプロドラッグと呼びます。

プロドラッグ（prodrug）の“プロ（pro）”には“前の”って意味があるんだ。代謝されて薬の力がもてるようになるってことは、薬になる“前”の状態で投与されてるってこと

なんだよ。プロを名乗っているけど薬になる前の“アマチュア”じゃん。ケケケケ

そんなに悪いことばかりじゃないよ。吸収しやすい化学構造で投与して、身体の中で代謝を受けて薬理作用を発現するようにうまく工夫されたものだってあるんだよ

ふ〜ん

薬物代謝酵素の一部には人によって酵素活性の強さが異なる“遺伝多型”が報告されています。チトクロームP450の２C19（CYP２C19）と２D６（CYP２D６）と呼ばれるサブタイプには、酵素活性を有する酵素活性保有者（Extensive Metabolizer；EM）と酵素活性を有しない酵素活性欠損者（Poor Metabolizer；PM）と、その中間型（Intermediate Metabolizer；IM）が存在します。これらの酵素で代謝をされる薬物では、酵素活性によって血中濃度の推移が大きく異なります。

消化性潰瘍治療薬のオメプラゾールはCYP２C19で主に代謝を受けるため、酵素活性の強さによって投与後の血中濃度が（**図１−５**）のように大きく異なります。

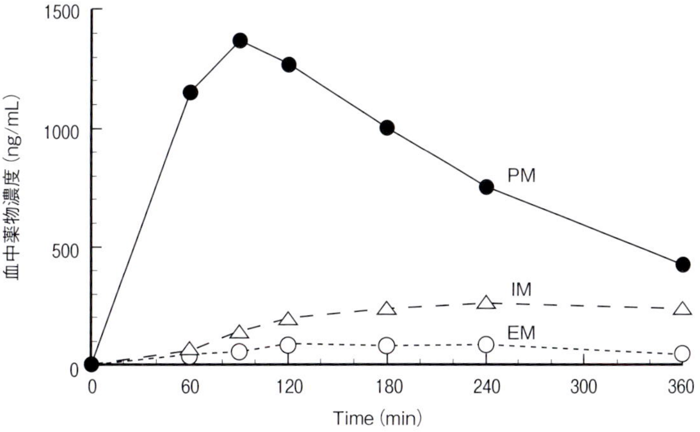

（内田直樹他：臨床薬理、29（3）：495-505, 1998. より）

図１−５　血中オメプラゾール濃度の遺伝多型比較

CYP２C19で代謝を受ける薬物がこのようなCYP２C19のPMの人に投与されると、血中濃度が非常に高くなる危険性があります。薬理作用が強く発現したり、予期せぬ副作用の発生には注意が必要です。

一方、CYP２D６で代謝を受けるうつ病治療薬のパロキセチンも酵素活性の有無で投与後の血中濃度の推移が異なります。CYP２D６の場合でも酵素活性を持たないPMの人では高い血中濃度になることに注意が必要ですが、逆に非常に酵素活性が高いUltra-rapid Metabolizer；UMという人が非常にまれにい

ます。その場合、（**図1－6**）にあるように体内であっという間に薬が代謝されてしまうため、ほとんど血中濃度が上がりません。このような患者さんではこの薬の治療効果は期待できません。

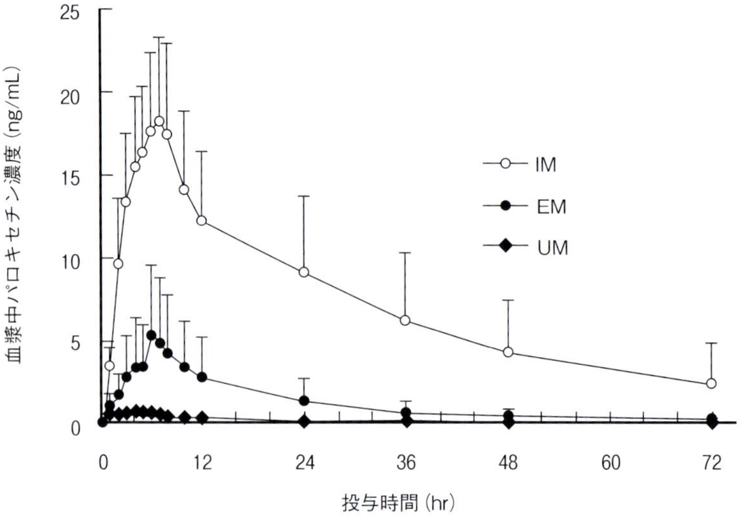

（内田直樹他：臨床薬理、43（2）：57-64, 2012. より）

図1－6　血中パロキセチン濃度の遺伝多型比較

❹ 排泄：Excretion

代謝によって体外に排泄しやすい化学構造（水溶性）に変化した薬物は、主に腎臓から尿中に排泄されます。また、肝臓で代謝された後、胆汁中に直接排泄されるような薬物もあります。胆汁中に排泄される薬物のなかには再び腸で吸収されるようなものもあります。腸と肝臓をグルグルと行ったり来たりするこの現象を“腸肝循環”と呼びます。腸肝循環を起こす薬物では、腸での再吸収により薬物の血液から消失が延長するため薬理作用の持続に注意が必要になる場合があります。

肝臓や腎臓の機能が悪い患者さんでは、肝臓からの代謝・排泄や腎排泄の能力が低下している可能性が高いため、血中薬物濃度が高くなったり、血中からの薬の消失が延長したりする場合があります。そのような患者さんでは、予想外に強い薬の作用や予期せぬ副作用の発現に注意が必要です。

ちょうどいい薬の量はどう決まる？

❶ 薬物と毒物の違い

Theophrastus von Hohenheim（1493-1541）というルネサンス初期のスイスの医師であり錬金術師はParacelsus（パラセルズス）と呼ばれ、薬理学の原理となる論旨を以下のやり取りで述べたそうです。
「もしあなたが毒物の特性を説明したいのなら、では毒でないのは何であろうか。すべてのものは毒であり、毒でないものはない。毒かどうかは用量だけで決まる」

この言葉から、薬物と毒物は紙一重だということがわかります。

❷ 臨床用量

薬が投与されてもその血中濃度が低いうちは、薬理作用の発現はありません。血中濃度が上がるにつれて、初めて薬の作用が出る濃度があります。その濃度のことを最小有効量といいます。最小有効量を超えてさらに血中濃度が上がると中毒症状が発現します。中毒作用が発現するぎりぎり手前の有効量を最大耐用量といい、極量という場合もあります。最小有効量と最大耐用量の間の血中濃度が治療量（臨床用量）と呼ばれるものです。中毒が発生する濃度がさらに高くなるとやがて致死量に達します。臨床現場での薬物使用では、この臨床用量の中に血中濃度がうまく収まるように、薬の投与量や投与間隔を調整していくことが必要です（**図 1－7**）。

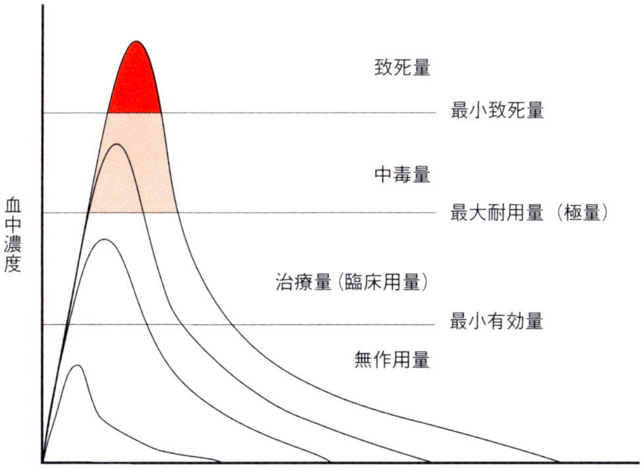

図 1－7　臨床用量

❸ 治療係数

薬物の投与量が増えるにしたがって、集団の中で薬理作用が発現する人の割合が増えていきますが、その増え方は直線的ではなくS字状であることが知られています。さらに薬物の投与量を増やしたときに中毒を発現する人の割合や死亡に至る人の割合も同じようにS字で増えていきます（**図 1－8**）。

S字状に増えていく個々の作用のなかで集団の半分の割合（50%）にその作用が発現する薬物投与量（D：Dose）をそれぞれED_{50}、TD_{50}、LD_{50}といいます。EはEffect（作用）、TはToxic（中毒）、LはLethal（致死）の頭文字です。

ED_{50}とTD_{50}の比を治療係数といいます。治療係数は値が大きいほどその薬物の安全性が高いことを示しています。図を見るとわかるように治療係数が大きいということは、50%の割合で治療効果が得られる人（ED_{50}）と中毒が発生する人（TD_{50}）との投与量の差が広いということですので、安全域が広いということを意味しています。

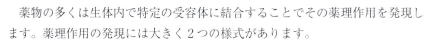

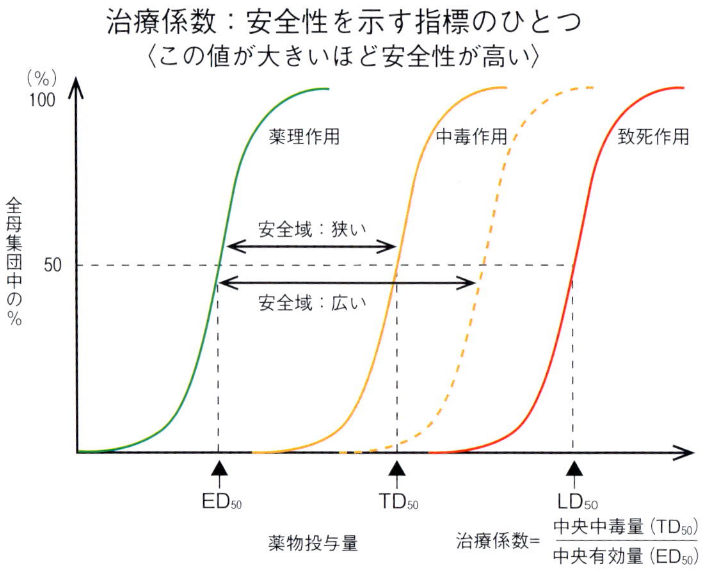

図1－8　治療係数

薬が効くしくみ

薬物の多くは生体内で特定の受容体に結合することでその薬理作用を発現します。薬理作用の発現には大きく２つの様式があります。

１つ目は、生体内にある受容体に薬物が直接結合して生体内の反応を引き起こす“受容体作動薬”として働く場合。

２つ目は、受容体に生体内の物質が結合することで機能している生体反応に対して、外から投与した薬物がその生体内物質の受容体結合を阻害することで生体反応を調整する“受容体阻害薬”として働く場合です。

❶ 受容体作動薬（アゴニスト）

薬物が受容体作動薬として働く場合には、投与量と反応の間に**図1－9**のようなS字曲線の関係を示します。生体内の受容体の数には限りがあるため、一定量を超える薬物投与行っても最大限の反応以上の効果は得られません。

一方、薬物には部分アゴニスト（Partial agonist）と呼ばれるものがあります。この薬物は、生体内の受容体に結合して薬理作用を発現しますが、受容体結合によって引き起こす生体反応が通常のアゴニスト（完全アゴニスト）と比

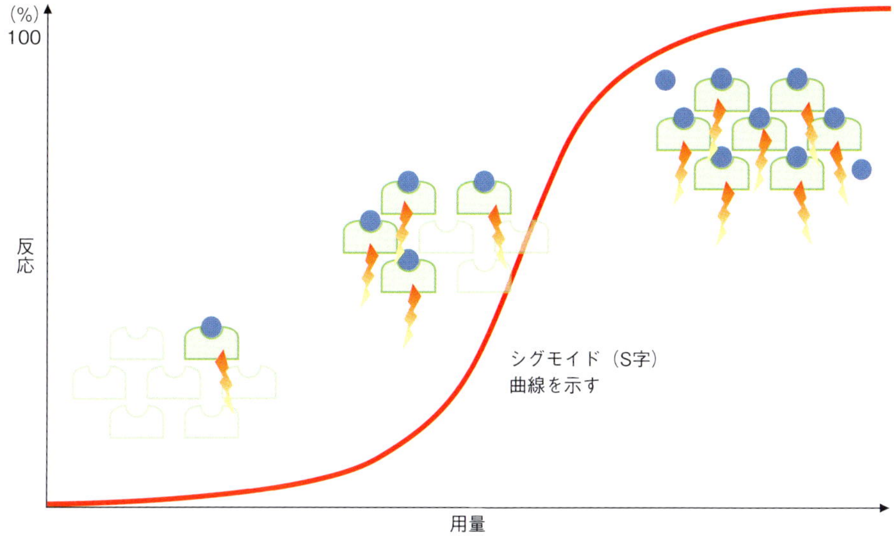

図 1-9　用量―反応曲線（完全アゴニストの場合）

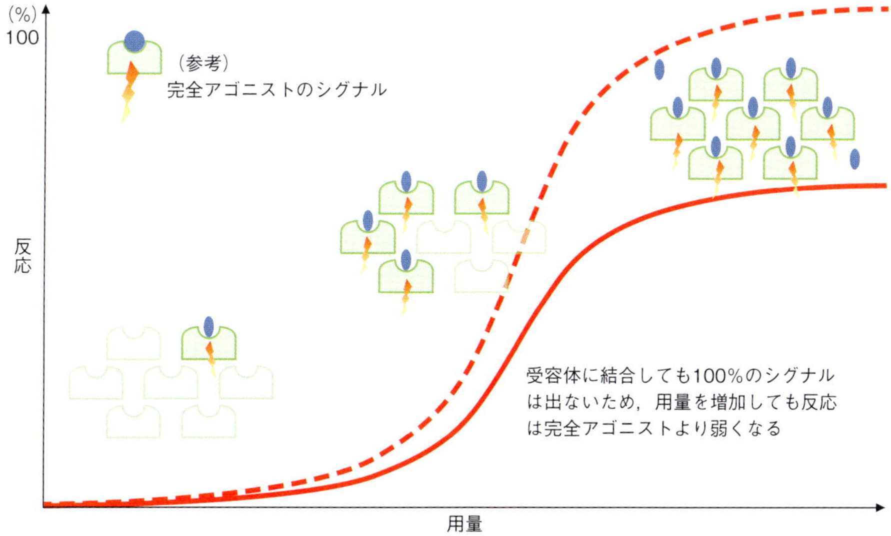

図 1-10　用量―反応曲線（部分アゴニストの場合）

べ弱いことが特徴です。そのため**図 1-10**にあるように、一つひとつの受容体に結合して引き起こす生体反応が弱いため、同じ数の受容体に結合しても全体としての作用発現が弱くなります。

実際に行われている薬物治療のなかには、生体内物質による受容体の刺激が過剰になっていることを調整するため、外から部分アゴニストである薬物を投与して、過剰な刺激を起こしている生体内物質の代わりに受容体に結合し、通常より弱い生体反応を起こすことで症状を改善するといった治療法が存在します。

❷ 受容体阻害薬（アンタゴニスト）

投与した薬物が生体内物質の受容体結合を阻害することで生体反応を調整することが可能になります（**図 1-11**）。

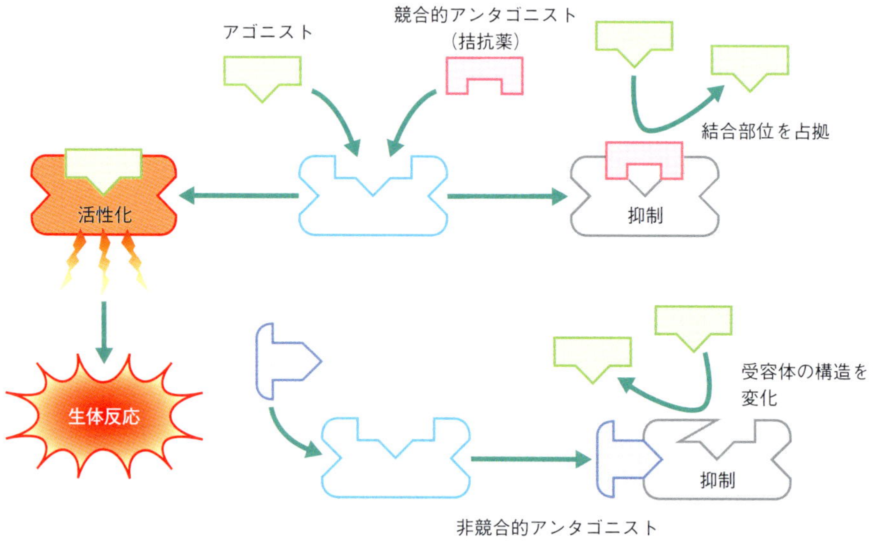

図 1-11　競合的阻害と非競合的阻害

例えば、生体物質であるアドレナリンが心筋のβ受容体に結合すると、生体反応として心拍数が増加します。生体内では持続的に一定量のアドレナリンが出つづけているため、常に一定の強さでβ受容体が刺激され「心拍数を上げておこう」という命令が続いています。

アドレナリンのβ受容体阻害薬（β遮断薬：β-blocker）は、このアドレナリンのβ受容体刺激による「心拍数を上げておこう」という命令を阻害します。その結果、持続的な命令が途切れてしまい心拍数は下がることになります。

このときβ遮断薬はアドレナリンとβ受容体を介して「競合的阻害」を起こしています。

競合的阻害というのはイメージとして決められた数の椅子を取り合う“椅子取りゲーム”のようなものです。生体内物質か阻害薬（拮抗薬）か、どちらの量が多いかで獲得する椅子（受容体）の数が決まってきますので、生体反応の調整の結果（心拍数の増加か減少）が決定します。

受容体の阻害にはもう 1 つ別の様式があります。生体内物質が結合する受容体結合部位とは異なる部位に阻害薬が結合することによって受容体の立体構造が変わってしまうと生体内物質が結合できなくなります。この場合、受容体の結合部位を生体内物質と争って（競合して）取り合う形にはなっていません。そのためこの様式による受容体阻害を「非競合的阻害」といいます。

この非競合的阻害ってやつは、無理やり立体パズルを解いたら、全体がゆがんだ変な形になったみたいだな。そりゃダメだよな

お薬って"効かせる"ばかりじゃないのね

そうだよ。いま起こっている（病的な）身体の反応や状態を調節することも薬の重要な役目だね

他にはどんな例があるの？

そうだね、アドレナリンのように生体内物質が受容体に直接作用しているものを調整するもの以外には、異常に増えてしまった生体内成分を合成する酵素を薬で抑えることで治療効果を得ていることもあるよ。高脂血症や痛風（高尿酸血症）って聞いたことあるでしょ？

お父さんのお友達が、痛風になりかけたって言ってた

内田先生も美味しいものばかり食べていると痛い目にあうゾ、ケケケケ

あと生体内反応とは違うところで効いている薬もあるね

生体反応以外って、どんなのがあるの？

例えばウィルスや細菌感染に対する薬は、外からきた病原体に薬が作用しているから私たちの身体に直接効いているわけじゃないよね

そっか、薬の作用って範囲が広いんですね

もう少ししたら薬理学の総論のお話が終わるので、そのあとはいよいよ具体的な疾患治療に対する薬の話になります。そのなかで薬のいろいろな効き方を勉強していきましょう

薬の効き目を考える

主作用・副作用

No Drug has a single action.という言葉があります。これは、どんな薬でも作用が1つしかないということはないという意味です。薬を使う時に目的としている作用を「主作用」と言い、それ以外の作用を「副作用」と言います。主作用と副作用は期待している薬理作用が何であるかによって逆転する場合があります。

例えば、花粉症や風邪を引いたときに起こるくしゃみや鼻水に対して抗ヒスタミン薬を使用する場合があります。抗ヒスタミン薬はそのような症状に有効ですが、副作用として眠気を生じる場合があります。

一方で、薬局で売られている薬で睡眠改善薬（ドリエル® ：エスエス製薬）というものがあります。睡眠改善薬ドリエルの有効成分はジフェンヒドラミンという抗ヒスタミン薬です。花粉症の治療で抗ヒスタミン薬を使用したときの副作用として発現する眠気も、睡眠を得るために抗ヒスタミン薬を服用した場合には目的としている作用が睡眠ですので一転して主作用になります。

副作用が逆転して主作用になったドリエルは、逆転“祝福（しゅくふく）”ものだな。ケケケケ

親父ギャグかよ…（寒い視線）

いろいろな薬物療法

「薬物療法」をひと言で言っても、異なるさまざまな「療法」があります。それは薬物治療を行う「目的」の違いで使い分けられているのです。

薬物療法とひと言で言っても、いろいろな「療法」があるんだよ

いろいろ？　薬を使うところは同じなのに？

もう少し説明すると、薬を使う「目的」で分類できるんだ

「頭が痛い」ときは頭痛薬で「おなかが痛い」ときはおなかの薬ってことですか？

質問の仕方が悪かったね。その例ではともに「痛み」をとるのが目的なので「同じ療法」になるんだ。対症療法って聞いたことあるかな？

あります！“症状”に“対して”の“治療”だから「対症療法」ですよね

うん、そうだね。その感じで他の「療法」は思いつくかな？

インフルエンザワクチンなどは、かからないための「予防療法」で、ビタミンやインスリンなどのホルモンは「補充療法」として身体に足りないものを補っています

正解。あとは先ほど説明した病原菌などに対して使用するような場合の「原因療法」なんていうのもあるから整理して覚えておこうね

薬の飲み合わせには注意が必要

❶ 薬物相互作用：Drug Interaction

頭痛薬などでは1つの薬を1回限りの頓用で使いますが、現在の医療においては、複数の薬を併用することが主流になっています。加えて、別の疾患を合併している患者さんでは3剤4剤と複数の薬を同時に服用する多剤併用の状態になっていることを多く認めます。

併用されている薬同士の相性（飲み合わせ）が悪いと、思わぬ副作用が発現することがあります。薬の相性によって発現する副作用などを「薬物相互作用：Drug Interaction」といいます。**図1-12**にあるように、服用している薬の数が増えると薬同士の組み合わせのパターンはどんどん増えてきます。その結果、飲んでいる薬同士が悪い相性の組合せとなる可能性も確率も高くなってきます。

薬物相互作用は薬力学的相互作用と薬物動態学的相互作用の両方で発現しますが、薬物動態学的相互作用の方が頻度が高いと言われています。

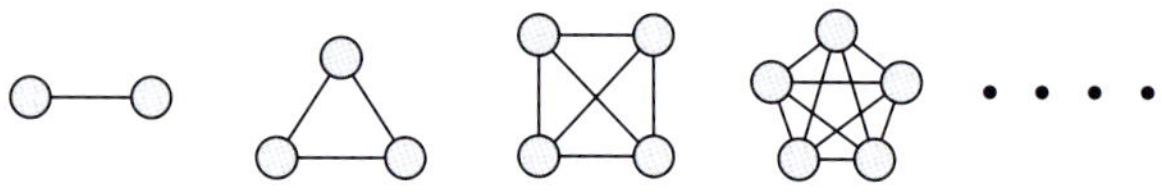

1	3	6	10
A - B	A - B	A - B	A - B
	B - C	A - C	A - C
	A - C	A - D	A - D
		B - C	A - E
		B - D	B - C
		C - D	B - D
			B - E
			C - D
			C - E
			D - E

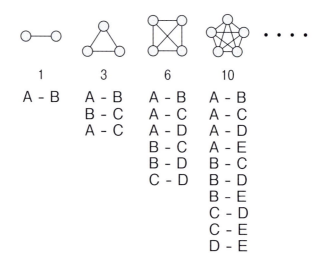

図 1 -12　薬の数と組み合わせの数

❷ 薬力学的相互作用

同じあるいは拮抗する薬理作用（あるいは副作用）をもつ医薬品が併用投与されることにより、作用が過剰に発現したり減弱したりすることを「薬力学的相互作用」といいます。つまり、薬力学的相互作用はそれぞれの薬の薬理作用の出かたに関連して変化が起こる現象です（**図 1 -13**）。

協力作用：主作用や副作用が協力して増強
　相加作用一作用が個々の作用の和に等しいもの
　　（薬剤の作用機序（点）が同一の場合）
　相乗作用一複数の薬物の作用が<u>和以上</u>に増強されるもの
　　（薬剤の作用機序（点）が異なる場合）

拮抗作用：併用により薬効が減弱あるいは消失
　薬理学的拮抗
　機能的拮抗（生理学的拮抗）
　物理化学的拮抗

図 1 -13　薬力学的相互作用

薬力学的相互作用の拮抗作用の１つ目の「薬理学的拮抗」は、それぞれの薬物の作用点が共通の受容体などの場合に発現します。先ほどの**図 1 -11**で説明した競合的拮抗作用のような現象によって相互作用が起きるイメージです。

２つ目の「機能的拮抗」とは、それぞれ反対方向の薬理作用が同時に発現することにより、本来の薬物の作用が減弱してしまう状況のことです。例えばβブロッカーとβ刺激薬を同時に投与したような状況が１つの例です。

３つ目の「物理化学的拮抗」とは、薬物同士で複合体を形成したり、キレート形成を起こすなど、化学反応に基づいて作用を減弱させる現象です。中毒物質を服用してしまった時の薬用炭（活性炭）の内服による解毒はこの作用を応用したものです。

❸ 薬物動態学的相互作用

薬物動態学的相互作用とは吸収・分布・代謝・排泄など薬物の体内動態の各過程において起こるもので、血中濃度の変化によって作用の増強や減弱を起こします。代謝を原因として起きる相互作用が最も多く認められます。

薬物相互作用はさまざまな薬の飲み合わせで起こり得ますが、薬同士の飲み合わせに限らず、食べ物やサプリメントの摂取が原因で新たな薬物相互作用が起きる場合も多く報告されています。

重要なことは、症状を訴える患者さんから話をよく聞くことです。特に、今まで問題がなかったのに変化が出たような場合、新しい薬を飲み始めたとか、患者さん自身でサプリメントを使い始めたなど、これまでと異なる状況の有無をしっかりと聞き取ることが大事です。

その際、患者さんの言葉に“鼻を利かせて”何気ない患者さんの言葉から相互作用の発現を疑わせるようなキーワードを見つけることが重要です。

例えば、患者さんからの「最近靴がきつくなった」あるいは「指輪はきつくなった」といった何気ない言葉の裏には副作用に伴う“浮腫の発現”が隠れているかもしれません。看護師は「患者さんの“一番近くにいる”医療者」です。患者さんの訴えや体の変調に一番早く気づいてあげられるのも看護師です。難しい医療の単語ではなく、患者さんの言葉で考えて、患者さんの変調に鋭く“鼻を利かせる”のは重要なことだと思います。

なぜ代謝が薬物動態を原因とする相互作用のなかでいちばん多いの？

身体にとって“異物”の薬は体外に出さないといけない。そのためには出しやすい化学構造にする必要があるんだ。それはなんていうんだっけ？

代謝だ！

そうだったよね。その代謝にはさっきの「代謝」のところでも説明したけど、「チトクロームP450」という薬物代謝酵素の助けが必要なんだけど、複数の薬を一度に飲んでいると、この酵素の“取り合い”が起きる場合があるんだよ酵素の取り合いに負けちゃった薬はどうなるの？

いつまでも酵素の順番がこないとその薬が代謝できないため、体内の濃度が異常に高くなったり、いつまでたっても身体の中に留まって薬の作用が長く続いたりするんだ

じゃあ、新たに別のお薬を始めたときは、取り合いにならないか気をつけないといけないのね

それは大事なこと。患者さんの様子をしっかり観察して、お話を良く聞くことが一番大事なことだね

オレものりちゃんといっぱいお話したいな

コラム

食物－薬物相互作用：Food-Drug Interaction

薬物相互作用が起きるのは薬同士ばかりではありません。食べ物と薬の間で生じる薬物相互作用（食物－薬物相互作用：Food-Drug Interaction）も臨床で薬を使う場合には気をつけなくてはいけません。

高血圧の治療に用いられるカルシウム拮抗薬には、グレープフルーツジュースと一緒に服用すると水で服用した場合の何倍も高い血中濃度になることが知られています。これは、この薬物を代謝する酵素をグレープフルーツジュースが阻害するためです。内服した薬物の一部は小腸上皮細胞に存在する薬物代謝酵素で代謝された残りが吸収されますが、グレープフルーツによる酵素の阻害が起きることで代謝されなくなった分がそのまま血中に吸収されることになります。そのため水で服用した場合比較して薬の吸収が多くなる（血中濃度が高くなる）のです。

サプリメントや一部の健康茶にも同様の作用が報告されています。急に患者さんが不調を訴えた場合には、このようなサプリメントなどによる食物－薬物相互作用の可能性も頭に入れてお話を聞くことは重要です。

Chapter

2

末梢神経

神経で身体は調節されている

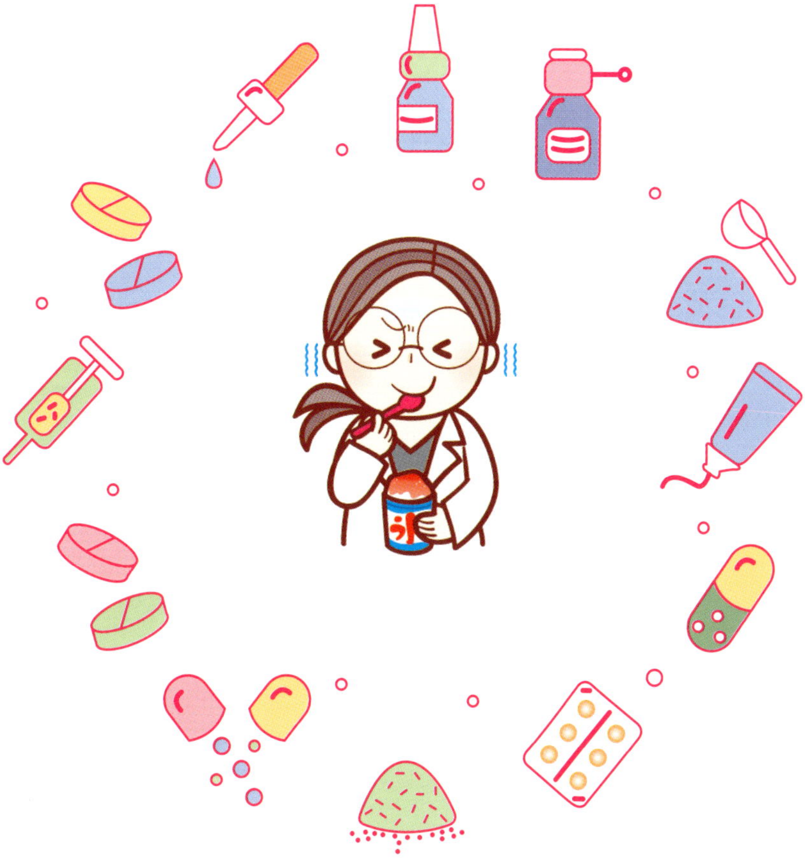

Chapter 2 末梢神経
神経で身体は調節されている

ヒトの身体や行動は神経で調整されていて、その神経には大きく分けると２つに分けられます。１つ目は、行動や調節の命令を出す中枢神経。そしてもうひとつは身体に起こったさまざまな状況をキャッチしてそれを中枢神経に伝たり、中枢神経が出した命令を身体すみずみに伝える末梢神経です。

このChapterでは、まず末梢神経についてその働きを学ぶとともに、末梢神経に作用する薬について勉強してきます。

末梢神経は身体を感じて、動かし、調整する

ヒトは常にさまざまな状況にさらされています。そして身体に起きたさまざまな状況を適確に感じ、適切な対応をしなくてはなりません。暑い・冷たい・痛いなどの外部からの刺激は、知覚神経という末梢神経によって中枢神経に情報が送られます。それに対してヒトは必要に応じて身体を動かして刺激に対する反応をしたり、自分がしたいと思った行動を起こします。このときに中枢から身体を動かすための命令を筋肉に伝達するのが運動神経です。

さらにヒトは自分では意識することなく、生体機能の調整を自動的に行う機能を有しています。このときに働く神経は「自律神経」といわれるもので、交感神経と副交感神経の２種類が存在し、同じ臓器に同時に分布しています（**図2－1**）。

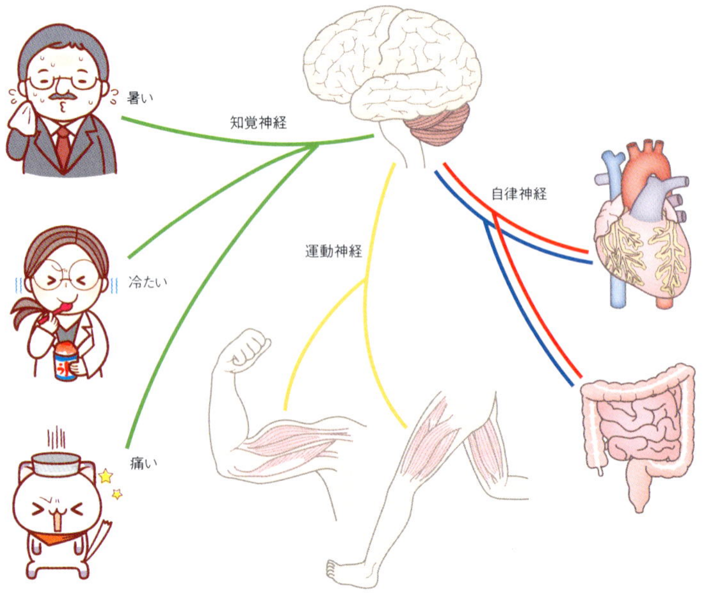

図２－１　末梢神経

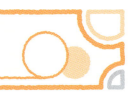

神経の刺激伝達と局所麻酔薬

● 静止膜電位・活動電位

神経が情報を伝えるときには、神経細胞が「興奮」することで情報を「刺激」の形で伝えていきます。この神経細胞の興奮は、細胞膜に存在するイオンチャンネルを介して、ナトリウム（Na^+）とカリウム（K^+）がイオンの細胞膜を通過することで生じる電位によって生まれます。細胞膜のイオンチャンネルの働きは、神経細胞の興奮や局所麻酔薬の作用機序を理解するためにはとても大事なことです。あらためて生理学で習ったことを復習してみましょう。

細胞膜にはNa^+を細胞の外に汲み出して、K^+を細胞の外から汲み入れる「Na^+-K^+ポンプ」というものがあります。このポンプの働きのため細胞内にはK^+が多くなります。一方、細胞膜にはK^+が通過するチャンネルがあります。Na^+ポンプの働きのため、細胞内にK^+が多くなると、濃度の高い細胞内から低い細胞外にK^+が拡散によって移動します。プラスの電荷をもったK^+が外に出ることで、細胞中の電荷はマイナスの状態（過分極）になります。これが静止膜電位と呼ばれるものです（**図 2－2**）。

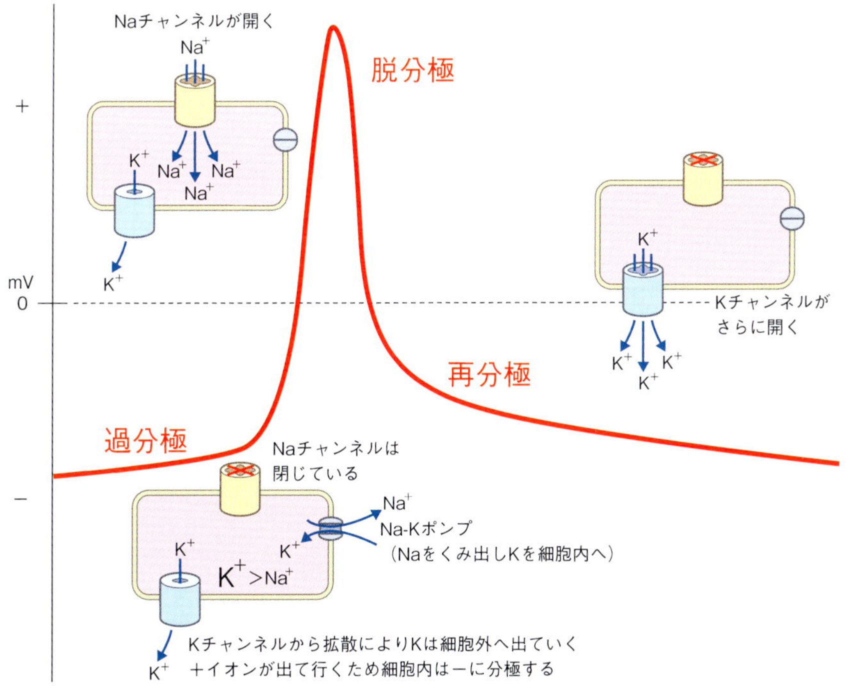

図 2－2　静止膜電位・活動電位

細胞膜にはK^+とは別にNa^+が通過するチャンネルがあり、普段は閉じています。細胞に刺激加わり細胞が興奮するとこのNa^+チャンネルは開き、細胞外に多く存在しているNa^+が一気に細胞内に流れ込みます。この結果、細胞の電荷は急激にプラスに変化します（脱分極）。この細胞の急激な電位変化を活動電位といい刺激の伝達にとても重要な生体反応になります。

興奮した細胞が脱分極をすると、Na^+チャンネルが閉じるとともに、今度はK^+チャンネルが大きく開きます。すると拡散による細胞外へのK^+の移動がいままで以上に強く起こるため、脱分極によりプラスの電荷となった細胞は再びマイナスの電荷にすばやく戻ります（再分極）。

その後、Na^+ポンプによるNa^+とK^+の交換が再び行われ、細胞は元の状態（静止膜電位）にもどり次の刺激を待ちます。

刺激の伝達

神経細胞の興奮により急激にNa^+がチャンネルから流入すると、その場所では活動電位が発生します。すると、その活動電位の刺激を受けた近くの電位依存性Na^+チャンネル（電位変化を感じてチャンネルを開く性質をもったNa^+チャンネル）では新たなNa^+流入が起こり、同様に活動電位が発生します。このような電位依存性Na^+チャンネルが次々に開き、活動電位を発生させていくことにより神経細胞内で刺激が伝達されていきます。まるで隣の人が驚いたことにさらに隣の人がびっくりして、「ビックリが連鎖」していくみたいですね（**図 2－3**）。

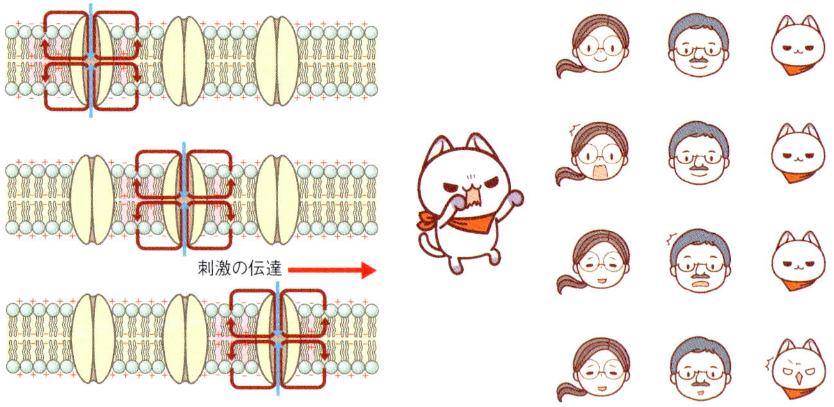

急激なNa^+の流入によって生じた電位の変化（活動電位）が，近傍の細胞膜に存在する電位依存性Naチャンネルを次々に開き，Na^+の流入が繰り返されることにより刺激が伝達される

図 2－3　刺激伝達

局所麻酔の作用機序

局所麻酔薬は神経細胞内に入ると、細胞膜に存在する電位依存性Na^+チャンネルに直接作用してNa^+流入を抑制します。その結果、活動電位の発生が阻止されるため、神経細胞の中で次々と電位依存性Na^+チャンネルが興奮（活性化）することで行われていた刺激の伝達が阻害されます（**図 2－4**）。知覚神経の刺激伝達により痛み刺激の伝達が阻害され、局所麻酔の効果を得ることが可能になるのです。

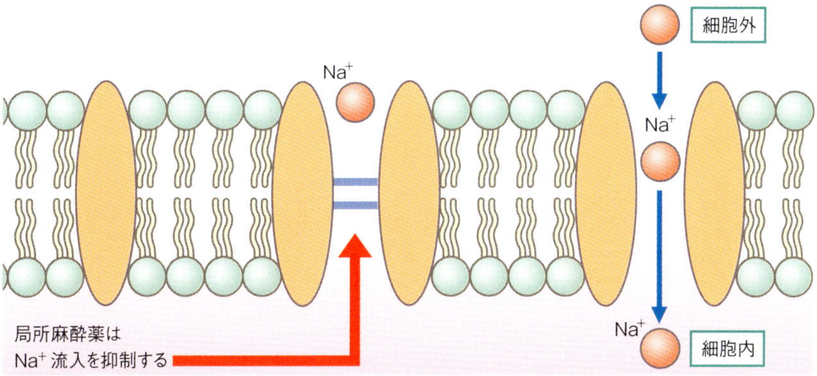

図２－４　局所麻酔

局所麻酔の種類

現在使用されている局所麻酔薬は、脂溶性領域と水溶性領域がエステル結合またはアミド結合した化学構造をしています。その結合様式からエステル型とアミド型に分類されています。エステル結合の局所麻酔薬は血液中の偽性コリンエステラーゼによって急速に分解されるので作用時間は短いものが一般的です。一方、アミド型は肝臓の薬物代謝酵素（チトクロームP450）で代謝されます。薬物の特徴によって代謝速度が異なるため作用時間はかなり異なります。現在臨床で汎用されている代表的な局所麻酔薬を**表２－１**にまとめました。

表２－１　局所麻酔薬

薬物名	効力	作用発現	作用時間	備考
エステル型				
プロカイン	0.3	中程度	短い	歯科麻酔
テトラカイン	5	遅い	長い	
アミド型				
リドカイン	1	速い	中程度	不整脈治療にも使用
メピバカイン	1	速い	中程度	胎盤通過性が高い（産科麻酔では使用は推奨されない）
ブピバカイン	4	遅い	長い	心毒性が高い、胎盤通過性は低い（分娩時の硬膜外麻酔）
レボブピバカイン	4	遅い	長い	心毒性少ない
ロピバカイン	4	遅い	長い	術後の鎮痛の適応､心毒性が低い

局所麻酔の副作用

局所麻酔薬は神経細胞内の刺激伝達を阻害するため、知覚神経のみならず運動神経線維や自律神経線維に対しても作用します。全身吸収された場合には、中枢神経系の活動電位の発生の阻害や心筋への作用を起こす場合があります。そのため過量投与は全身性の有害反応を引き起こすので注意が必要です。

また、少量であっても、ショック、アナフィラキシーを含めたアレルギー症状を起こす可能性があります。そのため局所麻酔薬を使用する場合には、中毒やショックなど緊急事態の発現に備えた救命措置の準備が必須です。加えて、局所麻酔を使用する患者さんに対して、過去の局所麻酔薬の使用経験やアレルギー症状の発現の有無をしっかりと問診することが重要です。歯科治療では局所麻酔を用いることが多いので、「歯の治療で麻酔をしたことはありますか？その時に体調が悪くなったことはありませんでしたか？」など、患者さんがイメージしやすい具体的な状況を例にあげて問診することはとても大事な工夫の1つです。

局所麻酔を行うときにアドレナリン（エピネフリン）を追加すると麻酔の作用時間を長くすることができるんだよ

ふ〜ん、どうしてですか？

麻酔薬が効かなくなるのはどうしてだと思う？

わかった、Chapter 1で習ったように、代謝されるから！

ちゃんとChapter 1のことを覚えているね。でも局所に投与した麻酔薬がその場所で代謝されるかな？

う〜ん、お薬を代謝するのは肝臓だから…。わかりました、血管に吸収されてお薬がその場所になくなっちゃうからです

そうだね、アドレナリンで血管を収縮させると吸収されにくくなるんだ

お薬の量も減らせるのでいいことづくめですね

ただし、指などの麻酔でアドレナリンを使うと、血管が強く収縮しすぎることで血行障害（壊死）が起きる危険があるので、絶対に使ったらダメだよ

代表的な局所麻酔薬のキシロカインには、2種類あるから注意しろよ。アドレナリンが入っているほうにはEって書いてあるからな。間違ったら大変だぞ。ケケケ（図2-5）

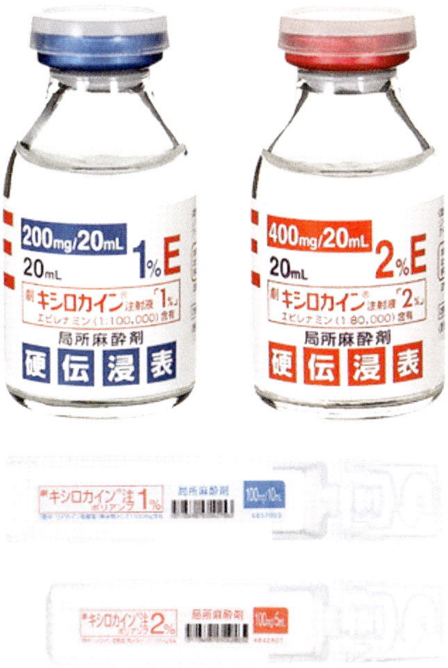

（写真提供：アスペンジャパン）

図2-5　キシロカイン

コラム

Go on to shock at

神経の種類によって局所麻酔が効く順番が異なるといわれています。筆者が学生のころ、麻酔が効く順番を覚えるための語呂合わせに「Go on to shock at」というものがありました。それぞれの語呂はGo（交感神経）on（温覚）to（痛覚）shock（触覚）at（圧覚）からきています。

腰痛麻酔で麻酔が効いていく過程で、患者さんは最初に下半身が"ぽかぽか"した感覚になります。これは交感神経に麻酔が効いてきたため血管が拡張して起こる現象です。続いて麻酔の効果が温覚神経に及ぶと冷たさを感じなくなります。手術室で麻酔科の先生が腰椎麻酔後に効き具合を確認する際、以前は（筆者が麻酔科で研修を受けていた199X年の話ですが…）アルコール綿などでお腹の皮膚を拭いて患者さんがどの部分まで冷たさを感じるかで麻酔の効き具合を確認していました。最終的に手術を行う場合には痛覚に十分に麻酔が効いていることが必要です。手術中は痛覚への麻酔が確実に効いていますが、触っている感じが残る場合があります。これは痛覚が十分麻酔にかかっている状況でも、触覚や圧覚まで完全に麻酔が効かないことを意味しているのです。

神経伝達物質と筋弛緩薬

❶ シナプス

神経の刺激伝達は神経繊維の中を進んでいきますが、筋肉や別の細胞に刺激を伝達する時にはシナプスと呼ばれる狭い隙間をはさんで刺激が伝わります。運動神経の末端は神経筋接合部と呼ばれ、アセチルコリンが神経伝達物質として利用されるシナプスを形成しています。運動神経の刺激を伝達するために放出されたアセチルコリンは、筋肉細胞表面上のアセチルコリン受容体に結合した後、アセチルコリンエステラーゼにより速やかにコリンと酢酸に分解されます。その後、コリンは神経細胞に再吸収され、神経細胞の中で再びアセチルコリンに合成され、次の神経伝達（シナプス間隙への放出）に備えます（**図 2－6**）。

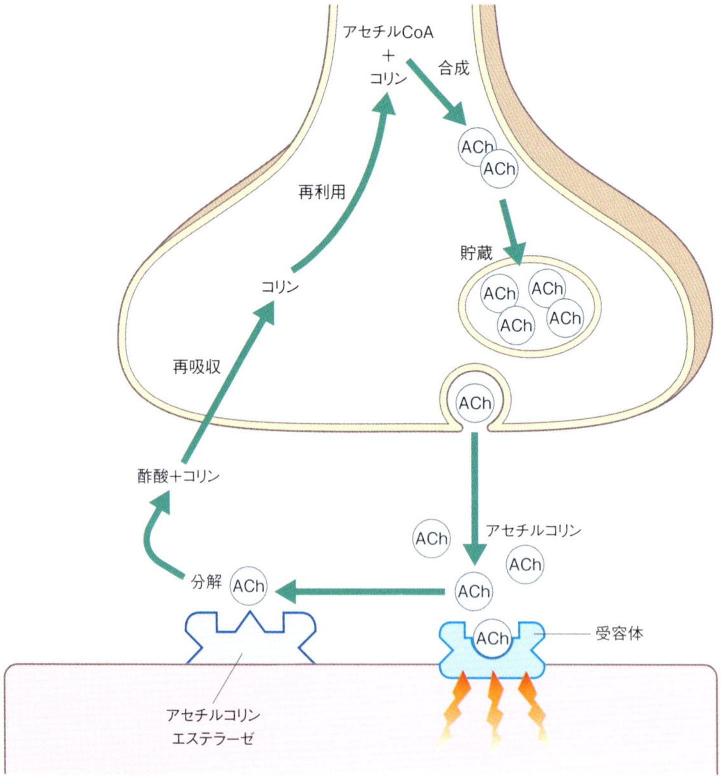

図 2－6　神経節接合部

神経筋接合部のシナプス間隙では、アセチルコリンを神経伝達物質とした刺激の伝達が行われていますが、後に説明する自律神経の神経節や節後繊維の神経末端にも同じように神経伝達物質による刺激伝達が行われています。

それぞれの刺激伝達で違っている点は、神経伝達物質と受容体のタイプです。神経筋接合部と副交感神経の節後繊維の末端では、ともにアセチルコリンが神経伝達物質として利用されていますが、その受容体が筋肉細胞ではニコチン受容体、副交感神経の節後繊維末端ではムスカリン受容体という受容体のタイプが働いています。

❷ 筋弛緩薬

気管挿管や手術を行う際に、筋肉を弛緩させてそれらの操作を容易にする目的で筋弛緩薬が用いられます。筋弛緩薬には大きく分けて脱分極性筋弛緩薬と非脱分極性筋弛緩薬の２つがあります。

・脱分極性筋弛緩薬

脱分極性筋弛緩薬は神経筋接合部において、筋肉側のアセチルコリン受容体に結合します。その時、筋肉細胞は運動神経から筋収縮の命令（刺激）がきたものと認識して脱分極を起こし、一過性の筋収縮（繊維束れん縮）が生じます。“脱分極”性筋弛緩薬の名前の由来は、この筋弛緩作用が発現するときに発生する筋肉細胞の一過性の脱分極からきています。脱分極性筋弛緩薬により一過性の脱分極を起こした筋肉細胞は、その後なかなか再分極（プラスの電荷になった活動電位が再びマイナスの電荷にもどり次の刺激を受ける準備状態に戻ること）しないため、運動神経からの筋収縮の刺激に反応せず筋弛緩作用が持続します。その後再分極した後も、アセチルコリン受容体は、脱感作と呼ばれる脱分極をしない状態が持続するため、筋収縮の命令がきてアセチルコリンが神経筋接合部に放出されても受容体の反応が起こらず筋弛緩が持続します（**図２-７、２-８**）。

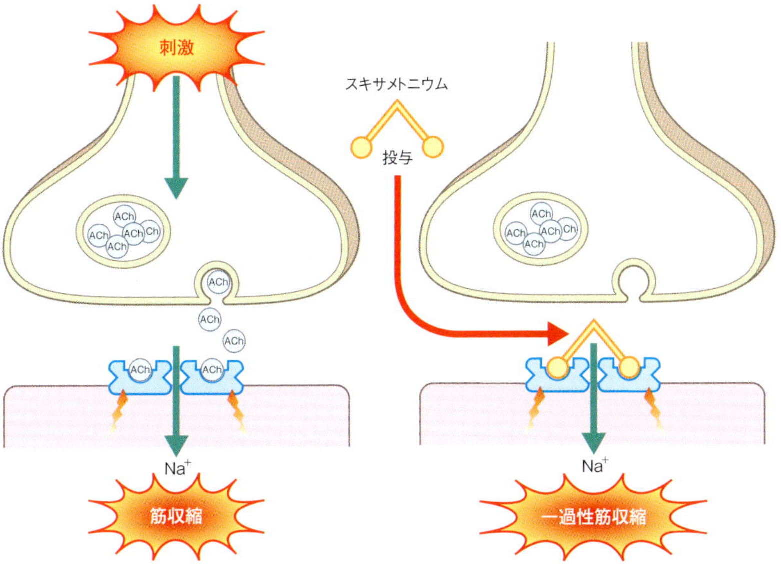

（笹栗俊之他編：ベッドサイドの薬理学．p.154、丸善出版，2018．を参考に作成）

図２-７　脱分極性弛緩薬の作用機序（その１）

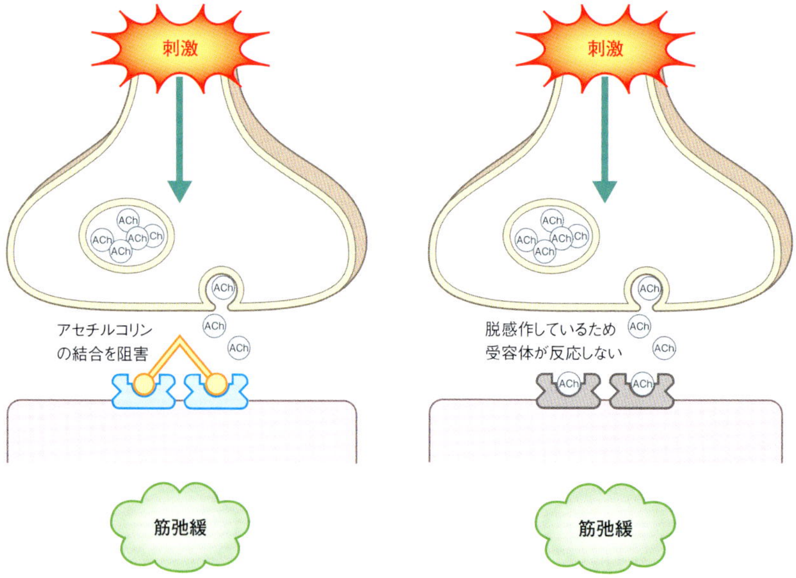

（笹栗俊之他編：ベッドサイドの薬理学. p.154、丸善出版, 2018. を参考に作成）

図２－８　脱分極性弛緩薬の作用機序（その２：つづき）

・**非脱分極性筋弛緩薬**

一方､非脱分極性筋弛緩薬はアセチルコリンと競合的拮抗の作用（Chapter 1参照）によって神経筋接合部でアセチルコリンを介した神経刺激の伝達を阻害することで筋弛緩作用を発現します。アセチルコリン受容体での競合的拮抗作用を起こす際に筋肉細胞の脱分極は発生しないため非脱分極性筋弛緩薬と呼ばれています。代表的な薬物名としてロクロニウム（短～中時間作用性）、ベクロニウム（中時間作用性）、パンクロニウム（長時間作用性）などがあります（**図２－９**）。

❸ 筋弛緩中和薬

脱分極性筋弛緩薬のスキサメトニウム（あるいはサクシニルコリン）は神経筋接合部に存在するアセチルコリンエステラーゼ（真正コリンエステラーゼ）や肝臓や血液中のブチリルコリンエステラーゼ（偽性コリンエステラーゼ）により速やかに代謝を受けるため、筋弛緩作用は５～10分程度と短い持続時間を示します。

一方、非脱分極性筋弛緩薬は一時間程度の筋弛緩作用が持続します。そのため、手術終了後は筋弛緩作用の効果を消失させるため筋弛緩中和薬の投与が必要になります。これまで筋弛緩作用の中和にはコリンエステラーゼ阻害薬のネオスチグミンとアトロピンの併用投与が用いられてきました。非脱分極性筋弛緩薬は神経筋接合部のアセチルコリン受容体を介する競合的拮抗作用により筋収縮の刺激伝達を阻害しています。そのため、再び筋収縮の刺激をアセチルコリン受容体に伝えるようにするためには、アセチルコリンの量を増やして受容

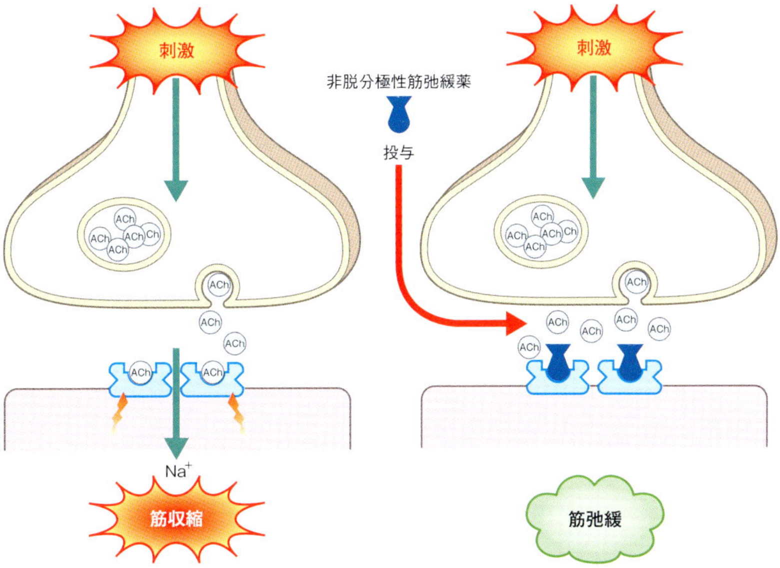

（笹栗俊之他編：ベッドサイドの薬理学．p.154、丸善出版，2018．を参考に作成）

図 2－9　非脱分極性弛緩薬の作用機序

体の競合的拮抗で非脱分極性筋弛緩薬に勝ることが重要です。イメージとしては受容体を介する“椅子取りゲーム”でアセチルコリンの数を増やして有利に戦う感じでしょうか。そのためアセチルコリンを分解・代謝するコリンエステラーゼ阻害薬が用いられるのです。

ところが、体内のアセチルコリンが過剰になりすぎるとさまざまな不都合な状況に陥る危険性があります。後に説明する副交感神経の働きが過剰な状態になりますので、心機能を強く抑制して過度の徐脈になったり血圧が下がりすぎたりする危険性があります。増やしたアセチルコリンの作用が出すぎることがないよう、アセチルコリンの阻害薬であるアトロピンを併用しておくことが必要なのです。

近年、選択的弛緩薬結合薬のスガマデクスが用いられるようになりました。スガマデクスは非脱分極性筋弛緩薬を包み込むように結合（包接）する作用機序を有しています。この結果、非脱分極性筋弛緩薬の濃度が少なくなった血液中に神経筋接合部から筋弛緩薬がどんどん移行（濃度勾配による移動）するため、筋弛緩作用を消失（作用の中和）させることができるのです。ネオスチグミンを用いた筋弛緩作用の中和と異なりアセチルコリンの増加が起こらないため、アトロピンの併用が必要ないことも特徴の1つです。

Chapter 1で勉強した“競合的拮抗作用”って何度も出てくるのね

薬理作用の基本だゾ。しっかり覚えろよ。ケケケケ

神経筋接合部でアセチルコリン放出を抑制する薬があるんだけど知っているかな？

そんなの止めたら筋肉が動かなくなっちゃいます

そう、でも逆に筋肉が強く収縮しすぎている場合には有効な方法なんだ

どんな薬があるんですか？

ボツリニス菌の毒素って聞いたことあるかい？

怖〜い！　食中毒で呼吸が止まっちゃうやつですよね

大量に身体に入ると呼吸筋の動きを止めてしまうので危険だけど、適量を効かしたい部分に限定して使用することで有効な治療に生かされているんだ

筋肉が収縮しすぎるってどういう場合ですか？

脳性まひや脳梗塞などの後遺症で筋肉をうまく動かすことができないため、筋拘縮（筋肉や関節が固くなってしまった状態）を起こしているときに、ボツリヌス毒素を適量使うことでその部分の筋肉をやわらかくすることができるんだ

後遺症の影響で神経刺激が強く出すぎているのを抑えてくれるんですね

その通り！

ボツリヌスの注射は、しわをとるための美容でも使われているよな

コラム

アトワゴリバース

　麻酔科の先生たちは手術後の筋弛緩作用の中和のことを「リバース」と呼んでいました。リバースに用いる薬はネオスチグミン（商品名ワゴスチグミン）とアトロピンです。以前はワゴスチグミンとアトロピンのアンプルをそれぞれ数本開けて、リバース用の薬として注射筒に吸って手術が終わる前に事前に準備をしておく必要がありました。2008年にネオスチグミンとアトロピンの配合薬である「アトワゴリバース静注シリンジ」が市販されるようになりました。これにより、麻酔科の先生方が手術の際に何本ものアンプルを空けてリバース薬を準備する手間がなくなったことに加え、アンプルの取り違えや不潔操作による危険性も軽減することにつながりました。「アトワゴリバース」の名前の由来、わかりましたでしょうか？

身体の調整をする自律神経

動物は生きていくうえでさまざまな環境の変化に順応していくことが必要です。環境に順応するための一つひとつの対応を自分の意思で行うのは大変です。そのため、自分の意思から自立して自動的に身体の状態調節する機能が備わっています。この調節において重要な働きをするのが自律神経です。自律神経は主に内臓の働きを調整しています。各臓器はアドレナリン作動性の交感神経系とアセチルコリン作動性の副交感神経系の両方の支配を同時に受けていて、それぞれほぼ反対の作用を示す相反性二重支配となっています（図 2 -10）。

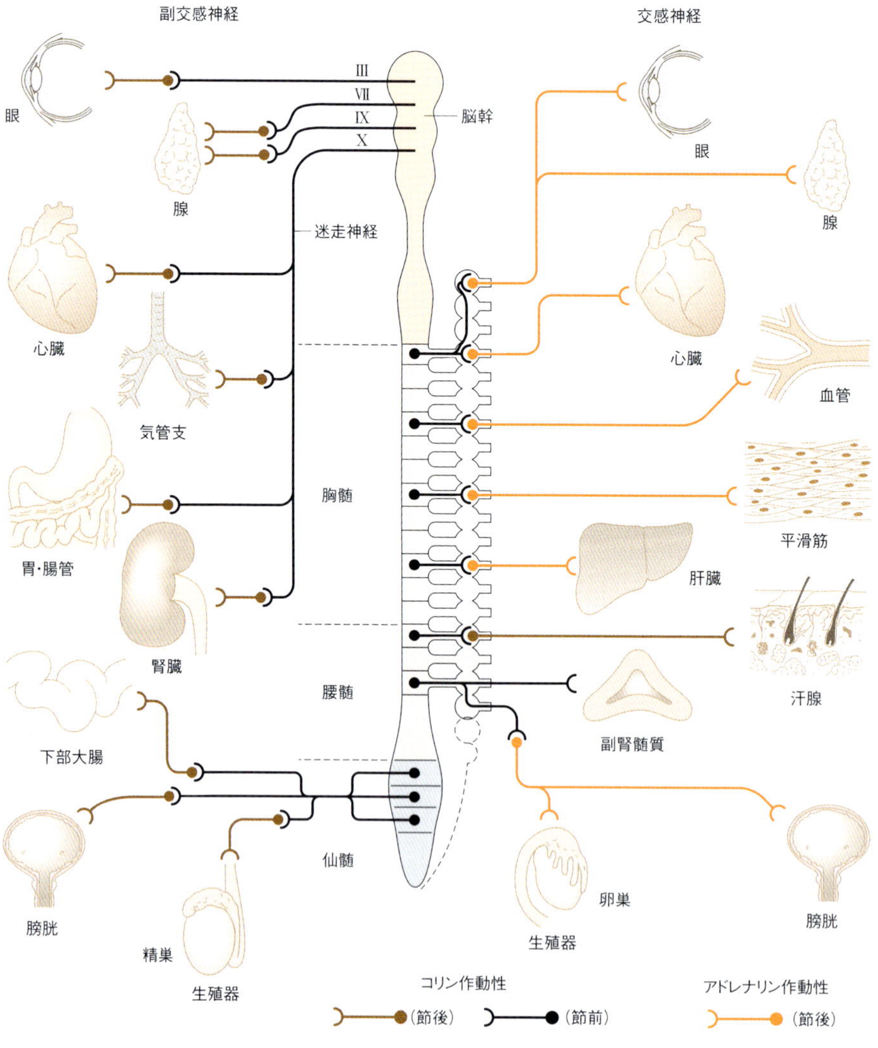

図 2 -10　交感神経（右）と副交感神経（左）

俺の意思から“自立”している“自律神経”か。おもしろいゾ。ケケケケ

自律神経の伝達

これまで説明してきた運動神経は、末梢ではシナプスを形成することはなく、支配筋肉の神経筋接合部で神経伝達物質のアセチルコリンを放出することにより筋収縮の刺激を伝えます。一方、自律神経は中枢から出た後、末梢で一度シナプスを介して神経刺激を伝達します。シナプスは「節」と呼ばれる場所で行われ、自律神経には「交感神経節」と「副交感神経節」が存在します。交感神経は神経節より中枢側の神経（節前神経）が短く、節後神経が長い特徴をもっています。逆に副交感神経では支配する臓器の近くでシナプス形成を行うため、節前神経が長く、節後神経は短くなっています。神経節ではどちらの自律神経も、アセチルコリン（Ach）が神経伝達物質をして利用されていて、その受容体は運動神経と同じニコチン受容体（N）です。節後神経が最終的に支配臓器に対する刺激の伝達物質として用いられているものは異なっていて、交感神経ではノルアドレナリン（NAd）で副交感神経ではアセチルコリン（Ach）となっています。加えて交感神経系の1つである副腎刺激では、節前神経から刺激を受けた後、アドレナリン（Ad）という交感神経系の受容体を刺激する生体内物質が血液中に分泌されることで交感神経系の生体反応が起こることになります（**図 2-11**）。

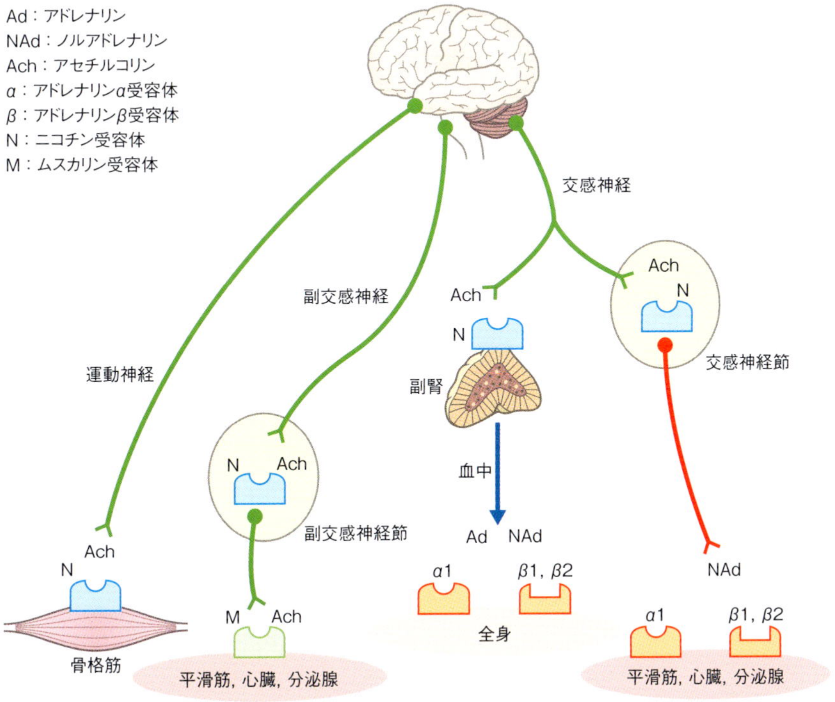

図 2-11　自律神経の伝達

交感神経

自律神経の刺激伝達は、神経終末で放出された神経伝達物質が標的臓器の受容体に結合することで伝わります。副交感神経系ではアセチルコリンのムスカリン受容体（M）が刺激伝達を受け取ります。

一方、交感神経系では神経終末から分泌されるノルアドレナリンと副腎から放出されるアドレナリンがさまざまな臓器に分布しているα受容体とβ受容体に結合して、それぞれの臓器の役割に合わせた最も適切な生体反応を起こします。主な臓器（支配器官）とその臓器に分布している受容体の種類、自律神経の調整で生じる生体反応を**表2－2**にまとめます。

表2－2　自律神経の機能

支配器官	交感神経系（アドレナリン作動性）		副交感神経系（アセチルコリン作動性）
	受容体	生体反応	生体反応
眼（瞳孔）	α1	散瞳	縮瞳
肺（気管支平滑筋）	β2	拡張	収縮
心臓	β1	心拍増加、収縮力増加	心拍減少、収縮力低下
血管	α	収縮（皮膚・粘膜血管）	拡張
	β2	拡張（冠動脈、骨格筋）	
胃腸	α、β	抑制（運動、分泌）	亢進（運動、分泌）
肝臓	β2	グリコーゲン分解	グリコーゲン合成
腎臓	β	レニン分泌亢進	
皮膚	α1	立毛筋収縮	
	α1	局所発汗亢進	全身的発汗亢進

自律神経の調節機能ってたくさんあって覚えきれないな～

交感神経系は「とうそう」するときに働く生体反応と考えるとわかりやすいよ

とうそう？

そう、例えば草食動物は生きていくためには肉食動物から「とうそう（逃走）」することが大事だよね。その時にがんばってほしい臓器はどこかな？

いっぱい走らないといけないから筋肉！

正解！　肉食動物にとっても敵と戦う「とうそう（闘争）」の時にも筋肉がしっかり働いて、強く・長く動いてほしいよね

なぜ筋肉ががんばれるのですか？

表2-2の「血管」のところを見てもらうとわかるけど、骨格筋に多く分布しているβ2受容体が交感神経によって刺激されると血管が拡張するんだ。血管が広がることで多くの酸素や栄養が筋肉に届けることができるよね。これは心臓の血管である冠動脈でも同じこと。一方で、皮膚や粘膜の血管には同じアドレナリンの受容体のα受容体があるのだけど、このα受容体が刺激を受けると血管は逆に収縮することが表に書かれているよね

なぜ逆の反応なんですか？

想像してごらん？　傷ついた動物は出血で弱ったり、血のにおいで敵に見つかるのは都合が悪いよね。出血を止めるために血管はどうなるのがいいかな？

収縮すれば血は止まりやすくなります！！

その通り！　ではもう1つ。「とうそう」するときに息をするのも大事だよね

先生、わかっちゃいました。表を見るとβ2刺激で気管が拡張するって書いてあります。広がったほうが呼吸しやすいってことですね！

理解が早いね！

動物に例えるとイメージがつきやすいですね

暗いところで餌を見つけるには散瞳が便利だぜ、ケケケケ

副交感神経

自律神経の交感神経と副交感神経による二重支配は、相反する生体反応を起こすことによって、身体を最適な状態に調整することを可能にしています。交感神経が闘争などの興奮状態で主に働くのに対し、休息時に主に働くのが副交感神経です。休息時には副交感神経が働くことで血管が拡張して血圧を下げたり、心筋収縮力や心拍数の減少が心臓を休めることにつながります。また、休息時には食事をすることも重要です。そのため効率的に栄養分を摂るため、唾液や消化液の分泌を増やしたり、消化管の動きを促進することも副交感神経の大事な働きとなっています。

伝達物質の合成・分泌・代謝

自律神経（交感神経・副交感神経）の刺激伝達には神経伝達物質が利用されています。利用される神経伝達物質は神経によって異なりますが、ともに神経細胞内で合成され、神経終末からシナプス間隙に放出され、支配臓器の受容体に刺激を伝達します（**図 2 –12**）。

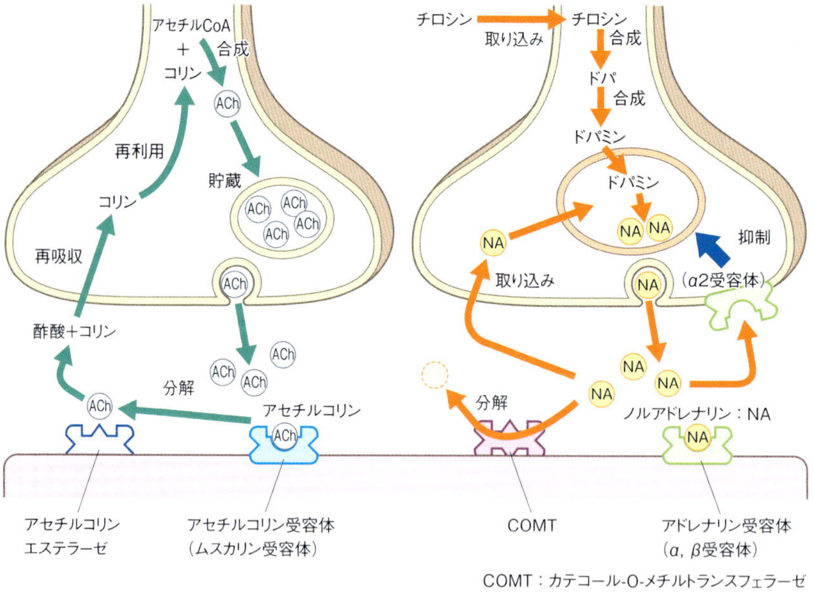

図 2 –12　自律神経の刺激伝達

副交感神経がアセチルコリンを神経伝達物質として用いているのは運動神経と同じです。アセチルコリンの神経終末での合成やシナプス間隙に放出された後の分解や再利用は、神経筋接合部で行われることとほぼ同じです。

一方、交感神経ではノルアドレナリンが神経伝達物質として利用されています。神経細胞が外部から取り込んだチロシンからドーパが合成され、その後、ドーパから合成されたドパミンは神経末端のシナプス小胞内でノルアドレナリンにさらに合成され貯蔵されます。刺激の伝達のときにはシナプス間隙に放出されることで臓器の受容体に刺激を伝えるのは、副交感神経や運動神経と同様です。

副交感神経では放出されたアセチルコリンはシナプス間隙に存在する代謝酵素（アセチルコリンエステラーゼ）で速やかに分解されます。交感神経の神経伝達物質のノルアドレナリンも、受容体に刺激を伝えた後、代謝酵素であるCOMTで代謝（分解）されますが、全部が代謝されないことが副交感神経と異なります。

代謝されなかった一部のノルアドレナリンは、再び神経終末から神経細胞に取り込まれてシナプス小胞に再度貯蔵され次の刺激を待ちます。この神経細胞への再取込が中枢性疾患のうつ病の薬物治療で重要な機能となっています。詳しくは中枢性疾患のChapterで説明しますが、中枢神経でもノルアドレナリンは伝達物質として利用されていて、この再取込機能が疾患の治療のうえで重要な薬の作用機序に関連しています。

さらに、ノルアドレナリンの神経伝達では別の薬物治療で重要な作用部位があります。シナプス間隙に放出されたノルアドレナリンの一部は、神経終末の細胞膜上にあるα_2受容体に結合します。α_2受容体が刺激されると、神経終末からシナプス小胞内の神経伝達物質の放出が抑制されます。この作用により交感神経の神経伝達（伝達物質の放出）は抑制され、過剰な刺激伝達が起こることを交感神経が自分自身で調節することになります。薬にはこのα_2受容体を刺激するために投与されるものがあります。例えば降圧薬にはα_2受容体を刺激することで過剰な交感神経の興奮を抑えることを作用機序としているものがあります。詳しくは循環器に作用する薬のChapterで説明します。

末梢神経の話の中で自律神経、特に交感神経の伝達物質の話をしていたのに、中枢性疾患のうつ病がでてきて混乱しちゃったかな？

同じ自律神経でも伝達物質の動きがアセチルコリン（副交感神経）とノルアドレナリン（交感神経）で違うことはよくわかりました
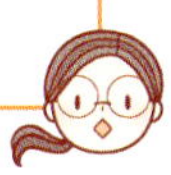

うん、とりあえずこの章（末梢神経）で理解してもらいたいところはOKだね

ノルアドレナリンが伝達物質で利用されている神経は交感神経だけではないの？

末梢では交感神経だけど、ノルアドレナリンは頭の中（中枢）の神経伝達でも使われているんだよ。それにここでも出てきたドパミンも伝達物質として使われているんだ

え～～～、どんどん難しくなってきた。ちゃんと理解できるかな

それじゃ、混乱がひどくなる前に中枢疾患のお話をして、不安をなくしちゃおう

Chapter

3

中枢神経

身体と心の調節

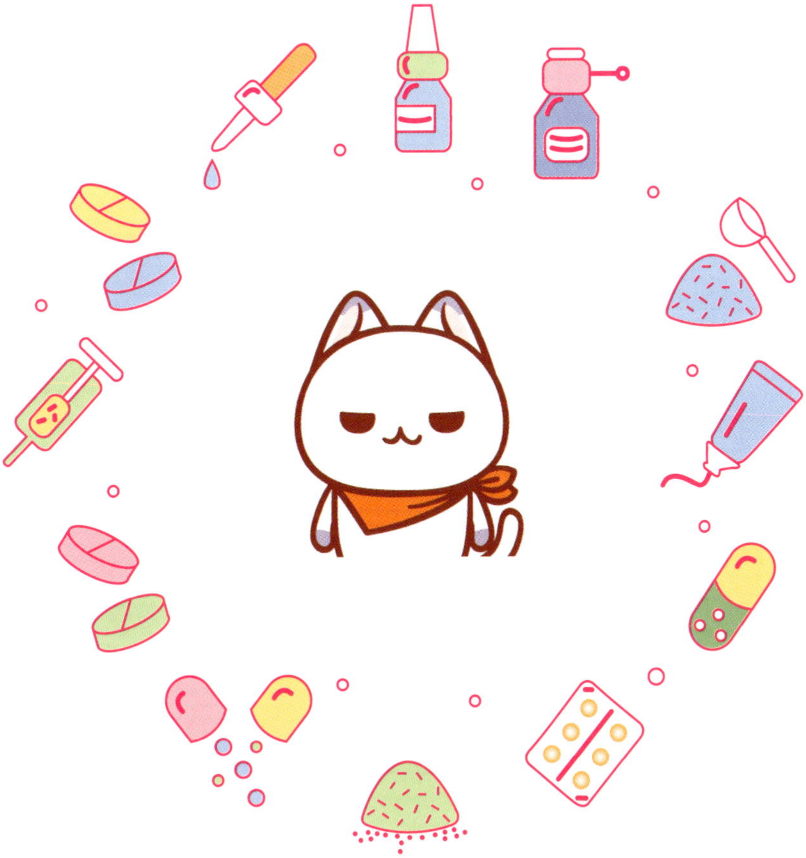

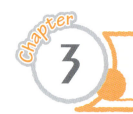

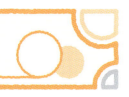

Chapter 3

中枢神経

身体と心の調節

Chapter 2 で説明した末梢神経によって、身体のすみずみから多くの情報が中枢に送られてきます。中枢神経はそれらの情報を整理し、新たな命令を身体に伝えます。中枢からの命令は、運動神経による筋肉の動きであったり、自律神経による臓器の反応であったりします。加えて中枢神経では高い知能をもつ“人として”重要な“心の調節”も行っています。私たちが“心身ともに健康”でいられるためには中枢神経が適切に機能していることが重要で、それが崩れることでさまざまな疾患や症状が発現します。

Chapter 3 では、中枢神経の大きな働きのなかから、「運動の調節」「感情の調節」を主に取上げて、重要な中枢機能に作用する薬について説明していきます。

情報は集めるだけではダメで、ちゃんと整理して適切に使うことが大事だね

そのお仕事をしているのが中枢神経なのね

そうだよ。実際にはもっとたくさんの働きを中枢神経では行なっているのだけど、ここでは中枢神経の「調節機能」に対して薬が関係するところを中心に勉強していきましょう

運動（身体）と感情（心）に効くお薬があるんですね

うん。あと大事なのは「眠り」だね

私はお薬なくても良く眠れます

いいね。それって身体と心が健康な証拠だよ

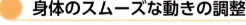

身体のスムーズな動きの調整

パーキンソン病

❶ パーキンソン病ってどんな病気？

私たちは何気なく身体を動かしていますが、実はその瞬間にはとても多くの筋肉が同時に収縮や伸展を行っているのです。例えば、肘を曲げるときには上腕二頭筋（ちからこぶの筋肉）は収縮しますが、裏側の筋肉は伸展しています。このように、身体が動くときには中枢から筋肉への命令が絶妙に調整をさ

れることで、スムーズに動くことができるのです。この筋肉のスムーズな動きに重要な働きをする部分が、中枢神経の一部である中脳・黒質という部分です。この部分が何らかの原因により変性すると、筋肉運動の協調性（スムーズな運動調節）が阻害されさまざまな障害が発生し、それがパーキンソン病の原因と考えられています。

❷ 原因やしくみは？

運動の調節を行うために重要な部分である黒質からは、同じく筋肉の協調性運動に重要な働きをしている大脳の基底核にある線条体という部分にドパミン作動性神経が伸びています。このドパミン作動性神経では、神経細胞のなかでレボドパ（L-ドパ）から脱炭酸酵素によりドパミンが合成され、神経刺激の伝達に利用されています。ドパミンはMAOB（モノアミンオキシターゼB）という酵素で代謝をされます。

一方、線条体ではアセチルコリンを神経伝達物質としている神経が走っており、中枢からの運動の刺激（命令）を伝達するシナプスが存在しています。このアセチルコリンを介したシナプスによる神経伝達を、黒質からのドパミン神経が調整しています（**図3-1**）。

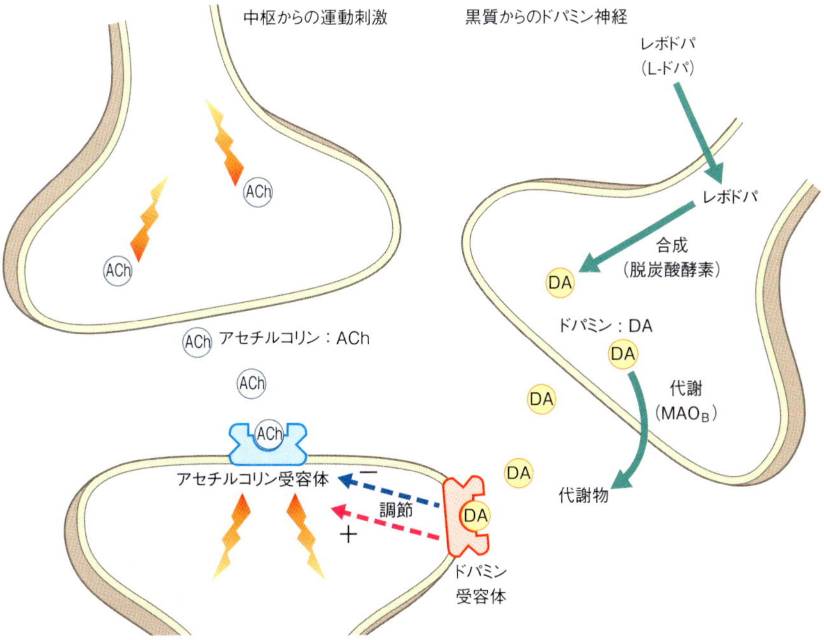

図3-1　線条体（正常）

パーキンソン病では、このドパミン作動性神経の働きが低下しているため、運動の調節がうまくできず、さまざまな症状（無動症、振戦、筋強直など）が発現します。加えて、二次的にアセチルコリン神経の機能亢進が起こっています（**図3-2**）。

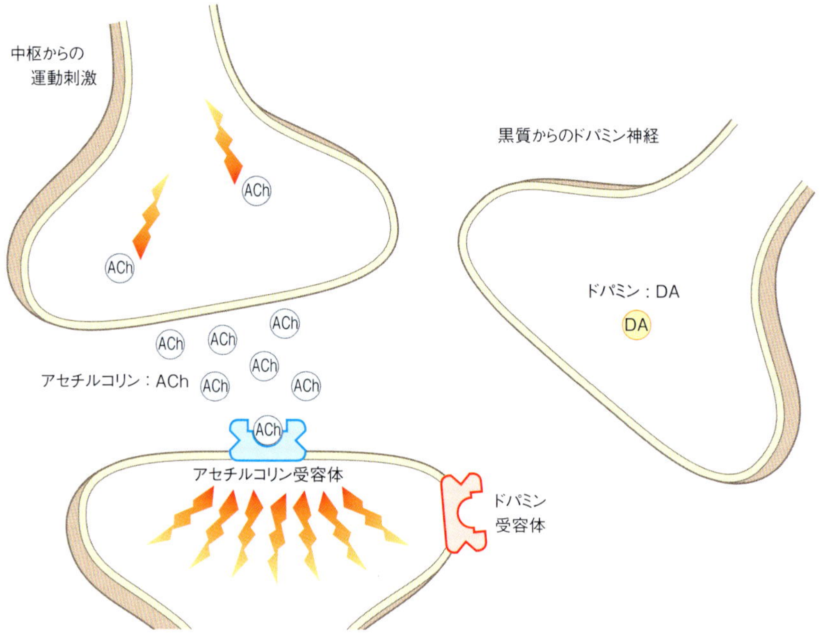

図 3－2　線条体（パーキンソン病）

❸ どんな薬があるの

パーキンソン病の治療は、大きく分けて２つのアプローチによって成り立っています。１つ目は、低下しているドパミン作動性神経の機能を改善させること。そしてもう１つは、亢進しているアセチルコリン神経を抑えることです（図 3－3）。

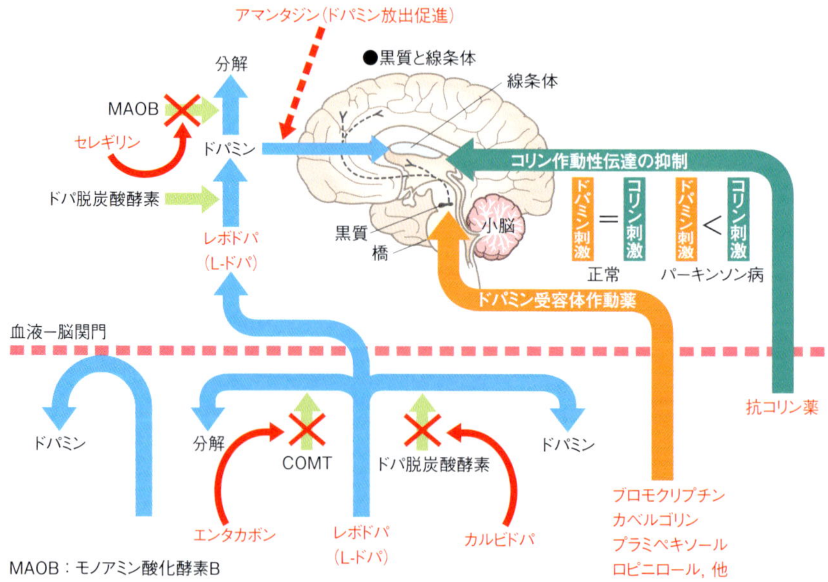

MAOB：モノアミン酸化酵素B
COMT：カテコールアミンOメチル転移酵素

図 3－3　抗パーキンソン病薬

・ドパミンの作用を改善

ドパミン作動性神経の機能を改善させるため、さまざまな薬理作用を応用したドパミン受容体への刺激がパーキンソン病の治療に活用されています。

・ドパミンの補充

代表的なパーキンソン治療薬はレボドパ（L-ドパ）です。ドパミンは血液脳関門を通過できません。そのため、脳血管関門を通過することができる1つ前の前駆体であるレボドパが投与されます。脳内のドパミン作動性神経は投与されたレボドパを神経細胞内に取り込みドパミンを合成します。この結果、不足していたドパミンが補充され、ドパミン作動性神経の機能が回復します。

一方で、レボドパからドパミンを合成するドパ脱炭酸酵素は末梢にも存在します。そのため、末梢投与されたレボドパは脳内に移行する前にドパミンに変換されます。レボドパがドパミンになってしまうと血液脳関門を通過することができません。そこで、レボドパ投与を行う際には、末梢のドパ脱炭酸酵素を阻害するカルビドパを併用投与することによって、効果的にレボドパの脳内移行が得られることになります。また、レボドパは末梢に存在するCOMT（カテコール-O-メチルトランスフェラーゼ）によって分解されてしまいます。そのため、レボドパの治療効果を増強・延長させるために、COMTを阻害するエンタカボンがレボドパと併用されることがあります。

ドパミンを分解する酵素であるMAOBを阻害するセレギリンは、神経伝達で利用されたドパミンの代謝・分解を抑制することで脳内のドパミン量を増加させます。これにより、パーキンソン病で弱くなっているドパミン作用を改善させることで治療効果を発現します。そしてインフルエンザAの治療薬でもあるアマンタジンは、ドパミン作動性神経からドパミンの放出を促進することでドパミン受容体への作用を高め、パーキンソン病の治療効果を示します。

・ドパミン作動薬

抗パーキンソン病治療薬には、直接ドパミン受容体そのものを刺激するものがあり、ドパミン受容体作動薬と呼ばれています。ドパミン受容体作動薬には古くから臨床的に用いられている麦角系の薬物と比較的新しく開発された非麦角系があります。ブロモクリプチン、カベルゴリンなどの麦角系では末梢性の血管障害や線維症（肺や後腹膜線維症）を起こす可能性がある一方で、プラミペキソール、ロピニロールなどの非麦角系ではその危険性は低く、長時間効果が期待できる経口投与薬（徐放製剤）や経皮吸収薬（パッチ剤）なども開発されています。

・アセチルコリン神経を抑えるもの

パーキンソン病の病態生理について先ほど説明しましたが、ドパミン作動性神経の機能低下のため、相対的なアセチルコリン神経の機能亢進が起きています。そのため、アセチルコリン神経の機能を抑制する抗コリン薬もパーキンソン病に対して有効です。中枢性抗コリン薬のトリヘキシフェニジルやベンズトロピン、ビペリデンなどがありますが、レボドパと比較するとはるかに効果が弱いため補助的にしか使われません。抗パーキンソン薬を**表3－1**にまとめます。

表3－1

薬物名	作用機序	特徴
ドパミン補充		
レボドパ（L-ドパ）	ドパミン前駆物質	
カルビドパ	ドパ脱炭酸酵素阻害	レボドパ投与量を1/4～1/5に減少し、レボドパの末梢性副作用（悪心、嘔吐、不整脈、血圧低下）を軽減
エンタカポン トルカポン	COMT阻害	レボドパ治療患者のwearing-off軽減 トルカポンは劇症肝壊死に注意（肝機能検査が必須）
セレギリン ラサギリン	MAOB阻害	レボドパの効果を増強させ、投与量を下げる セレギリンの多量投与で重篤な高血圧の危険
アマンタジン	ドパミン放出	抗コリン作用ももつ 効果が弱く耐性が生じやすいが副作用は少ない
ゾニサミド	脳内ドパミン増加	チロシンからLドパ合成を促進 元々は抗てんかん薬
ドパミン作動薬		
ブロモクリプチン	麦角系	最も古い薬。消化器症状、間質性肺炎、心臓弁膜症、乳汁分泌
カベルゴリン	麦角系	作用時間が長い。消化器症状、間質性肺炎、心臓弁膜症
ペルゴリド	麦角系	消化器症状、幻覚、起立性低血圧、間質性肺炎、心臓弁膜症
プラミペキソール	非麦角系	早期の単独投与が有効 代謝されずに腎排泄（腎機能障害患者は注意）
タリペキソール	非麦角系	レボドパ治療患者のwearing-off軽減
ロピニロール	非麦角系	早期の単独投与が有効。徐放剤がある 消化器症状、突発性睡眠、低血圧
ロチゴチン	非麦角系	貼付剤がある。消化器症状、めまい、皮膚症状（貼付剤のため）
アポモルヒネ	非麦角系	注射剤あり、off時の速やかな回復に有効

薬物名	作用機序	特徴
抗コリン薬		
トリヘキシフェニジル	ムスカリン受容体阻害	抗コリン作用による副作用に注意 口渇、便秘、排尿困難
ベンズトロピン	ムスカリン受容体阻害	緑内障、前立腺肥大には禁忌
ビペリデン	ムスカリン受容体阻害	高齢者、認知症患者への投与は控える
その他		
ドロキシドパ	ノルアドレナリン前駆物質	すくみ足の改善に有効

看護についてのワンポイント

脳内ドパミンの不足などが原因でドパミン作動性神経が適切に機能しなくなったのがパーキンソン病の病態であることを考えると、ドパミンの前駆物質であるレボドパを投与して、脳内のドパミン合成を促す治療法は、もっとも生理的な治療方法であると思われます。

その一方で、レボドパによる治療では、末梢でレボドパからドパミンが合成されてしまうことによる末梢性のドパミン作用が副作用として発現したり、レボドパが脳内に移行する前にドパミンに変換してしまったりすることで、十分な効果が得られないことに注意が必要です。そうならないためには、併用されている薬も正しく服用されていることが重要になります。

診察のときに医師は必ず患者さんの症状の経過を確認するとともに、服薬状況についても確認します。時に患者さんにとって先生には言いにくいこともあると思います。そんなときは患者さんの一番近くの医療者である看護師が服薬状況をやさしく確認してあげることが大切です。

また、レボドパを服用するときに一緒に食事（タンパク質の多い食事）を摂ると、吸収したレボドパが脳内に運ばれにくくなることがわかっています。そのため、必ず食事を摂る前（30分前）の空腹時にレボドパを服用することが指示されています。ところがパーキンソン病の患者さんは比較的年齢が高いため、他の疾患を合併していることが多いと思います。そして合併症に対する治療薬が併用されていることが多いのが現状ではないでしょうか。薬は食後に飲むことが多いため、他の薬を食後に服用する“ついでに”、一緒にレボドパも食後服用してしまうことが危惧されます。あらためて患者さんに食前服用の重要性を説明し、確認することが重要と考えます。

加えて、パーキンソン病の治療中には、On-off現象やwearing offといった急に症状が現れる副作用もあります。そのような副作用の発現の有無は、治療の継続・変更の判断にとっても重要な情報です。患者さん本人があまりそういった症状の発現を自覚していない場合もありますので、付き添いで来院した家族からの聴取も重要になります。

コラム

抗パーキンソン病薬パッチ剤とDDS

パーキンソン病は、進行すると嚥下障害が発現する場合があります。嚥下障害が発現すると薬の内服が難しくなってきます。また、パーキンソン病の治療では、治療薬の血中濃度が大きく変動することは好ましくありません。そのため、できるだけ毎日同じ時間に薬を服用することが重要になりますが、嚥下障害の発現は正しい規則的な服薬の継続に悪い影響を及ぼしかねません。そのようなパーキンソン病の患者さんにとっても、苦労することなく正しい服薬が継続できるように、1日1回貼り替えるだけでの経皮剤が開発されました。

貼付剤ではゆっくりと皮膚から薬が吸収されるとともに、指示どおりに新しい薬への貼り替えをするかぎり、その薬の血中濃度の変動は小さく、ある程度一定した血中濃度が持続的に得られることが期待されます。

このように、薬の剤型や投与経路を工夫することによって、薬物治療上でより望ましい薬物動態（吸収速度や血中濃度の推移）を得る工夫をDDS（Drug Delivery System；薬物送達システム）の工夫といいます。パーキンソン病の治療での経皮吸収剤の新規開発のみならず、現代の医療では、多くの疾患の薬物治療にこのDDSの応用が生かされています。

心・感情の調整と情報の統合処理

身体がどんなに健康であっても、心がとても疲れていたり感情のコントロールができなくなっていたら「健康である」とは言い難い状況です。私たちは日頃から多くのストレスを外部から受けていますが、それをうまく処理することで心の健康を保っています。その働きを担っているのが中枢神経です。この中枢神経の「心・感情の調整」機能が乱れると、さまざまな精神的な症状が発現したり疾患に陥ったりします。また、ものが聞こえたり見えたりするのは中枢で適切に情報が処理できているからで、記憶や新たな情報を適切に統合することで私たちはものを正しく認識し、考えること（思考）が可能になります。

中枢神経の「心・感情の調整」と「情報の統合処理」の乱れの改善に薬の助けが効果的な疾患を例にあげて、中枢疾患の薬物治療を説明していきます。

うつ病

❶ うつ病ってどんな病気？

うつ病は、憂うつな気分に加えて、①睡眠障害（早期覚醒・途中覚醒）、②食欲低下、③精神運動制止の３症状が重要となる心理的症状が長期に持続することに加えて、時には身体的な自覚症状を伴う場合がある気分障害です。その原因として脳内のノルアドレナリンやセロトニンを介した神経伝達の障害が考えられています。

❷ 原因やしくみは

脳内での膨大な量の情報処理は、複数の神経細胞がシナプスを介した刺激の伝達により行われていると考えられています。この刺激伝達のなかにはノルアドレナリンやセロトニンがシナプスでの刺激伝達物質として利用されている神経が存在しています。うつ病ではノルアドレナリンとセロトニンを介した神経伝達を行う神経に障害が発生していると考えられており、実際のうつ病の治療薬の多くがこれらの刺激伝達物質の機能低下を改善させる薬理作用を有しています。

❸ どんな薬があるの

・シナプス間隙の伝達物質の量を増やす（その１）

選択的セロトニン再取込阻害薬（Selective Serotonin Reuptake Inhibitor；SSRI）は、神経伝達物質としてシナプス間隙に放出されたセロトニンが、再びセロトニン作動性神経の終末にセロトニントランスポーターを通り再吸収されるのを阻害します。再吸収されなかったセロトニンはシナプス間隙に残るため、間隙の伝達物資の量が多くなります。その結果、セロトニン作動性神経の刺激がセロトニン受容体に伝達しやすくなることで、うつ症状の改善効果が得られると考えられています（図３－４）。

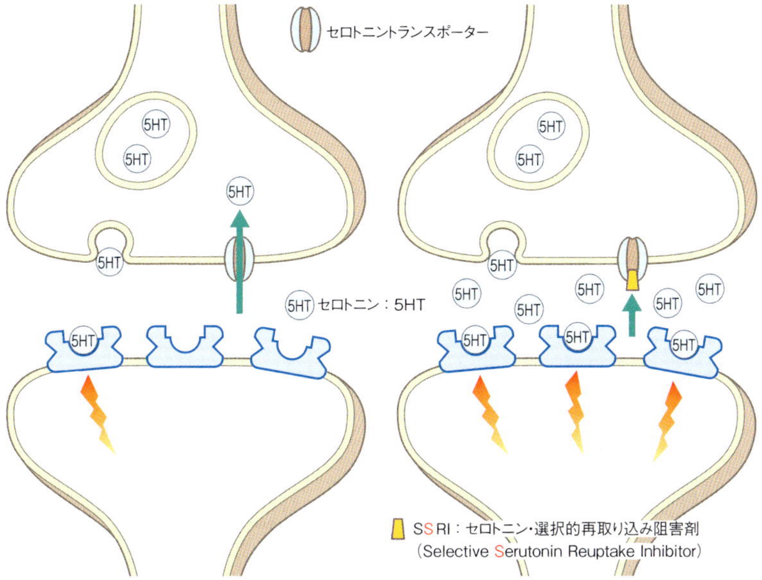

図3－4　SSRIの作用機序

セロトニン・ノルアドレナリン再取込阻害薬（Selective Noradrenaline Reuptake Inhibitor；SNRI）もSSRIとほぼ同じ作用機序ですが、セロトニントランスポーターと同時にノルアドレナリンのトランスポーターも阻害し、両方の神経伝達物質の再吸収を阻害します。その結果、シナプス間隙ではセロトニンとノルアドレナリンの両方の伝達物質が多く残ることになり、これらの伝達物質作動性神経の刺激が改善し抗うつ効果が得られると考えられています（**図3－5**）。

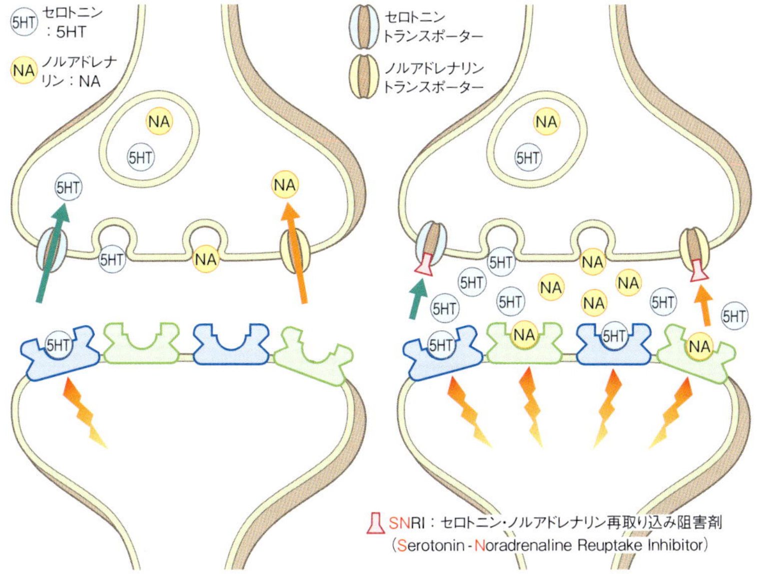

図3－5　SNRIの作用機序

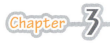

・シナプス間隙の伝達物質の量を増やす（その２）

古くから広く用いられてきた抗うつ薬に、三環系抗うつ薬と四環系抗うつ薬があります。これらの薬もノルアドレナリンやセロトニンの再取り込みを阻害することでシナプス間隙の神経伝達物質の量を増やして抗うつ作用を発現します。先ほど説明したSSRIやSNRIと異なり、ヒスタミンやアセチルコリンの受容体に対しても阻害作用をもっています。時には夜に副作用が強く発現する場合があるため、最近はあまり使われなくなってきました。

どうして三環系や四環系の抗うつ薬ではいろいろな副作用が出るの？

図で説明すると、三環系や四環系の抗うつ薬には、いろいろな受容体を阻害する「かぎ」のようなものがあるのに対して、SSRIやSNRIではそれぞれのかぎしかもっていないんだよ（図３－６）

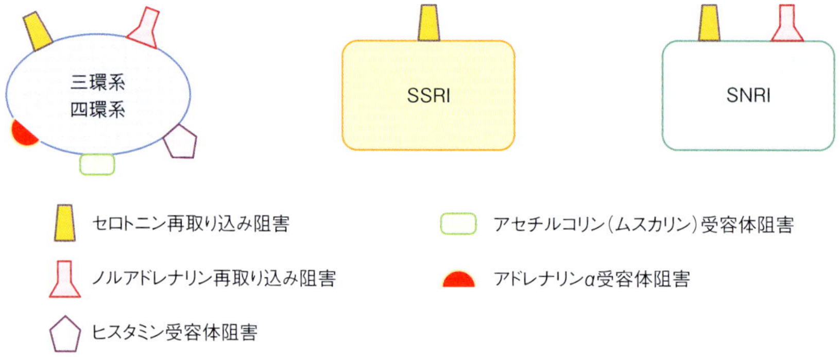

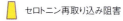

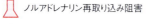

図３－６　三環系・四環系抗うつ薬のかぎ穴

なるほど～。余計なところのかぎも閉めちゃうからダメなのね

特に重要な副作用は、アセチルコリン受容体の阻害で起きる抗コリン作用だけど、どんなものがあるかな？

Chapter ２の末梢神経の復習ですね

を！　いいね～。思い出せるかな

のどが乾くとか、便秘とか。高齢の患者さんでは排尿困難が重要です

大正解！　復習は大事だね

・伝達物質の分解を抑制

モノアミンオキシダーゼ阻害薬（MAOI）は、ドパミンの分解を阻害するためパーキンソン病の治療で用いられることは前に説明しました。うつ病の原因として重要な神経伝達物質のノルアドレナリンやセロトニンも、このMAOで分解（代謝）されています。そのため、MAOの働きを阻害するMAOI（I：Inhibitor）の投与により、ノルアドレナリンやセロトニンの代謝は阻害され、その結果、神経伝達物質の量は増えます。以前はうつ病治療においてこの作用を応用した治療薬が広く用いられていましたが、SSRIやSNRIなどの安全で有効性の高い治療薬が開発されたことを受けて、現在ではあまり使われなくなっています。

代表的な抗うつ薬を**表 3－2** にまとめます。

表 3－2　代表的な抗うつ薬

薬物分類	薬物名	特徴・副作用
SSRI	フルオキセチン シタロプラム エスシタロプラム フルボキサミン パロキセチン セルトラリン	作用発現に 2 週間以上を要する 適応 強迫障害、パニック障害、社会不安障害などの神経症にも有効 副作用 消化器症状（悪心、嘔吐、下痢） セロトニン症候群（焦燥・興奮、振戦、発熱、下痢） 若年者の自殺 睡眠障害 急な中断による退薬症候の発現に注意
SNRI	ベンラファキシン デスベンラファキシン デュロキセチン ミルナシプラン レボミルナシプラン	適応・副作用 ほぼSSRIと同様であるが、帯状疱疹後神経痛や繊維筋痛症などの慢性疼痛にしばしば有効 ノルアドレナリンの再取込阻害のため、血圧や心拍数の上昇をきたす場合がある
三環系抗うつ薬	イミプラミン アミトリプチリン ノルトリプチリン	副作用 抗コリン作用（口渇、便秘、排尿障害、眼圧亢進など） 過度の鎮静・眠気（抗ヒスタミン作用） 起立性低血圧（アドレナリンα阻害作用）
四環系抗うつ薬	ミアンセリン	心毒性による突然死
	ミルタザピン	ノルアドレナリン作動性・特異的セロトニン作動性抗うつ薬NaSSA（Noradrenaergic and specific serotonergic antidepressant）の特徴も有する

看護についてのワンポイント

抗うつ薬の多くは、治療効果が発現するまでに2週間ほどの時間を要します。また、SSRIなどは消化管のセロトニン機能も亢進するため、悪心、嘔吐などの消化器症状の副作用が発現する場合があります。これらの原因による抗うつ薬の服薬遵守率の低下には注意が必要です。また、すべてのSSRIは急な服薬中止により退薬症候が生じる危険があります。SSRIの退薬症候には、頭痛、倦怠感、インフルエンザ様症状、イライラ感、神経過敏などがあります。このような症状を認めた場合には、患者さんの服薬状況を改めて確認することは重要なことです。

● 不安症、神経症

❶ 不安症、神経症ってどんな病気？

脳では末梢からのさまざまな情報を処理し新たな命令を出しています。一度にたくさんの情報処理を行っている中枢神経は、常に活発な神経伝達が行われていて興奮している状態になっています。この中枢神経の興奮状態を鎮める作用をもった薬物は、その作用の強さによってさまざまな臨床的な使われ方になります。

中枢神経の興奮を弱く抑える作用は「抗不安作用」として利用されます。中枢機能の抑制の強さを徐々に強めていくと、しだいに「抗けいれん作用」「鎮静・催眠」作用が得られ、さらには「麻酔」作用を得ることにつながります。投与する薬物によって薬理作用の強さや発現する臨床的な作用が異なるため、目的とする効果によって薬を使い分けていくことが重要です。

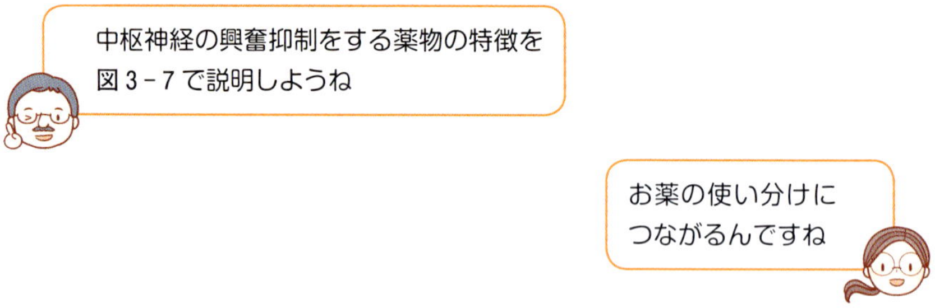

中枢神経の興奮抑制をする薬物の特徴を図3－7で説明しようね
お薬の使い分けにつながるんですね

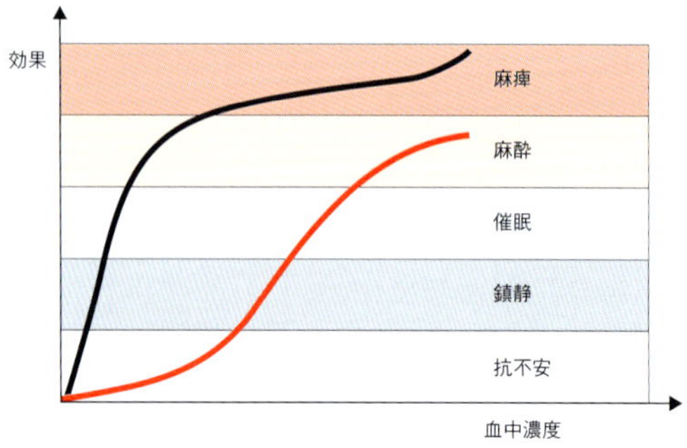

図3－7　血中濃度と中枢抑制作用

うん。例えば図の黒い線の薬。作用が強いので低い血中濃度でも催眠効果が得られているよね

はい。でも強い薬だからたくさん使うと麻酔を通り越して麻痺になって怖いですね

いいところに気がついたね。逆に赤の薬は得られる効果の幅が広いので、薬の投与量で血中濃度を調整するとさまざまな目的に使えそうだね

内田先生、この差ってどうしておきるの？

実はこれらの作用は、基本的には同じ薬理作用で得られるんだよ

❷ 原因やしくみは

中枢には中枢神経の興奮状態を鎮めるための抑制性の神経が存在しています。その抑制性神経はγ-アミノ酪酸（GABA）を伝達物質としています。抗不安や鎮静に用いられるベンゾジアゼピン系薬物やバルビツール酸化合物は、ともにこのGABA系神経伝達を高めることによって、中枢神経の興奮性を低下させ効果を発現しています。

脳内の抑制性神経であるGABA系神経からGABAが放出されGABA受容体を活性化すると、GABA受容体の塩素イオン（Cl^-）チャンネルが開き、細胞内にCl^-が流入します。すると、“マイナス”の電荷をもったCl^-の流入によって細胞の静止膜電位はさらにマイナスに傾きます（これを過分極といいます）。

マイナスがより強くなったことで、その細胞は活動電位を出しにくくなり、その結果、細胞の興奮性が抑制されることになります（**図3-8**）。ベンゾジアゼピン系薬物やバルビツール酸化合物は、体内の抑制性神経の伝達物質であるGABAと同じCl^-チャンネルに受容体をもっていて、それぞれの受容体に結合するとGABAが結合したときと同じようにCl^-チャンネルから細胞内へのCl^-が多量に入っていくことで過分極になります。このような薬の作用により“中枢神経の興奮の調整”を行っているのです。

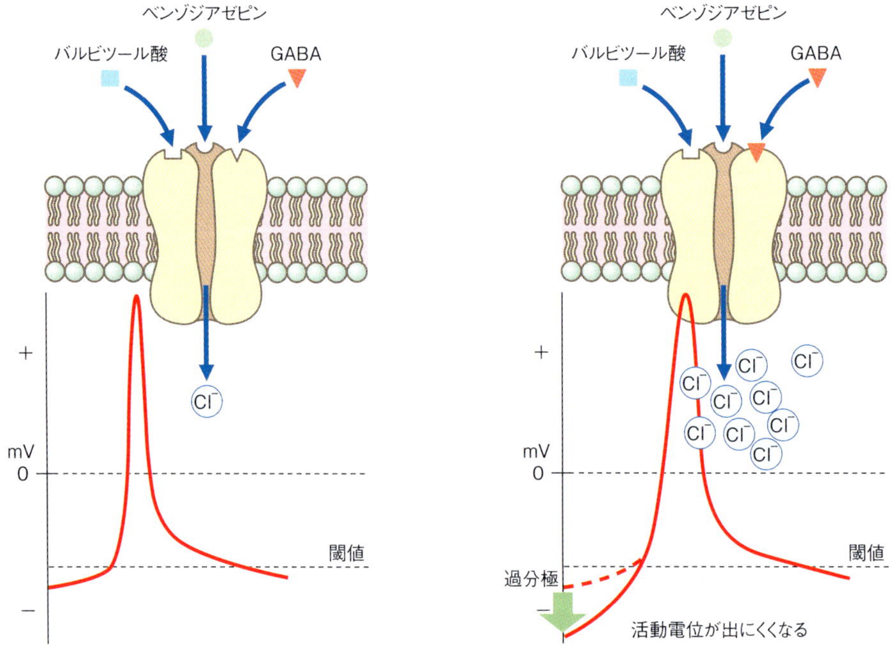

図3－8　GABAの作用機序

❸ どんな薬があるの

バルビツール酸化合物は、連用すると耐性を生じたり、肝臓の薬物代謝酵素の誘導（酵素を増やす）を生じるために代謝が亢進して効果が弱くなったりします。そのため、現在では静脈麻酔薬としての使用が主になっています。

一方、ベンゾジアゼピン系は、抗不安、催眠（睡眠障害）や静脈麻酔として医療処置を行う際の鎮静目的で使用されます。非常に多くの種類の薬物がありますが、薬物によって投与された薬物が代謝されて体内から排泄される時間（消失半減期）が異なります。催眠目的でベンゾジアゼピン系の薬を使用するときは、半減期が短い超短時間型～短時間型などを寝付きをよくするための入眠障害の改善を目的として使用されます。

一方、半減期が長い中間型～長時間型は夜間に目が覚めてしまうような中途覚醒、早期覚醒を改善することが期待されます（**表3－3**）。

表3－3　代表的な抗不安薬

使用法	薬物名	特徴
抗不安（神経症）	クロチアゼパム	短時間作用型
	エチゾラム	短時間作用型
	ロラゼパム	中時間作用型
	アルプラゾラム	中時間作用型
	ブロマゼパム	中時間作用型
	ジアゼパム	長時間作用型
	クロルジアゼポシキド	長時間作用型
	オキサゾラム	長時間作用型
	フルトプラゼパム	超長期作用型

睡眠障害	トリアゾラム	超短時間型
	ゾルピデム	超短時間型、非ベンゾジアゼピン系
	エチゾラム	短時間型
	ブロチゾラム	短時間型
	ニトラゼパム	中間型
	フルニトラゼパム	中間型
	フルラゼパム	長時間型
	クアゼパム	長時間型
麻酔前投薬（静脈麻酔）	ジアゼパム	
	ミダゾラム	
	チオペンタール	バルビツール酸化合物

看護についてのワンポイント

これらの薬は長期間飲み続けると、効き目が悪くなったり（耐性発現）止められなくなったり（身体的依存）する危険がありますので、できるだけ頓用にして漫然と連用しないようにすることが重要です。また、急に服用を中止すると退薬症状が発現する危険性もあるため、使用の際には主治医の指示を正しく守ることが重要です。さらには、眠気などが副作用として現れることがあるので、服用中は車の運転など注意が必要です。

看護師から患者さん本人に、先生からどのような説明があったかを再度確認することで、薬の使い方や注意するべきポイントの患者さんの理解が深まることが期待できます。

コラム

その他の作用機序の睡眠薬

大脳の松果体から分泌されるメラトニンという物質は、睡眠を誘導し睡眠－覚醒のリズムを正常に保つための重要な働きをしています。ラメルテオンは、メラトニンの受容体を刺激することで睡眠を誘導する新しい作用機序の睡眠薬です。また、最近の研究から脳内のオレキシンという物質が覚醒に重要な働きをしていることがわかりました。ベルソムラはそんなオレキシンの働きを阻害することで睡眠を得ることができる新しい作用機序の睡眠薬です。これらの薬は医療機関で処方される医療用医薬品ですが、薬局で購入することができる睡眠改善薬というものもあります。

睡眠改善薬には抗ヒスタミン作用を有する成分が含まれているものがあります。ヒスタミンは脳内の受容体を刺激して覚醒状態をつくっています。そのヒスタミンをブロックすることで眠気が生じます。この眠気は、抗ヒスタミン薬を含有している風邪薬を服用したときの副作用を逆に利用したものです。

てんかん

❶ てんかんってどんな病気？

大脳の神経が過剰な興奮を突然起こすことで生じる神経伝達の異常が原因で起こるさまざまな異常行動やけいれん、意識消失や知覚異常などの症状を発現する病気です。神経の異常興奮が起こる大脳の部位によってどのような症状が発現するかが決まります。

❷ 原因やしくみは

外傷の既往がある場合やストレスなどが原因として考えられる場合もありますが、特定できない事例がほとんどです。神経の異常興奮が脳のさまざまな部位に伝達されることで特異的な症状や全身的なけいれんなどが生じるため、この異常興奮を抑制することが薬物治療では重要になります。

❸ どんな薬があるの

異常な神経伝達をコントロールする方法として、①興奮性グルタミン酸作動性の神経伝達の抑制、②GABA作動性抑制性神経伝達の増強と、神経細胞内での刺激伝達に重要な働きである、③電位依存性ナトリウムイオン（Na^+）チャンネルの抑制、神経細胞の活性化に重要な、④カルシウム（Ca^+）チャンネルの抑制があり、それぞれに働く薬が抗てんかん薬として用いられています（**図3－9**）。

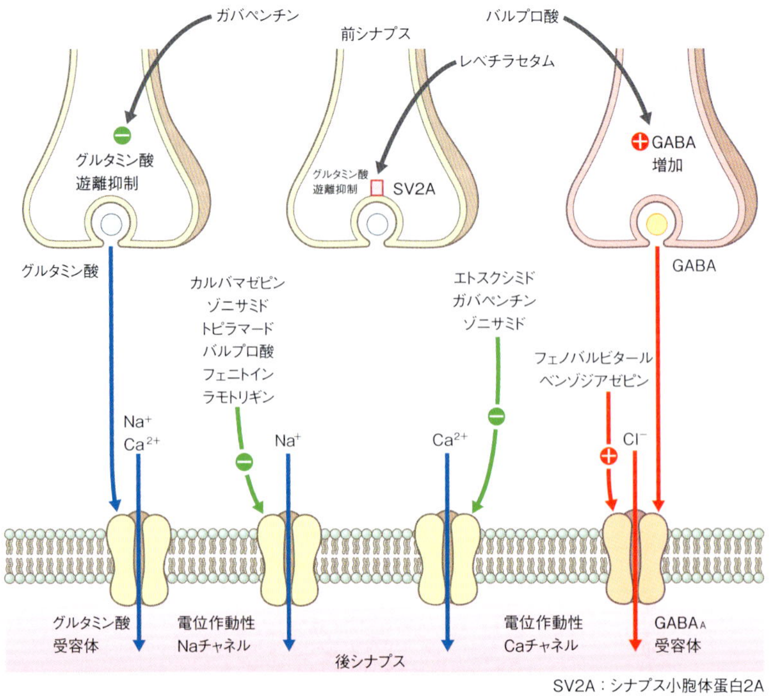

（渡邊康裕；編：カラーイラストで学ぶ集中講義薬理学. p.49、メジカルビュー社，2015.）

図3－9　抗てんかん薬の作用部位

・興奮性グルタミン酸作動性の神経伝達の抑制

レベチラセタムは、グルタミン酸のシナプス小胞体タンパク２A（SV2A）に結合することでグルタミン酸の放出を抑制し、興奮性神経の伝達を抑制します。またガバペンチンは、興奮性神経のCaチャンネル阻害によって神経の活性化を抑制する結果、神経末端からのグルタミン酸の遊離が抑制されることで興奮性神経の伝達を抑制します。

・GABA作動性抑制性神経伝達の増強

バルプロ酸は抑制性神経の伝達物質であるGABAを増量させることで抑制性の神経伝達を増強します。GABA受容体には、GABAの結合部位とともに、ベンゾジアゼピン系とバルビツール系の薬物の結合部位もあるため、これらの薬物がGABAに結合することでGABAが活性化され、神経伝達は抑制されます（抗不安薬の項参照）。

・Na^+チャンネル、Ca^+チャンネルの抑制

神経細胞内を刺激が伝わるためには、神経細胞表面の電位依存性Na^+チャンネルが近くの細胞膜上で起こった刺激による細胞膜の電位の変化を受けて、次々に細胞膜内にNa^+イオンを取り込んで活動電位を伝えていくことが重要です（Chapter２末梢神経参照）。カルバマゼピンやフェニトインなどはNa^+チャンネルを阻害して神経伝達を抑制します。

同様に、エトスクシミドやガバペンチンなどはCa^+チャンネルを抑制して神経細胞内へのCa^+流入を阻害して、活動電位の伝達や細胞の活性化を抑制する結果、神経伝達が抑制されます。

看護についてのワンポイント

抗てんかん薬の多くが共通して中枢神経系の活動の過剰抑制に伴う副作用の発現の危険性を有しています。特に眠気や運動失調などの神経症状の発現の危険があるため、車の運転をする場合には適切な使用がされていることが非常に重要になってきます。また、非常に発現の頻度は低いが、皮膚粘膜眼症候群（スティーブンス・ジョンソン症候群；Stevens-Johnson syndrome；SJS）や中毒性表皮壊死症などの重篤な皮膚の障害や顆粒球減少、再生不良性貧血などの重度の血液障害などが報告されています。患者さんにとって、これらの病名は複雑で理解しにくいことが考えられますが、一度発現するととても重症になる副作用であるため、抗てんかん薬の服用中の重篤な副作用については、考えられる初発の症状などをわかりやすい「患者さんの言葉」で看護師から説明しておくことが重要です。

情報の処理・統合の調整

統合失調症

❶ 統合失調症ってどんな病気

統合失調症は、妄想や幻覚・幻聴ならびに会話や思考障害などを伴う精神疾患で、多くの場合で慢性的な経過をたどるものです。妄想や幻覚・幻聴は「陽性症状」と呼ばれるもので、統合失調症の代表的な症状の1つとなっています。

一方、統合失調症では自分の感情をうまくコントロールすることや、考えを理論的に整理することができなくなっていきます。そのため、意欲や感情が徐々に失われていったり、認知機能が低下してしまいます。それらが進行すると、患者さんは他人との交流を避けて部屋の中に閉じこもってしまったり、周囲に全く無関心で反応をしなくなってしまう場合があります。これらの症状は「陰性症状」と呼ばれています。

ヒトの脳内では、さまざまな情報のうまく処理することで感情や思考を整理していますが、その多くの情報の処理、すなわち情報の“統合”が障害（失調）するのがこの病気の本質です。

❷ 原因やしくみは

統合失調症は、その原因として中脳辺縁系や中脳皮質系のドパミン作動性神経の活動異常（障害）が考えられています（ドパミン仮説）。統合失調症の陽性症状は、中脳辺縁系でのドパミン作動性神経の働きが過剰になっていることが原因の1つであると考えています。一方で、陰性症状は中脳皮質系でのドパミン作動性神経の機能低下が原因と考えられているため、ドパミンの働きを調節することが統合失調症の治療の鍵を握っています。

❸ どんな薬があるの

・定型抗精神病薬

過剰なドパミンの作用を阻害することで陽性症状の改善を主な目的として使用されます。ブチルフェノン系、フェノチアジン系、ベンズアミド系は定型抗精神病薬と呼ばれ古くから使われてきた薬で、ドパミン受容体（D2受容体）への阻害作用が薬理作用の中心となっているため、陽性症状を有する症例に用いられます。

・非定型抗精神病薬

陰性症状は中脳皮質系でのドパミン作動性神経の働きが低下していることが原因と考えられています。一方、脳内では神経伝達物質のセロトニンがドパミンの働きを抑制していることがわかりました。そこでセロトニンをブロックすることによって、陽性症状発現の原因となっている中脳辺縁系以外のドパミン機能を高めることができます。非定型抗精神病薬のセロトニン・ドパミン阻害薬はドパミン（D2受容体）とセロトニンを同時にブロックすることで、陽性症状と陰性症状の両方への効果を期待して投与されます。

また、非定型抗精神病薬には多元受容体標的化抗精神病薬（multi-acting receptor targeted antipsychotics；MARTA）と呼ばれるものもあります。この薬はドパミン、セロトニンに加え、同時にアドレナリンα1受容体やヒスタミン受容体、アセチルコリンのムスカリン受容体なども同時に阻害します。そのため、「多元受容体」と呼ばれています。

さらに、アリピプラゾールはドパミン受容体部分作動薬と呼ばれており、受容体に結合しても十分な強さの伝達が起きません。結果的に伝達物質の伝達が弱くすることになるため、過剰なドパミン刺激の抑制につながります（**図3-10**）。

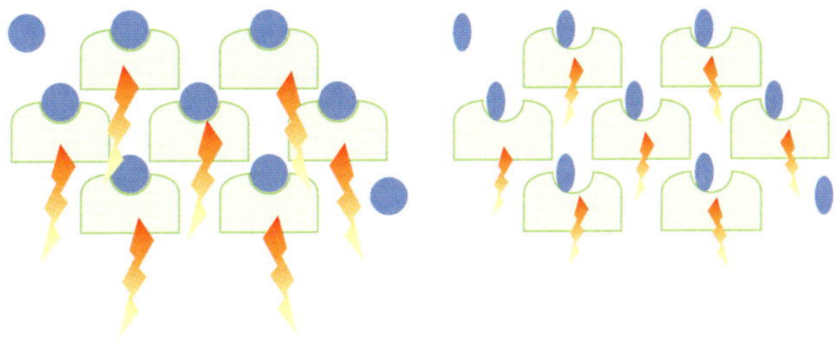

図3-10　部分作動薬

主な抗精神病薬を表にまとめます（**表3-4**）。

表3-4　主な抗精神病薬

分類	薬物名	
定型抗精神病薬		
	ハロペリドール	商品名：セレネース（ブチルフェノン系）
	クロルプロマジン	商品名：コントミン（フェノチアジン系）
	レボメプロマジン	商品名：レボトミン（フェノチアジン系）
	スルピリド	商品名：ドグマチール（ベンズアミド系）
	スルトプリド	商品名：バルネチール（ベンズアミド系）
非定型抗精神病薬		
	リスペリドン	商品名：リスパダール（セロトニン・ドパミン阻害薬）
	パリペリドン	商品名：インヴェガ（セロトニン・ドパミン阻害薬）
	ブロナンセリン	商品名：ロナセン（セロトニン・ドパミン阻害薬）
	ペロスピロン	商品名：ルーラン（セロトニン・ドパミン阻害薬）
	オランザピン	商品名：ジプレキサ（多元受容体標的化抗精神病薬）
	クエチアピン	商品名：セロクエル（多元受容体標的化抗精神病薬）
	アセナピン	商品名：シクレスト（多元受容体標的化抗精神病薬）
	クロザピン	商品名：クロザリル（多元受容体標的化抗精神病薬）
	アリピプラゾール	商品名：エビリファイ（ドパミン受容体部分作動薬）

看護についてのワンポイント

定型抗精神病薬はドパミンの神経伝達を阻害するため、パーキンソン病によく似た錐体外路症状や、高プロラクチン血症が発現する場合があります。また、非定型抗精神病薬では、セロトニン以外にもさまざまな受容体の阻害作用をもつものがあるため、抗コリン作用による口渇、便秘、アドレナリン$\alpha 1$受容体阻害によるふらつき（起立性低血圧）、抗ヒスタミン薬による眠気など、それぞれの受容体阻害の副作用が発現するので、患者さんから副作用の発現の有無をしっかりと聴取することが重要です。

なぜなら、統合失調症は適切な薬を選んで継続的な治療を続けることが最も重要です。薬の副作用のために薬の使用を中断してしまうと再発のおそれがあります。せっかく症状のコントロールができていても、再発をした後では元の状態に回復できない危険性があります。加えて、病状がよくなるのは薬の効果によるものであり、脳内の根本的な異常が治癒したわけではありません。改善したからといって薬を中断すると非常に高い確率で再発してしまいます。統合失調症は治療中断１年以内の再発率は約70%と言われています。症状のコントロールとともに再発防止のためにもしっかりと薬を指示どおりに服用することが重要です。

Chapter

4

循環器

生命の源を適切に運ぶための調節

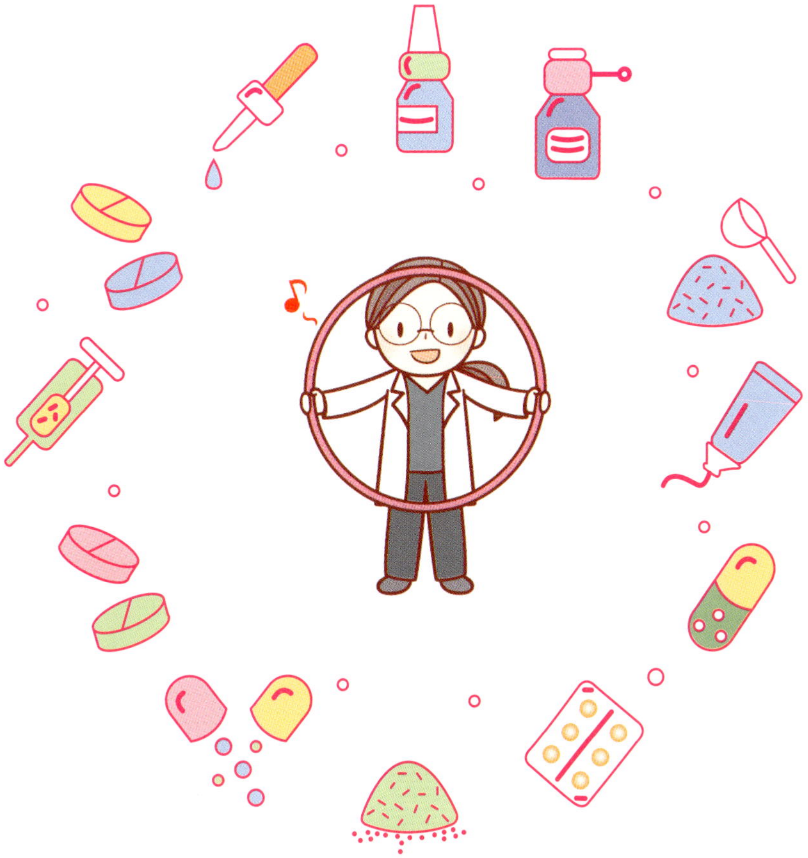

Chapter 4 循環器

生命の源を適切に運ぶための調節

人が“生きていること”を実感するのはどんなときでしょう。きっと、心臓がドキドキと力強く鼓動していることから“生”を感じると思います。

私たちが生きるためには血液が全身を循環することが大事です。その血液は、「適切な圧力」で心臓から送られなければなりません。そのためには心臓そのものの「機能」が十分に働くことが大事です。心臓の重要な「機能」である“血液のポンプ”としての働きは、規則正しい「リズム」を保っていなければなりません。これら3つの要素、すなわち「適切な圧力」「機能」「規則正しいリズム」がすべて揃うことではじめて生命の源である血液が全身を循環することが可能となるのです。

Chapter 4では、生命維持に大切な血液を適切に全身に循環させるときに重要な3つの調節機能に作用する薬について説明していきます。

適切な圧力（血圧）の調節

● 高血圧とは？　血圧はどうやってきまるのか

血圧が140/90 mmHg以上の状態を高血圧治療ガイドライン（日本高血圧学会2014年度版）では「高血圧」と定義しています。血圧が高くなる原因が明確に存在していて、その病状の進行によって高血圧となっている場合を二次性高血圧と呼びます。二次性高血圧には、褐色細胞腫、腎血管性高血圧、原発性アルドステロン症、クッシング症候群などがあります。このように原因が明らかな高血圧は、高血圧全体のわずか1割以下にとどまります。

一方、はっきりとした原因が不明の一次性高血圧（本態性高血圧）は90％以上に及び、血圧を調節する機構の失調によるものと考えられています。高血圧はさまざまな要因が相互に関連することで生じていると考えられており、Irvine H. Pageは「モザイク説」による高血圧の発症を提唱しました（**図4－1**）。

血圧は以下の因子によって決定されます。

血圧＝心拍出量×末梢血管抵抗

さらに細かく考えると、心拍出量は心臓からの1回拍出量と心拍数によって決まります。

心拍出量＝1回拍出量×心拍数

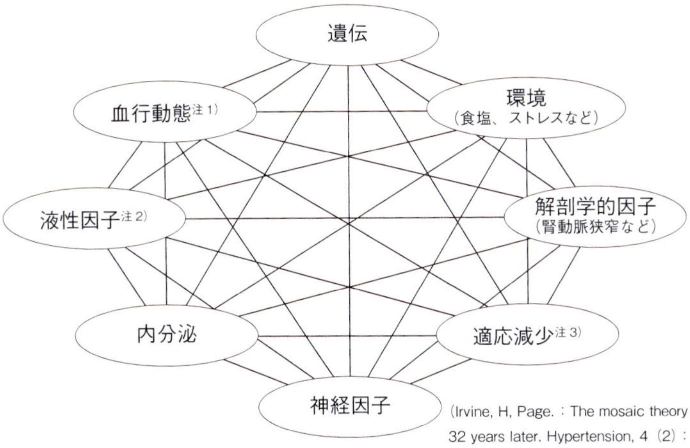

(Irvine, H, Page. : The mosaic theory 32 years later. Hypertension, 4 (2) : p.177, 1982.)

注1) 血行動態（血液量、粘度、心拍出量、腎内血行動態など）
注2) 液性因子（さまざまな血管収縮性あるいは拡張性の因子）
注3) 適応減少（細胞膜ポンプを介する NA^+、CA^{2+} などの調節）

図４－１　モザイク説

１回拍出量が増加すれば全体の心拍出量は増え、１回拍出量が一定であっても心拍数が増加すれば、全体の心拍出量は増えることになります。心拍出量を血管の中を流れている血液全体の量を表す「循環血液量」に置き換えてイメージすると、一回の心臓の収縮で押し出される血液量（一回拍出量）と、それが１分間にどれだけの回数繰り返されるか（心拍数）によって、全身を流れる血液の様子（心拍出量＝循環血液量）を理解しやすくなるかもしれません。

一方で、血圧を決定する因子の後半である末梢血管抵抗は、血液が流れる血管の太さが大きく影響します。血管が拡張すれば末梢血管抵抗は小さくなります。逆に血管が収縮すれば血液が通りにくくなることから、流れる血液の量（循環血液量・心拍出量）が同じであっても、末梢血管抵抗は大きくなります。

図４－２、**図４－３**のイラストで循環血液量と末梢血管抵抗が変化した時に血圧が上がる様子がイメージできると思います。

❶ どんな薬があるの

主な降圧薬は先ほど説明した血圧の決定因子である循環血液量（心拍出量）と末梢血管抵抗の調節を作用機序としています。

・循環血液量・心拍出量の調節

・利尿薬

利尿薬によって血液中の水分が尿として排泄されると循環血液量は減少します。そのため、血圧決定の式に以下のような変化が起こり、結果として血圧低下が起こります。

血圧（↓）＝心拍出量（↓）×末梢血管抵抗

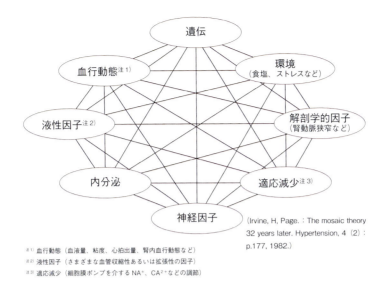

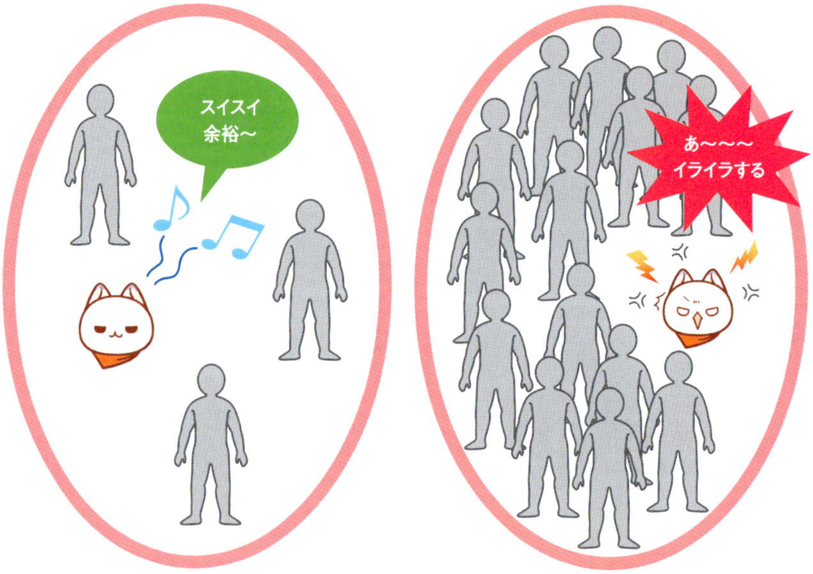

図４－２　循環血液量液量

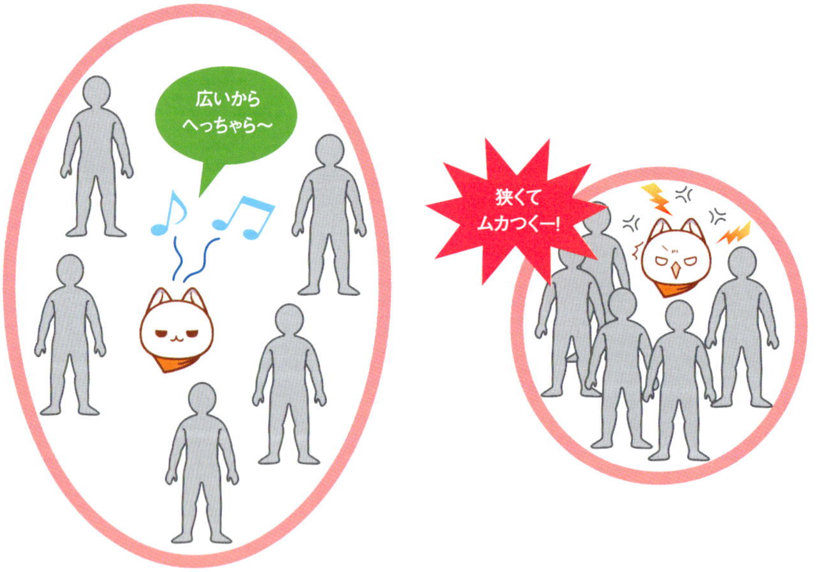

図４－３　末梢血管抵抗

この原理を逆に利用したのが、大量出血によるショックや脱水時の血圧低下に対する輸液治療です。輸液により循環血液量を増やすことで、先ほどの利尿薬とは逆の状態となります。すなわち、循環血液量（心拍出量）が増加するため、下がった血圧を回復させることができるのです。

・交感神経遮断薬（アドレナリンのβ作用阻害）

Chapter 2（末梢神経）で説明しましたが、交感神経の興奮によって心臓に多く存在しているアドレナリンのβ１受容体が刺激を受けると心機能が亢進します。心機能亢進は、心臓の収縮力を強めるため、１回拍出量が増えることになります。加えて、心拍数も増加することから、血圧の上昇につながります。このβ作用を阻害するβ遮断薬（β-ブロッカー）は、交感神経の興奮を抑制するため、1回拍出量と心拍数の両方を減少させることによって、血圧低下につながります。

降圧薬としてβ-ブロッカーが用いられることがありますが、気管支喘息を合併している患者さんには絶対に使用してはなりません（禁忌）。β-ブロッカーの投与は、心臓に多く分布しているβ1受容体を阻害し血圧低下効果を得るとともに、気管支に多く分布しているβ2受容体も同時に阻害してしまいます。気管支のβ2受容体は、刺激を受けることによって気管支を拡張します。逆にβ-ブロッカーの投与により、気管支の収縮を起こすため、気管支喘息を悪化させる危険があるため絶対禁忌となっています。

コラム

ショックのときのアドレナリン投与

アドレナリンはα作用とβ作用の両方を有しています。β作用（β1）が心機能を亢進することを本文で説明しました。それにより血圧を決定する因子に以下のような変化が起こります。

血圧（↑↑）＝心拍出量（↑↑）×末梢血管抵抗

心拍出量（↑↑）＝1回拍出量（↑）×心拍数（↑）

同時にα受容体にも作用し、末梢血管の収縮を起こすため、血圧決定因子に

血圧（↑）＝心拍出量×末梢血管抵抗（↑）

の変化を起こします。

ショックを起こしている患者さんには、輸液処置による循環血液量を増やす処置も合わせて施されています。

ショック時の治療には、血圧決定因子に対するさまざまなアプローチにより、効果的な血圧上昇のための処置が行われていることが理解できると思います。

・末梢血管抵抗の調節

・交感神経遮断薬（アドレナリンのα作用阻害）

末梢の血管は交感神経のα1作用によって収縮し、末梢血管抵抗の上昇による血圧上昇を起こします。このα1作用を阻害することで末梢血管が拡張し、降圧効果を得ることが可能となります。

血圧（↓）＝心拍出量×末梢血管抵抗（↓）

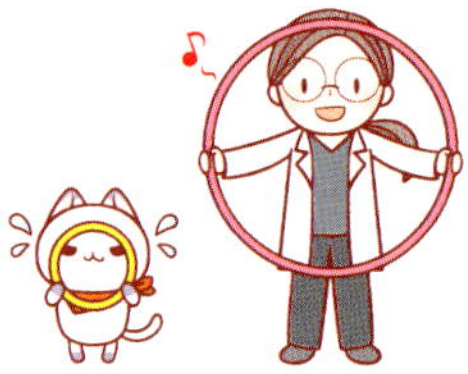

・カルシウムチャンネル阻害薬（カルシウム拮抗薬）

カルシウムイオン（Ca^{2+}）は骨格筋や平滑筋の収縮に重要な役割をもっています。筋肉細胞内のCa^{2+}濃度が上昇すると筋肉は収縮を起こします。逆に細胞内のCa^{2+}濃度が低下すると、筋肉は弛緩します。血管平滑筋は輪のような形で血管内に存在していますので、収縮することで血管の内腔（輪）が小さくなり、末梢血管抵抗の上昇による血圧上昇を起こします。逆にカルシウムチャンネル阻害薬の投与により血管平滑筋細胞内へのCa^{2+}の流入を抑制すると、細胞内のCa^{2+}濃度が低下し、血管平滑筋の弛緩（血管拡張）を起こすことで降圧効果を得ることができるのです。

・レニン－アンジオテンシン－アルドステロン系抑制薬

生体内では血圧を調節する重要な機構がいくつかありますが、血液中を流れる因子によって調節される「レニン－アンジオテンシン－アルドステロン系（RAA系）」と呼ばれるものがあります。腎臓はレニンと呼ばれるタンパクを分泌します。レニンは血液中を流れるアンジオテンシノーゲンをアンジオテンシンⅠに変化させます。

アンジオテンシンⅠには、血圧を変化させる作用はありません。アンジオテンシン変換酵素（Angiotensin Converting Enzyme；ACE）によってアンジオテンシンⅠはアンジオテンシンⅡに変換されます。このアンジオテンシンⅡには血管平滑筋を収縮させる作用があるため、末梢血管抵抗の増加により血圧が上昇します。同時にアンジオテンシンⅡは副腎からアルドステロンというホルモンを放出させます。アルドステロンは腎臓に作用し、ナトリウムの再吸収を増やすことによって血液量を増やします。この一連のRAA系の反応が進むことにより、末梢血管抵抗の上昇と循環血液量の増加が起こり、血圧が上昇します（**図4－4**）。RAA系抑制薬は、RAA系の血圧上昇に関連する種々の作用点を抑制することで降圧効果を得ています。それぞれの薬理作用を説明していきましょう。

・レニン阻害薬・レニン分泌抑制

腎臓から分泌されたレニンを阻害してRAA系の比較的上流部分で一連の反応の流れを阻害します。代表的なレニン阻害薬としてアリスキレンがあります。また、アドレナリンβ阻害薬（β-ブロッカー）はレニン分泌を抑制するため、RAA系の抑制効果を示します。

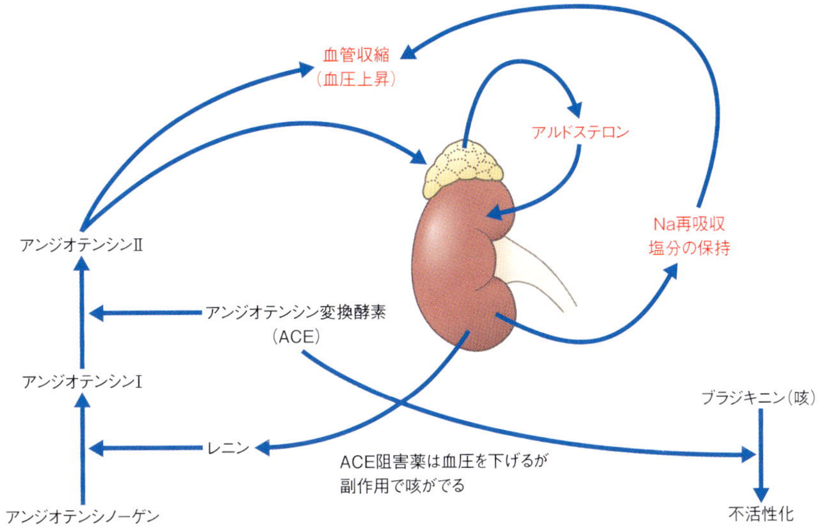

図 4－4　RAA系による血圧調節

・ACE阻害薬

ACE阻害薬により、アンジオテンシンⅠから血圧上昇作用もつアンギオテンシンⅡへの変換が阻害されるため降圧効果が得られます。加えて、アンギオテンシンⅡの生成を阻害することで、その後のアルドストロンの分泌を抑えることも可能になります。この２つの効果によって、より効果的に降圧効果を獲得するのがACE阻害薬です。

一方で、ACEは咳を惹起するブラジキニンという生体内物質を不活性化させる働きも同時にもっています。降圧薬としてACE阻害薬を投与するとこのブラジキニンを不活性化させる反応も抑えてしまうことになるため、体内に咳を起こさせるブラジキニンが蓄積することになります。ACE阻害薬の副作用として咳の副作用が発現するのはこういった理由によるものなのです。

・アンギオテンシンⅡ受容体遮断薬（ARB）

アンギオテンシンⅡによる末梢血管の収縮作用や副腎からのアルドステロンの放出を抑制します。作用としてはACE阻害薬によるアンギオテンシンⅡの生成阻害と同じ流れになりますが、ブラジキニンの不活性化を阻害しないので咳の副作用発現がありません。RAA系のなかでACE阻害薬とARBには催奇形性の副作用がありますので、妊婦への投与は絶対禁忌です。

・抗アルドステロン薬

原発性アルドステロン症は、アルドステロンの異常高値を示すとともに、高血圧を発現する二次性高血圧の１つです。RAA系の最終生成物のアルドステロンは、ナトリウムの再吸収を増加させることによる血液量の増加を起こすため、血圧の上昇の一因となり得るものです。抗アルドステロン薬は、ナトリウムの再吸収を抑制するとともに、水の再吸収も抑えることから利尿作用による降圧薬として用いられています。

・その他の降圧薬（中枢作用性降圧薬）

・α2受容体作動薬

クロニジンは延髄の孤束核のα2受容体を刺激して中枢神経からの交感神経の興奮を抑制し血圧を下げる効果を発現します。また、αメチルドパはメチルノルアドレナリンに変換されると、同様にα2受容体を刺激し、中枢神経におけるアドレナリン神経の出力（興奮）を減少させることにより血圧低下を起こします。これらの作用機序は、Chapter 2（末梢神経）でも説明しましたが、神経伝達物質としてシナプス間隙に放出されたノルアドレナリンの一部が、神経終末の細胞膜上にあるα2受容体に結合し、このα2受容体の刺激により神経終末からシナプス小胞内の神経伝達物質の放出を抑制することにより交感神経の神経伝達は抑制されることになり血圧低下が起こるためです（Chapter 2 **図2-12**を参照）。

これまで説明した降圧薬を**表4-1**にまとめます。

表4-1　降圧薬の種類①

作用機序		薬物名
循環血液量・心拍出量の調節：血圧（↓）＝心拍出量（↓）×末梢血管抵抗		
利尿薬	サイアザイド系利尿薬	ヒドロクロロチアジド
		クロルタリドン
	ループ系利尿薬	フロセミド
		トラセミド
		ブメタミド
	カリウム保持系利尿薬	スピロノラクトン
	(抗アルドステロン)	エプレレノン
交感神経抑制薬		
	α/β受容体遮断薬	ラベタロール、カルベジロール
	選択的β1受容体遮断薬	アテノロール
		メトプロロール
		エスモロール
	非選択性β受容体遮断薬	プロプラノロール
		ナドロール

表 4－1　降圧薬の種類②

作用機序		薬物名
末梢血管抵抗の調節：血圧（↓）＝心拍出量×末梢血管抵抗（↓）		
カルシウム拮抗薬	ジヒドロピリジン系	ニフェジピン、ニカルジピン、フェロジピン
		アムロジピン、アゼルニジピン、
		ベニジピン、マニジピン、ニソルジピン
		イスラジピン、その他
	非ジヒドロピリジン系	ジルチアゼム
RAA系抑制薬	レニン阻害薬	アリスキレン
	ACE阻害薬	エナラプリル、リシノプリル、イミダプリル
		キナプリル、ベナゼプリル、その他
	アンギオテンシンⅡ受容体遮断薬	オルメサルタン、カンデサルタン、
		ロサルタン、テルミサルタン、
		バルサルタン、その他
	抗アルドステロン	スピロノラクトン、エプレレノン
交感神経抑制薬	α１受容体遮断薬	プラゾシン、テラゾシン、ドキサゾシン
その他：中枢作用性降圧薬		
	α２受容体遮断薬	クロニジン、メチルドパ

看護についてのワンポイント

高血圧治療の目的は、心血管系や腎臓への合併症の予防や死亡率の減少です。ところが、基本的に高血圧自体は症状がないため、高血圧治療では患者のアドヒランス（服薬遵守率）が低い場合があります。高血圧への治療は、長期間継続する場合がほとんどであることから、アドヒランスを維持することが重要です。「調子がいいから薬をやめた・減らした」、あるいは「朝の服薬を忘れたので夕方の分と一緒に飲んだ」など、自己判断での服薬変更は大変危険です。患者さんが正しく服薬できるような看護ケア（服薬方法のアドバイスなど）が重要になります。

また、服薬に伴う副作用発現を早期に見出すことが重要です。高血圧症に罹患している患者さんは比較的年齢も高いことから、合併症の治療のために併用薬が多くなる可能性があります。併用薬との組合せによっては、薬物代謝酵素が重複することから、併用薬によって代謝を阻害された薬物は想定以上に血中濃度が上昇する危険性もあります（Chapter 1 の薬物相互作用を参照）。

特に他の診療科や他院で新たに投薬を受けた場合などは、これまでと異なる症状の発現の有無に気づくことがとても大切です。来院した患者さんからよく話を聞き、他院にかかったなどの情報はもちろんのこと、「最近サプリメントを飲みはじめた」などの何気ない生活上の変化に関する情報も重要なキーワードになる可能性があります。

加えて、モザイク説で提唱されているように、血圧が高くなる要因には環境因子があげられています。ストレスや食事、体重、睡眠状況など、生活に関連する要因が高血圧の原因になり得ます。これらはなかなか医師には話しにくいことなどがありますので、患者さんの身近の医療者である看護師による問診や相談でのやり取りのなかで、原因を見つけたり悪い影響を軽減することが可能です。高血圧のような長期に及ぶものの自覚症状に乏しく、患者さんが治療を少々“軽く”考えがちな疾患においては、看護師さんは普段から話しやすい対象であることが一番重要なことなのかもしれません。

心臓が十分な機能を発揮するため（心不全）

心不全とは？　ポンプ機能は心臓の重要な仕事

全身に血液を送り出す心臓のポンプとしての機能が十分に発揮されるには、力強い心収縮により十分な圧で血液を送り出すことが重要です。一方で、ポンプというものは液体を「送り出す」働きとともに「吸い上げる」ことも重要な働きとなります。心臓の収縮力が弱くなる「収縮機能不全」が起こると、十分な血液を全身に送り出すことができなくなります。また、拡張する能力が弱くなる「拡張機能不全」が起きると、心臓のポンプとして重要な機能の1つである血液を心臓に戻す（吸い上げる）ことが十分にできなくなります。

解剖学で学んだように、心臓は左右2つの部屋に分かれています。左心室は血液（動脈血）を全身に送り出す仕事をするとともに、ガス交換を完了した血液を肺から左心房・左心室に吸い上げる（戻す）ことも重要な仕事です。

一方、右心室も肺に静脈血を送り出すとともに、全身から血液を心臓に戻す仕事がしっかりとできなければいけません。これらの左右の心臓の重要な機能がうまく働かないとさまざまな症状が発現します。それが心不全です。そして心不全には左右のどちらの循環動態の機能不全が起こっているかによって、左心不全、右心不全とそれぞれ症状が異なります（**図4－5**）。

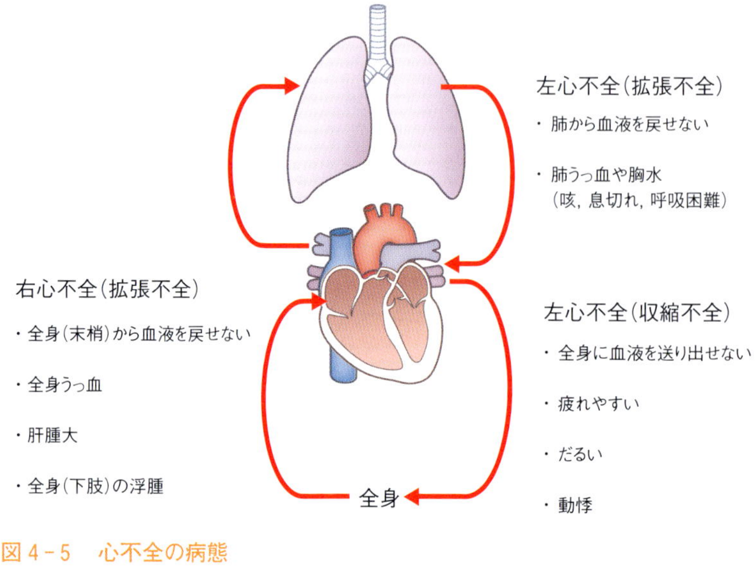

図4－5　心不全の病態

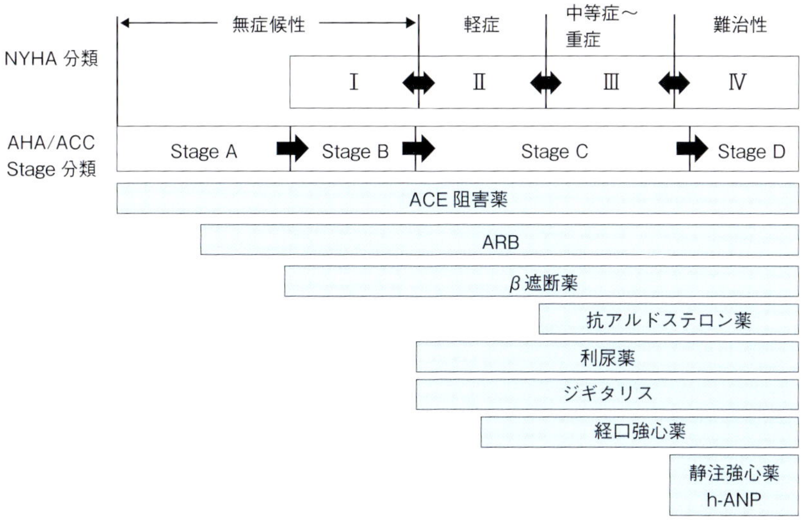

図 4－6　心不全治療
(「循環器病の診断と治療に関するガイドライン（2009年度合同研究班報告）：慢性心不全治療ガイドライン（2010年改訂版）。p.23「心不全の重症度からみた薬物治療指針」)

表 4－2　心不全の重症度分類

NYHA（New York Heart Association）分類
Ⅰ度：心疾患はあるが身体活動に制限はない。
　　日常的な身体活動では著しい疲労、動悸、呼吸困難あるいは狭心痛を生じない。
Ⅱ度：軽度の身体活動の制限がある。安静時には無症状。
　　日常的な身体活動で疲労、動悸、呼吸困難あるいは狭心痛を生じる。
Ⅲ度：高度な身体活動の制限がある。安静時には無症状。
　　日常的な身体活動以下の労作で疲労、動悸、呼吸困難あるいは狭心痛を生じる。
Ⅳ度：心疾患のためいかなる身体活動も制限される。
　　心不全症状や狭心痛が安静時にも存在する。
　　わずかな労作でこれらの症状は増悪する。
AHA/ACC（American Heart Association / American College of Cardiology）ステージ分類
ステージA：危険因子を有するが、心機能障害がない
ステージB：無症状の左室収縮機能不全
ステージC：症候性心不全
ステージD：治療抵抗性心不全

❶ どんな薬があるの？

心不全の治療方針は大きく分けて２つの方法が考えられます。落ちてしまった心臓の能力に応じて仕事量を減らす方法（心負荷の軽減）と、弱っている心臓の働きを薬の力で強める方法（強心薬）です。それでは、それぞれの治療方針で用いられる薬の説明をしていきましょう。

心臓の仕事量を減らす薬（心負荷の軽減）

・レニンーアンギオテンシンーアルドステロン系（RAA系）の抑制

慢性心不全に対する治療ガイドラインによると、心不全の比較的軽症の段階

（無症候性〜NYHA分類Ⅰ度、AHA/ACC分類のStage A〜B）ではアンギオテンシン変換酵素（ACE）阻害薬、ARB（アンギオテンシンⅡ受容体拮抗薬）、β遮断薬などによる治療が推奨されています（**図4－6**、**表4－2**）。

心不全によって心臓の収縮力が弱くなる（収縮機能不全）と、全身の血流が悪くなります。それに伴い腎臓の血流が低下すると先ほど降圧薬の項でも説明した「レニン」が腎臓から分泌され、レニン－アンギオテンシン－アルドステロン系（RAA系）が活性化されます。RAA系が活性化すると末梢血管が収縮します。末梢血管の収縮により心臓は細い血管に血液を送り出さなくてはならなくなるため、さらに仕事量が増えることになります。心臓より先（後ろ）の部分において仕事量（負荷）が増えるこの状況を「後負荷の増加」といいます。

RAA系活性化の起点となるレニンの分泌はβ遮断薬により抑制することができます。加えてレニンによってアンギオテンシノーゲンから変化したアンギオテンシンⅠを、血管収縮作用をもつアンギオテンシンⅡに変換するアンギオテンシン変換酵素はACE阻害薬により阻害され、さらにアンギオテンシンⅡそのものの作用もARBによって阻害されます。このようなRAA系を抑制する薬物は、心臓の後負荷を軽減することによって、収縮力が弱くなった心臓の仕事量を減らすことにつながります。

RAA系ではアンギオテンシンⅡが副腎に作用することにより、アルドステロンの分泌を促します。アルドステロンは腎臓でのナトリウムの再吸収（循環血液量の増加）などを起こすため、心臓にとってはさらに仕事量が増えることになります。ACE阻害薬やARBは、このような循環血液量の増加を抑えるという点からも、心臓の仕事量を減らすことに寄与しています。

・利尿薬

慢性心不全に対する治療ガイドラインでは、心不全の重症度がさらに進行すると利尿薬や抗アルドステロン薬の使用が推奨されています。

利尿薬は血液中の水分を尿として体外に排泄することにより循環血液量を減らします。心臓がポンプとして押し出す“物”である“血液”が減ることによって「仕事量」が減るため心不全の治療効果を得ることにつながります。

利尿薬にはさまざまな作用機序をもつものがあります。心不全によるうっ血から生じた労作時呼吸困難（左心不全）や全身の浮腫（右室不全）等の軽減には利尿薬が最も有効です。

心不全の治療ではループ利尿薬を基本に、サイアザイド系利尿薬も用いられます。利尿薬は低カリウム血症，低マグネシウム血症などの電解質異常を起こす場合があり、心不全による収縮力を増強する薬物（強心薬）のジギタリスを併用している場合には、ジギタリス中毒を誘発しやすいことや、ジギタリスによって重篤な心室性不整脈を誘発される危険性が高いため、電解質の異常（特に血清カリウムの低下）が発生しないように注意が必要です。

RAA系の薬物で説明した抗アルドステロン薬は、カリウム保持性の利尿薬としての作用を併せもつことから、ガイドラインでも使用が推奨されています。また、トルバプタンなどのバゾプレシン阻害薬は、電解質の排泄を伴わない純粋な水利尿（水分のみの排泄亢進）を促進するため電解質異常を起こしにくく心不全治療では汎用されています。
　詳しい利尿薬の作用機序はChapter 9（水・電解質）で説明します。

以前は、β遮断薬は心不全の患者さんには使ってはいけないと言われていたんだよ

そうなの！？

β遮断薬には心機能抑制作用があるから、心臓の機能が余計に下がってしまうから危険と思われていたんだ

じゃあ、心不全はどうやって治療していたの？

弱っている心臓を「休ませる」という発想ではなく、薬の力で“さらに”「働かせる」ことを主眼においた治療だったんだよ

それじゃいつか心臓がだめになっちゃう

そうだね、だから1980年代から行われたいくつかの経口強心薬の大規模臨床試験でよくない結果が多く報告されたため、いまでもアメリカでは経口強心薬の使用はあまり推奨されていないようなんだ

日本では？

ガイドラインでは中等度以上の症例に、強心薬のひとつであるジギタリスの使用が推奨されているんだ。では引き続いて強心薬の説明をしよう

心臓にしっかり働いてもらおう。ケケケケ

・心臓の働きを高める薬（強心薬）

　心不全の治療において心臓の収縮力を高める強心薬は、主に急性心不全や慢性心不全の急性増悪の際に使用されますが、慢性心不全の治療ではステージD（治療抵抗性心不全）での使用が推奨されています。強心薬としてはβ１受容

体作動薬、ホスホジエステラーゼⅢ（PDE 3）阻害薬、ジギタリス配糖体などがあります。

・β受容体作動薬・ホスホジエステラーゼⅢ（PDE 3）阻害薬

急性心不全や慢性心不全の急性増悪では心臓のβ1受容体刺激による心機能亢進（心収縮力増加）を期待して、カテコールアミンのドブタミンの静脈投与や、経口強心薬としてβ1受容体作動薬のデノパミンやドカルパミンが使用されます。また、心筋細胞内でセカンドメッセンジャーとして働くサイクリックAMP（cAMP）の分解酵素であるホスホジエステラーゼ（PDE 3）を阻害するミルリノン、アムリノン、オルプリノン、ピモベンダン、ベスナリノンなども経口投与可能な強心薬です。

これらの薬物の作用機序は、ともに細胞内のcAMP濃度を増加させることで細胞内Ca^{2+}濃度を最終的に増加させます。細胞内のCa^{2+}濃度は筋肉の収縮に重要で、濃度が増えることで心筋細胞は収縮力が増します。心筋細胞の収縮力の増加は心臓のポンプ機能の改善をもたらすので、心不全の回復効果が得られるのです（**図 4－7**）。

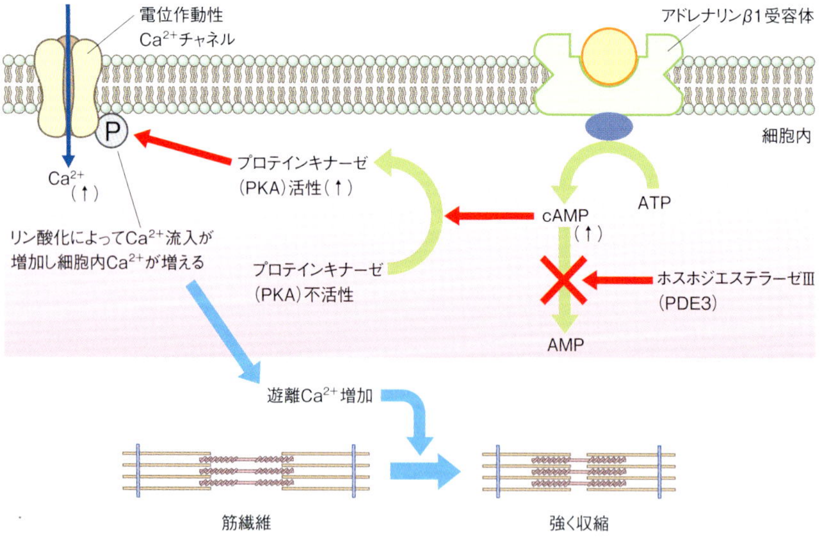

図 4－7　PDE 3 の作用機序

・ジギタリス配糖体

ジギタリス配糖体の1つであるジゴキシンは、古くから強心薬として用いられてきた心不全の治療薬です。心筋細胞にはNa^{+}とK^{+}を細胞膜の内外で交換するポンプがあります。そのポンプはNa^{+}/K^{+}ATPアーゼという酵素がATPを分解して得られたエネルギーをもとに動いています。

このポンプで汲み出すNa^{+}は同じく細胞膜に存在するNa^{+}/Ca^{2+}交換体によって細胞内のCa^{2+}との交換によって細胞内に取り入れられています。

ジゴキシンは、このNa^{+}/K^{+}ATPアーゼを阻害します。それにより細胞内の

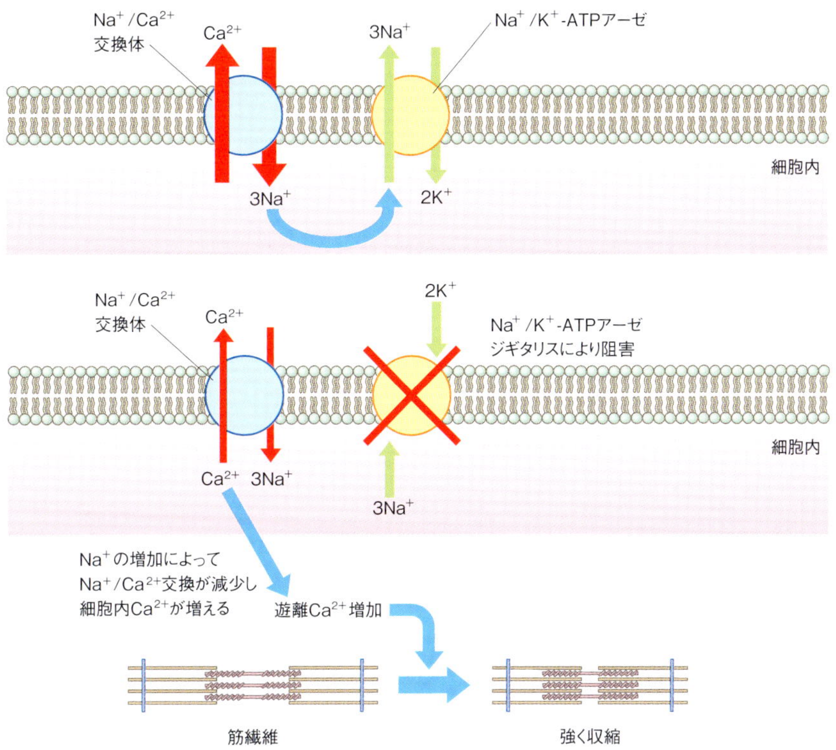

図4－8　ジギタリスの作用機序

Na^+濃度が増加するためNa^+/Ca^{2+}交換体によってCa^{2+}との交換で細胞外からNa^+を取り込んでくる必要がなくなります。すると細胞内では交換の必要がなくなったCa^{2+}の濃度が増えることになります。

細胞内のCa^{2+}濃度の増加により、β受容体作動薬・ホスホジエステラーゼⅢ（PDE 3）阻害薬と同様に心筋細胞の収縮力が増加し、心臓のポンプ機能が改善します（**図4－8**）。

・その他の心不全治療薬

心房は心房性ナトリウム利尿ペプチド（atrial natriuretic peptide；ANP）という生理活性をもつペプチドを生合成しています。ANPは必要に応じて血液中に分泌され、末梢血管の拡張や腎臓で利尿作用を発現します。これらのANPの作用は、末梢血管抵抗を下げることによる後負荷の軽減や利尿による血液量の減少により、心臓の仕事量（負荷量）を下げることにつながります。

カルペリチドはANPの腎血管の拡張により緩徐な利尿作用と血管拡張による後負荷の軽減の両方の薬理作用をもった心不全治療薬で、急性心不全の治療薬として使われています。

ここまで説明した心不全治療に用いる主な薬物を表にまとめます（**表4－3**）。

看護についてのワンポイント

急性心不全や慢性心不全の急性増悪の場合には、病院内での集中的な治療が行われますが、心不全症状がある程度軽症に落ち着いている場合は、経口薬な

表 4－3① 心不全に用いる薬物（その 1）

心臓の仕事量を減らす薬（心負荷の軽減）	薬物名
レニン－アンギオテンシン－アルドステロン系（RAA系）の抑制	
アンギオテンシン変換酵素（ACE）阻害薬	エナラプリル、リシノプリル、イミダプリル
	キナプリル、ベナゼプリル、その他
ARB（アンギオテンシンⅡ受容体拮抗薬）	オルメサルタン、カンデサルタン、
	ロサルタン、テルミサルタン、
	バルサルタン、その他
抗アルドステロン薬（カリウム保持性利尿薬）	スピロノラクトン
	エプレレノン
β遮断薬	カルベジロール
	ビソプロロール
利尿薬	
ループ系	フロセミド、ブメタニド、ピレタニド、アゾセミド
	トラセミド、エタクリン酸
サイアザイド系	ヒドロクロロチアジド、トリクロルメチアジド
	ヒドロフルメチアジド、その他
カリウム保持性利尿薬	スピロノラクトン、トリアムテレン、カンレノ酸カリウム
バゾプレッシン阻害薬	トルバプタン
その他（ナトリウム利尿ペプチド）	
	カルペリチド

表 4－3② 心不全に用いる薬物（その 2）

心臓の働きを高める薬（強心薬）	薬物名
β受容体作動薬	
	ドブタミン
	デノパミン
	ドカルパミン
ホスホジエステラーゼⅢ（PDE 3）阻害薬	
	ミルリノン
	アムリノン
	オルプリノン
	ピモベンダン
	ベスナリノン
ジギタリス配糖体	
	ジゴキシン、デスラノシド、プロシラリジン、その他

どによる治療が行われます。

薬の服用や症状の観察は、患者さん本人や家族の管理に任されることから、来院されたときに症状などの変化の有無を注意深く聞くことが重要です。心不全の治療に用いられる薬（ジギタリスなど）には、治療域（有効血中濃度の幅）が狭いものがあるため、中毒症状の発現をできるだけ早く見つけることが重要になります。また、多くの心不全患者では高血圧、不整脈や高脂血症などの合併症を有している場合が多く、薬物相互作用による薬の作用の変化（作用の増強や副作用の発現）に注意が必要です。自己判断による薬物の急な中断は重度の副作用の発現の危険があるので最も危険です。そのため、服薬の管理・指導は最も重要な事項となります。さらに日常生活の中で自己管理も適切に病勢をコントロールするためには重要なことですので、医師から指示されている運動・食事や社会活動性の制限などが正しく守られているか確認することが重要です。

規則正しいリズムを維持するため（不整脈）

心臓がポンプとして十分に働くためには、心室の拡張により心臓の内腔に十分な量の血液が蓄えられて、引き続いて起こる心収縮により無駄なく血液が全身に送り出される「一連の動き」が「スムーズ」に行われなくてはなりません。その際、正しい「リズム」が重要になってきます。

心臓の洞結節のペースメーカー細胞から生じた心収縮の刺激が、洞結節→心房→房室結節→ヒス束→左右の脚・プルキンエ繊維を経由し、最終的に伝わった心室において心筋細胞が同時に収縮します（**図 4－9**）。

1 洞房結節:右心房の上大静脈近くにある収縮、弛緩のリズムを作り出すペースメーカ。ここからの興奮発生の頻度が心拍数を決める

↓

2 房室結節:房室間の中隔にある。洞房結節からの興奮は心房の壁を伝わって房室結節へと伝わり、ヒス束へ

↓

3 ヒス束:房室結節からの刺激は、ヒス束を介して心室へと広がる

↓

4 右脚・左脚:ヒス束を通った刺激は、右左の脚に分かれ心尖部へと進む

↓

5 プルキンエ線維:左右の脚の刺激はさらにプルキンエ線維の網に伝わり、左右の心室を収縮させる

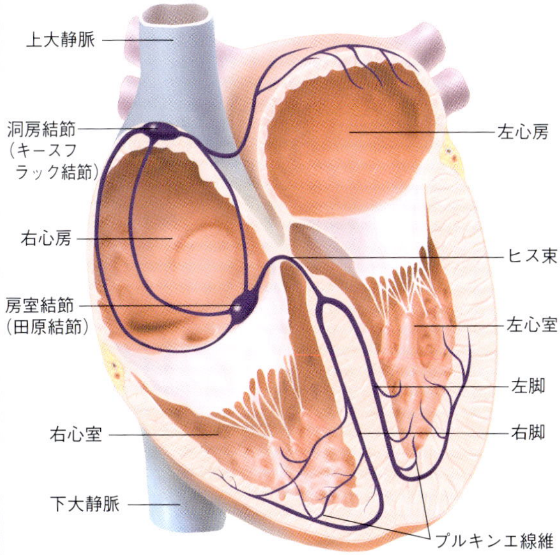

図 4－9　刺激伝導系

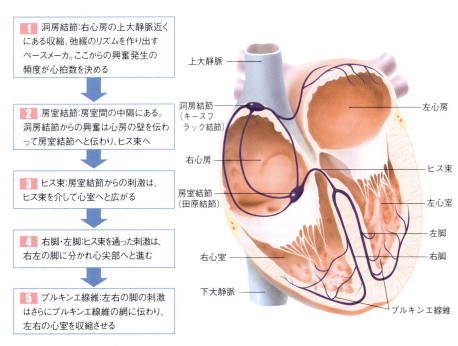

不整脈とは、心臓の収縮のリズムが乱れることにより、適切に血液が拍出できないため、必要な血流が維持できなかったり、不規則な心収縮のリズムによる血流の乱れが血管内に血栓を形成する（心房細動）などの不具合が生じる状態です。

❶ 不整脈はなぜ起きるの？

不整脈は大きく分けて２種類あります。１つ目は心拍の数が異常となっているもの。これには心拍数が１分間に100回を越える頻脈性不整脈と60回を下回る徐脈性不整脈があります。頻脈性の不整脈は、何らかの異常が洞結節に生じたため、心収縮の電気刺激が異常に早く作られることや、心収縮刺激の伝達に異常経路（副伝導路など）ができたため、同じところを旋回してしまう（リエントリーの発生）などが原因で発生します。

一方、徐脈性の不整脈は、刺激伝導系の機能の低下により洞結節での収縮の刺激が作られなくなったり、伝導障害のために正しく刺激が心室まで伝わらないために起こる不整脈です。伝導障害の場合には、脈が飛ぶなどの心拍のリズムの異常として自覚する場合があります。

２つ目は心拍のリズムの異常です。伝導障害のための脈の欠落や本来刺激が発生しない部位（異所性）からの刺激の発生によるリズム異常（期外収縮）などが起こります。

❷ どんな治療があるの？

異常な伝導経路や異所性刺激発生による不整脈はリエントリー部分や刺激発生部位をカテーテルで焼き切る治療（アブレーション）や外科的心臓手術による治療を行なう場合が多く、また重度の徐脈性の不整脈に対してはペースメーカー治療が行なわれます。

一方、不整脈に対する薬物治療は、心臓の収縮に大きく関与しているNa、K、Caイオンの動きを調節することで成り立っています。心筋プルキンエ細胞に収縮の刺激が伝わると、細胞外から急速なNa^+の流入により脱分極が発生します（０相）。その後、K^+が細胞内から流出が始まり再分極が始まります（１相）。その後しばらくはCa^{2+}の流入が同時に起こるため、K^+と陽イオンの流れが釣合うようになり脱分極が維持されます（２相：プラトー期）。最終的に大きなK^+の流出が生じると一気に再分極が進み（３相）、細胞の電位は収縮前の状態に戻ります。心筋細胞ではNa^+/K^+-ATPアーゼ（Na^+/K^+ポンプ）により再び細胞外にNa^+が多く、細胞内にK^+が多い状態に戻り、次の収縮の刺激が伝達されるのを待ちます（**図４-10**）。

この一連の流れの中の不応期では、新たに収縮刺激が来ても反応しません（不応答）。抗不整脈薬はこれらのイオンチャンネルの働きを調節し、不応期の長さを延長することで不適切なタイミングで伝わってきた収縮刺激に反応（不整な収縮）をしないようにするのが作用機序となっています。

・Naチャンネル遮断薬

Naチャンネル遮断薬は、Na^+の急速流入によって発生する脱分極を抑えることによって、全体の不応期を延長させます（**図４-11**）。

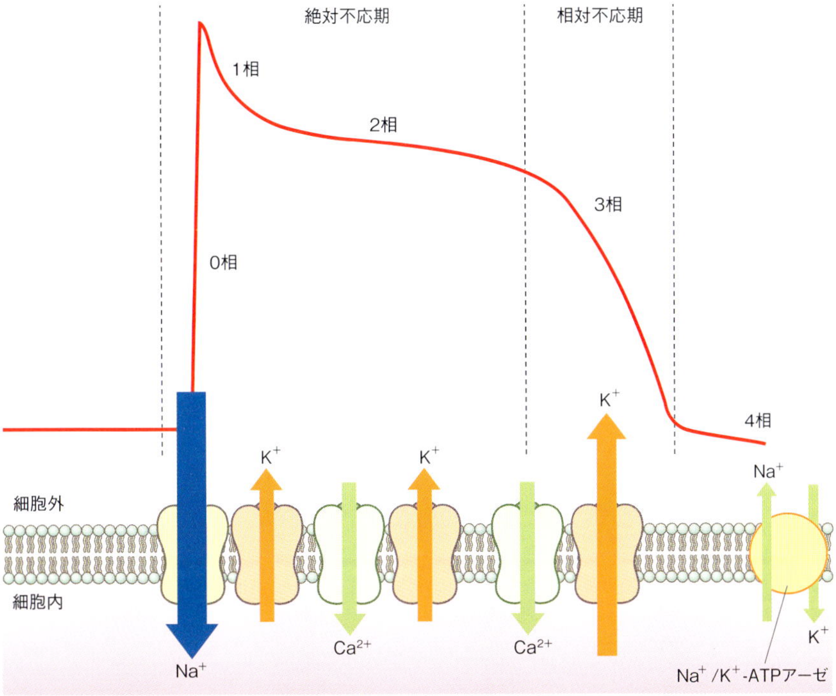

図 4 -10　心筋細胞の活動電位

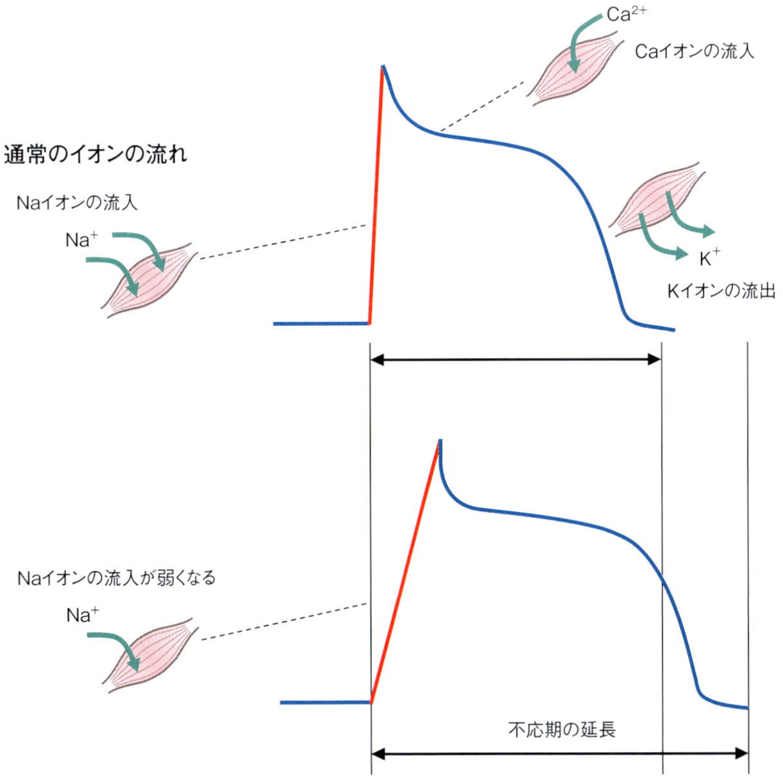

図 4 -11　Naチャンネル遮断薬の作用機序

・Kチャンネル遮断薬

一方、Kチャンネル遮断薬は、2～3相におけるK^{+}の流出による再分極を遅延させることによって、全体の不応期を延長させます（図4－12）。

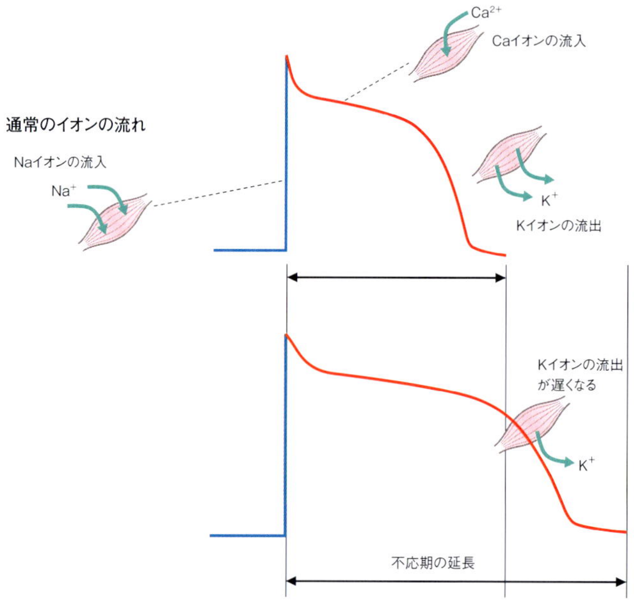

図4－12　Kチャンネル遮断薬の作用機序

・Caチャンネル遮断薬

洞結節では心収縮の刺激が生じるため、洞結節での活動電位の発生頻度が心拍数を決定します。洞結節や房室結節では、活動電位発生のために結節の細胞内に急速に流入するイオンはCa^{2+}となっています。そのためCa^{2+}チャンネル遮断薬により活動電位発生時のCa^{2+}の流入が抑制されると、活動電位の立ち上がりに時間がかかるようになります。

また、K^{+}の流出により再分極したあとは、緩やかなCa^{2+}の流入が起こり、徐々に細胞の電位はプラスに上がっていきます。細胞の電位が閾値に到達すると、大量のCa^{2+}の流入が再び生じるオーバーシュート（脱分極）が生じ、心臓内の刺激伝導系に収縮の刺激が伝わっていきます。この緩やかなCa^{2+}の流入もCa^{2+}チャンネル遮断薬により抑制されると、閾値への到達時間が長くなります。その結果、洞結節の活動電位の発生頻度、すなわち心拍数が減少します。加えて、同様にCa^{2+}により活動電位が発生する房室結節でも、収縮刺激の伝導が抑制されます。頻脈性不整脈の治療にCa^{2+}チャンネル遮断薬が用いられるのは、このような作用機序によるものです（図4－13）。

・β受容体遮断薬

強心薬の項ではβ受容体刺激薬の作用機序で細胞内のcAMPを増加させることにより、Caチャンネルを介した細胞内へのCa^{2+}流入を増加させる流れを説

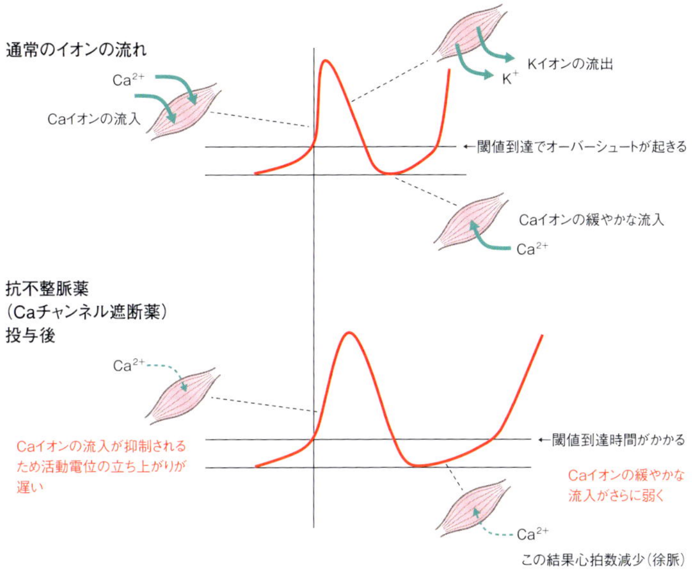

図4－13　Caチャンネル遮断薬の作用機序

明しました。β受容体遮断薬は、β刺激によるCa^{2+}流入を抑制するため、Caチャンネル遮断薬と同様に洞結節の自動性の抑制（活動電位の発生頻度減少）と房室結節での伝導抑制が起こります。ソタロールはβ受容体遮断薬ですが、Kチャンネル抑制作用が強いため、抗不整脈の分類ではKチャンネル抑制薬となっています。このように、抗不整脈薬は複数のイオンチャンネルへの作用を有しているため、最近ではVaughan Williams分類とともにイオンチャンネルや受容体に対する薬理作用による分類（Sicilian Gambit分類）が使われています（**表4－4**）。

表4－4　VW分類と主な治療薬

抗不整脈薬の分類（Vaughan Williams）			
Ⅰ群	Na^{+}チャンネル遮断薬	Ⅰa	プロカインアミド
			キニジン
		Ⅰb	リドカイン
			メキシレチン
		Ⅰc	フレカイニド
			ピルジカイニド
Ⅱ群	β受容体遮断薬		プロプラノロール
			メトプロロール
			アテノロール
			ビソプロロール
Ⅲ群	K^{+}チャンネル遮断薬		アミオダロン
			ソタロール
			ドロネダロン
Ⅳ群	Ca^{2+}チャンネル遮断薬		ベラパミル
			ジルチアゼム

心筋梗塞や狭心症で何で胸が痛くなるかはわかる？

心臓を栄養している血管が詰まったり細くなったりして、心筋が虚血になって栄養や酸素が足りなくなるからです

そうだね。カテーテルでの治療が主流だけど、薬物治療でできることは心臓を栄養している血管（冠動脈）を広げてあげることと、心臓の仕事量を減らしてあげること。どこかで聞いた話じゃないかな？

高血圧で出てきたCaチャンネル遮断薬の血管拡張と、心不全で教わったβ遮断薬の心機能抑制ですね

正解！　あとはニトロ製剤（硝酸薬）でも冠動脈は拡張してくれるんだよ。ところで、ニトロ剤はなんで舌下投与なのかわかるかな？　Chapter 1 の初回通過効果を復習しておこうね

あ～～、またはじめから出直し！？　薬理って本当に全部がつながっていて大変！！

看護についてのワンポイント

不整脈治療薬は治療域が狭いものが多く、その薬自体が新たな不整脈を起こしてしまう催不整脈作用があります。新たに発生する不整脈には、軽度のものから致死的な心室性の不整脈まであるため、副作用の発現には十分な注意が必要です。ここでも重要なことは、医師の指示どおりに服薬をすることと、副作用発現をできる限り初期の段階で見つけることです。

別の薬が処方された場合には、薬物代謝酵素の阻害などにより想定外に高い血中濃度になってしまう「薬物相互作用」の発現に気をつけなくてはなりません。

特に注意したいのが、自己判断でサプリメントなどをはじめることです。サプリメントや健康補助食品は、薬局で手軽に購入できることから、患者さんに薬への影響があると思われにくいようです。そのため比較的軽い気持ちで使用する患者さんが多くいます。ところが、そのようなものにも医薬品と相互作用を起こす危険性がないとは言い切れません。使用する前や使用後に体調の変化があった場合にすぐに相談するように、患者さんにはあらかじめ伝えておくことが重要です。

Chapter

5

呼吸器

空気の通り道の調節

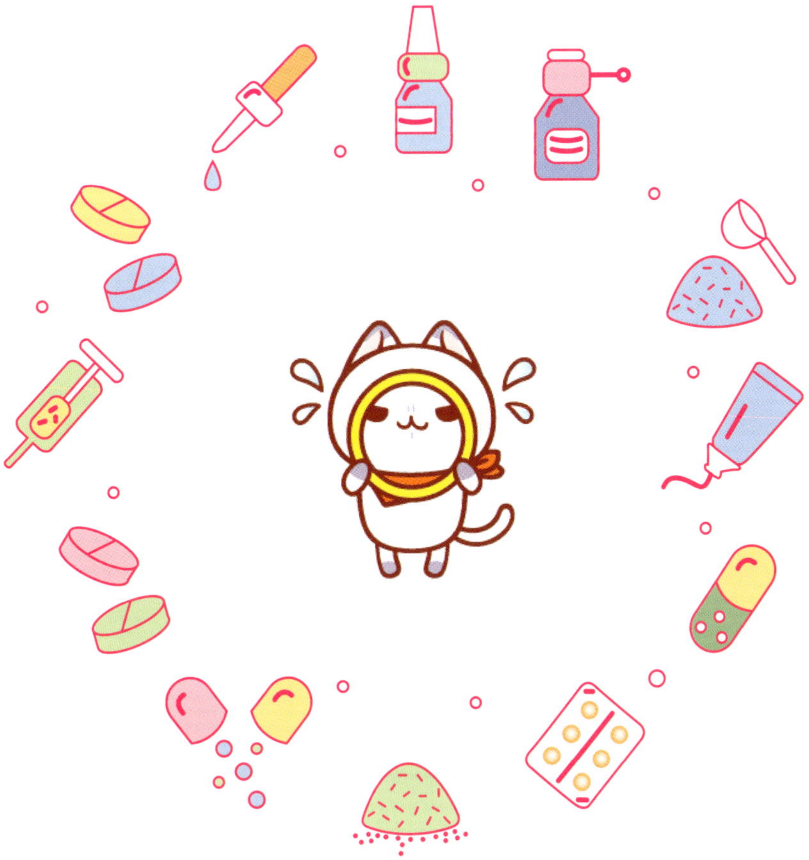

Chapter 5 呼吸器
空気の通り道の調節

咳・痰

咳や痰は、気道に入りこんだ異物を体外へ排出するための防御反応の１つです。異物を粘度の高い粘液で包み込んだものが痰で、それを外に吹き飛ばす反応が咳です。咳は風邪以外にも、気管支喘息や肺炎、肺うっ血などさまざまな病気で起こります。

ごほごほ…

のりちゃん、風邪かな？

そうなんです。風邪をひいたようで、咳が一日中ひどくて。ごほごほ…　咳止めのお薬、もらえませんか？

咳は身体の防衛反応だから、むやみに抑えるのはよくないよ

えー！　ごほごほ…　夜も咳で目が覚めてよく眠れないし、腹筋も痛いのに。ごほっ…

それはつらいね。咳は１回で２kcal消費するそうだよ。咳が出る原因はいろいろあるから、病院でしっかり調べてもらおうね

はい、先生。あとで病院行ってきます。ごほごほ…

体力がない高齢者などでは、体力消耗を抑えるために鎮咳薬が処方されることもあるよ

そうなんですねー。じゃあ、私はまだ咳止めをもらわなくても大丈夫かな

のりちゃん、まだまだ若いな。ムフフ

異物除去のしくみ

身体の中には、外気中の異物を除去するためのしくみがあります。鼻腔から侵入した異物は、まず鼻毛で大きな異物を濾過し、くしゃみや粘液分泌（鼻水）や繊毛運動によって排除します。たいていの異物はここまでの過程で除去できますが、残念ながら除去できずに身体の奥に侵入した異物を除去するしくみが咳や痰です。

気道は分泌腺からの粘液で潤っています。外部から異物が侵入すると、気道粘膜を覆う分泌液が異物を包み込み、粘液に包まれた異物は痰として繊毛というベルトコンベアにのって、食道、咽頭を経由して口まで移動します。口まで異物が移動してくる間に、上皮細胞が刺激されると咳を出すよう脳から命令が出ます。気道内の痰は、咳によっても体外に出されます（**図5－1**）。

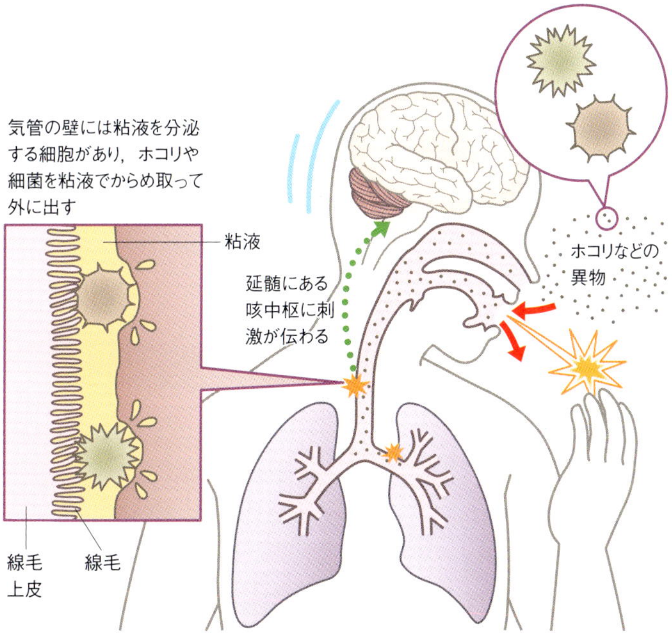

図5－1　咳が出るメカニズム

咳の治療薬

咳の原因となる咳反射を抑制することにより咳を鎮めます。鎮咳薬は主に痰がからんでいない乾いた咳（乾性咳）に用いられ、大きくは3種類に分類されます（**図5－2**）。

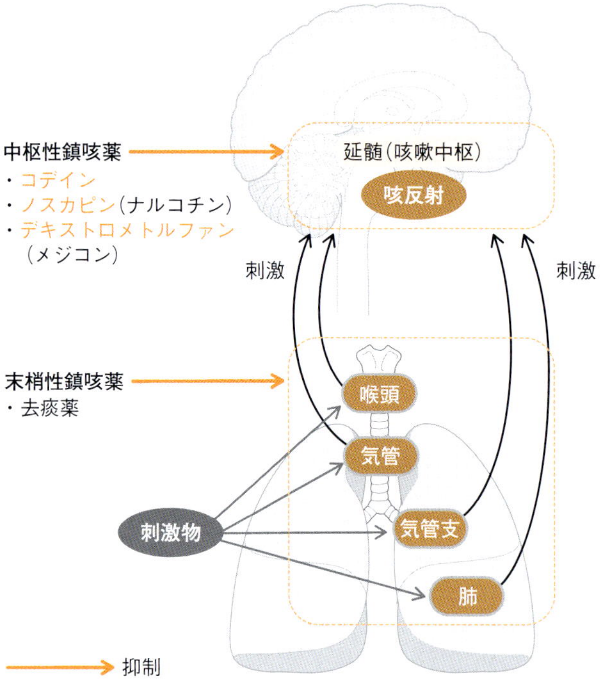

図５－２　咳反射と鎮咳薬の作用点

（橋本信也：ナースのための薬の知識．p.70、照林社、1988より改変）

❶ 中枢性鎮咳薬

・麻薬性中枢性鎮咳薬

麻薬性鎮咳薬の代表にはコデインやジヒドロコデインなどがあります。これらの薬は延髄にある咳中枢を抑制することで、鎮咳作用を発揮します。麻薬性鎮咳薬は依存性があります。麻薬成分として１％以下のコデイン、１％以下のジヒドロコデインまたはこれらの塩類のみを含有するものを家庭麻薬といいます。麻薬および向精神薬取締法の規制を受けず、ドラッグストアなどで一般市販薬（OTC薬）として購入できます。濃度が薄いとはいえ、もともとは麻薬ですから、乱用すれば依存性が出現します。副作用に便秘、悪心、眠気があります。

・非麻薬性中枢性鎮咳薬

代表的な薬剤にノスカピン、デキストロメトルファンがあります。鎮咳作用は麻薬性中枢性鎮咳薬と同程度ですが、前述の麻薬性鎮咳薬と異なり依存性はありません。

❷ 末梢性鎮咳薬

代表的な薬剤にベンゾナテートがあります。肺の膨張を感知して呼吸中枢に伝達する肺の進展受容器に作用して、咳を鎮めます。

痰の治療薬

痰が出る原因（病気）によって、色や性状に特徴があります。ねばねばの黄色～黄緑色の痰は細菌感染症で、さらさらの水っぽい痰は気管支喘息や肺水腫でみられます。

痰の主成分の90％は水分とされています。その中に加えてムチンという糖タンパク質も含まれています。このムチンは粘り気のある物質であり、増加するとドロドロの状態となり、分泌物が固まりやすくなることで痰の粘性が高まります。ムチンは気道の炎症によって増加します。痰そのものは有害物質ではありませんが、粘性が高まり粘り気が増えて気道に痰がたまってしまうと、呼吸困難などを引き起こしたり感染症のリスクも高めたりします。痰を吐き出すのを容易にするために去痰薬を使用します。

去痰薬は４つの種類に分類されます。

❶ 気道粘液溶解剤

代表的薬剤として、アセチルシステインがあります。痰の主成分であるムチンの糖とタンパク質を分断・分解することで痰を出しやすくします。

❷ 気道粘液修復薬

代表的な薬剤として、カルボシステインがあります。気道における異常な分泌を修復し、粘液の比率を正常化させることでムチンの増加を抑え、痰を排出しやすい状態にします。

❸ 粘膜潤滑薬

代表的な薬剤として、アンブロキソールがあります。肺表面活性物質の分泌を増やし、気道粘膜の潤滑作用をスムーズにすることで、気道に痰を付きにくくし、痰のすべりをよくします。

❹ 気道分泌促進薬

代表的な薬剤として、ブロムヘキシンがあります。気道の分泌液生成を促し、痰を薄めることで粘り気を弱めます。

気管支喘息の治療薬

気管支喘息は、空気の通り道である気道に炎症が続き、さまざまな刺激によって発作的に気道が狭くなることを繰り返す病気です。日本での喘息の罹患率は成人も小児もおよそ10％といわれています。気管支喘息の原因の多くはダニやハウスダスト、カビなどですが、原因が特定できないこともあります。

喘息の症状は発作的な咳が特徴です。ゼーゼー、ヒューヒューという音を伴って息苦しくなる喘息発作が夜間や早朝に出現します（**図5－3**）。

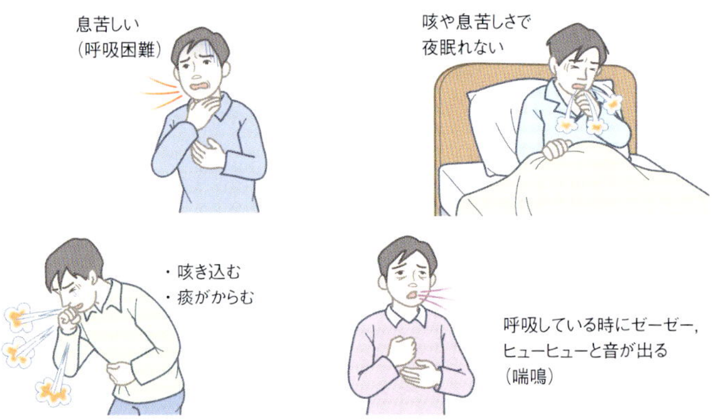

図５－３　喘息発作時の症状

症状がなくても、気道の炎症は続いています。炎症が続けばいずれまた発作が起こり、学校や会社を休みがちになり、日常・社会生活に影響が出ます。繰り返し炎症を起こすことによって、炎症が長期間続くと気道が固く狭くなり元に戻らなくなりますので、治療によって症状を抑えることが難しくなります（**図５－４**）。

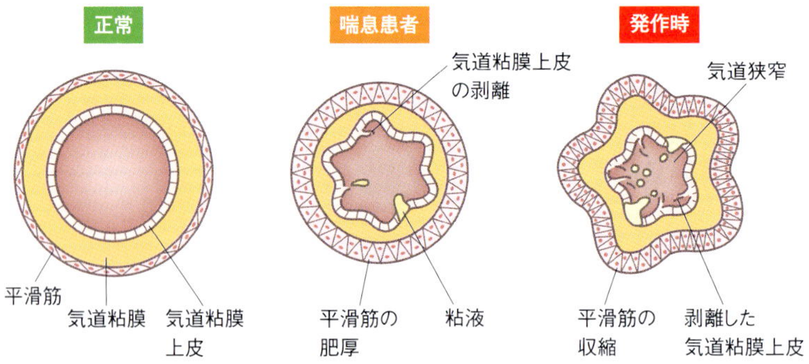

図５－４　気管支喘息発作時の気道の状態

（吉尾隆編：visual core pharma 薬物治療学、第７版、p320、南山堂、2018、より）

気管支喘息の治療は、①発作を起こさないようにする予防薬（コントローラー）と、②発作が起きた時に使用する発作治療薬（リリーバー）に大別されます。また、薬物治療に加えて、患者さんへの生活指導がとても重要です。アレルギーのある患者さんにはアレルゲンを避けるよう指導するほか、喫煙者には禁煙を指導しましょう。

❶ 発作予防薬（コントローラー）

日頃から炎症をおさえる薬を使って発作を予防します。喘息の重症度に応じてその量を調整したり、他の薬を追加したりします。喘息発作がないときにも予防薬をしっかり使うことが大切です。

・副腎皮質ホルモン薬の吸入

喘息治療の第一選択薬です。少量で気管支に作用し、全身の副作用が少なく直接気道に作用するため、内服薬と比較して即効性が期待できます。
副作用：アナフィラキシー、口腔および呼吸器カンジダ症、嗄声

口の中に、なんか白いぶつぶつがついていますね…

よく気が付いたね！　看護師になっても、口の中もわすれずに観察してね

この白いのなんですか？

これが口腔カンジダの所見だよ

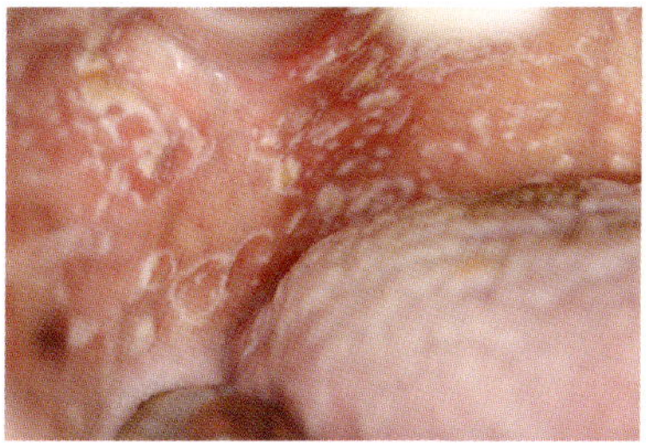
（昭和大学歯科病院より提供）

へぇ！　初めて見ました！

吸入ステロイド薬を使用した後は患者さんにうがいをするように指導しようね。口腔内に残った薬を取り除くことで、口腔カンジダの予防ができるよ

簡単なことで予防できるんですね！　うがい忘れずに指導します！

ごろごろー

・長時間作用型β_2刺激薬の吸入

気道平滑筋に存在するβ_2受容体に作用し、気管支平滑筋を弛緩させることにより、気管支を広げ呼吸をしやすくします。β_2受容体への選択性が高いので、心臓での副作用が起こりにくいと言われています。

β刺激薬って心臓にも効果がありそうですよね。

のりちゃん、自律神経のところで勉強したよね。β受容体にはβ_1受容体とβ_2受容体があるよ

気道にはβ_2受容体があるんでしたね？

そのとおり！　気管支喘息に使うβ刺激薬はβ_2受容体によく作用するから、心臓のβ_1受容体への作用が少ないよ

…とはいっても影響がまったくないわけではないんですね

心臓のβ_1受容体にもわずかだけど作用するので、心悸亢進や頻脈が起こることがあるから、注意が必要だね

喘息の患者さんって、副腎皮質ホルモン薬と長時間作用型β_2刺激薬の２つの吸入薬を使うのはめんどうですね

最近では、吸入ステロイド薬とβ_2刺激薬配合剤が一緒になった合剤が治療の主流になっているんだよ

すーはー、すーはー…１回の吸入で両方の薬の効果が得られるなんて、一石二鳥だね。わたしはネコだけど

患者の利便性向上とアドヒアランス向上役立っているんだよ

・ロイコトリエン受容体拮抗薬

気管支喘息の主な原因はアレルギー反応によるものです。アレルギー反応を引き起こす物質のひとつにロイコトリエンがあります。ロイコトリエンは気管支を収縮させます。ロイコトリエン受容体拮抗薬はロイコトリエン受容体に作

用しロイコトリエンの作用を阻害することで気管支を拡張します。気管支喘息発作を予防するために、発作がなくても内服します。

ロイコトリエンにはアレルギー性鼻炎を引き起こす作用もあります。このため、ロイコトリエン受容体拮抗薬は、アレルギー性鼻炎の治療薬としても使われます。副作用が比較的少ないので、小児にも適応があります。

代表的な薬剤

プランルカスト（オノン®）、モンテルカスト（キプレス®、シングレア®）

・長時間作用型抗コリン薬の吸入

近年、新しく喘息治療の適応をもった薬剤です。ステロイド薬、長時間作用型β_2受容体刺激薬、長時間作用型抗コリン薬の３剤合剤の吸入薬の開発も進んでいます。

抗コリン薬は気管支において、神経伝達物質のアセチルコリンが、アセチルコリン受容体に結合することを阻害する（抗コリン作用）ことによって、気管支を拡張します。

抗コリン薬の副作用である、口渇、消化不良のほか、泌尿器症状（排尿困難など）があらわれる場合があります。前立腺肥大などによる排尿障害のある患者さんへは使用してはいけません。また、眼にも作用し、眼圧が上昇することがありますので緑内障の患者にも使用できません。

代表的な薬剤

チオトロピウム（スピリーバ®）、グリコピロニウム（シーブリ®）

・テオフィリン

気管支拡張作用によって、気管支喘息の症状を改善します。テオフィリンは気管支におけるPDE（ホスホジエステラーゼ）を阻害し、気管支平滑筋を弛緩させるcAMP濃度を上昇させることによって、気管支拡張作用を示します。

内服薬のほかに注射薬もあり、気管支喘息の長期管理だけでなく、発作時の治療にも使用することがあります。テオフィリンは気管支を拡張させる作用のほか、抗炎症作用や中枢神経刺激作用など多くの薬理作用があります。しかし、治療に必要な血中濃度とテオフィリン中毒を起こす血中濃度が近い（安全域が狭い）ため、適切な服薬管理が必要となります。

代表的な薬剤

テオフィリン徐放錠（テオドール®、テオロング®、ユニフィル®）

❷ 発作治療薬（リリーバー）

発作が起こったら、即効性のある気管支拡張薬を吸入します。発作治療薬を繰り返し使用しても、症状が改善しなければ速やかに医療機関の受診を勧めましょう。テオフィリン（アミノフィリン）の点滴静注、短時間作用型抗コリン薬の吸入も必要に応じて行います。

① 短時間作用型β_2刺激薬の吸入

② 副腎皮質ホルモン薬の全身投与（点滴静注または内服）

③ β_2刺激薬（アドレナリン）の皮下注射

④ 酸素投与

代表的な薬剤

・短時間作用型β2刺激薬

サルブタモール（ベネトリン®、サルタノール®）、プロカテロール（メプチン®）

・副腎皮質ホルモン薬

プレドニゾロン（プレドニン®）、メチルプレドニゾロン（ソルメドロール®、メドロール®）、テキサメタゾン（デカドロン®）

喘息に使用する吸入薬はさまざまなデバイスがあります。患者さんの特徴に合わせて、吸入法が選択できるよう同じ成分の薬が複数の吸入器で発売されていることがあります。**図5－6**は一例です。

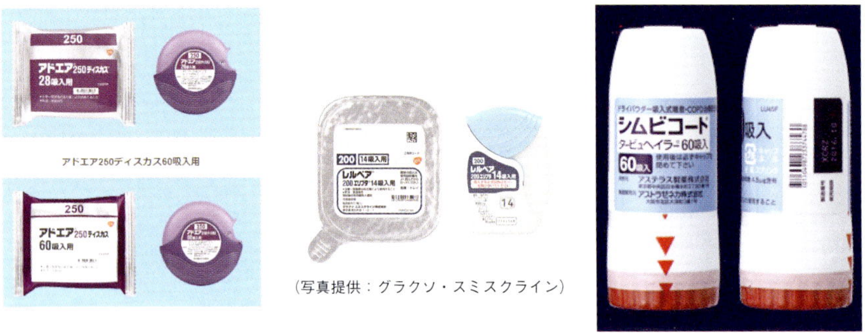

（写真提供：グラクソ・スミスクライン）

（写真提供：アストラゼネカ）

図5－6　喘息治療に用いる薬

コラム

オマリズマブ（抗IgE抗体）

既存の治療薬でも治すことのできない気管支喘息患者に対して使用します。これまで説明してきたように、気管支喘息はアレルギー疾患の1つです。気管支喘息の患者さんの身体の中ではアレルギーを引き起こす物質（IgE）が大量につくられています。IgEを阻害すればアレルギー症状を抑えることができます。IgEに結合して、IgEの作用をブロックする役割をもつのがオマリズマブです。

Chapter

6

消化器

美味しく食べて栄養をちゃんと吸収するための調節

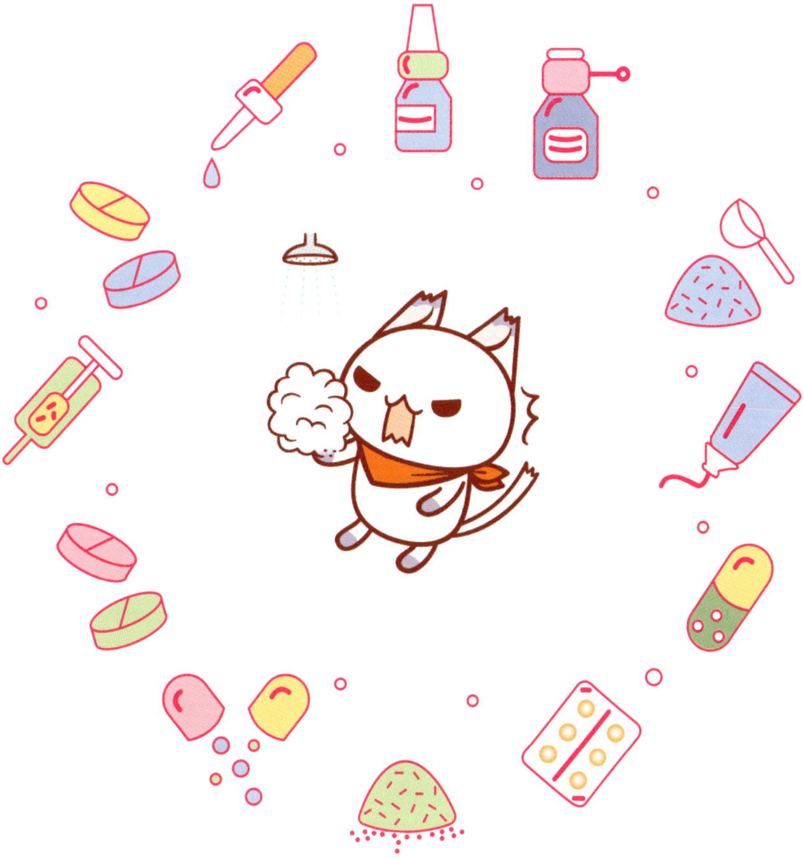

Chapter 6 消化器
美味しく食べて栄養をちゃんと吸収するための調節

おなかが痛い、吐気がする、下痢をした、胃が痛い……。体調が悪いときにわかりやすい症状が発現するのが消化器系です。私たちが健康的な生活を送るためには、先ほどあげたような不快な症状が発現しないことはもちろんですが、美味しく食べた食事が適切に消化されて吸収されることが重要です。

食べたものが適切に消化されるためには、胃で適切な量の胃酸が分泌され消化されることが重要です。そして引き続き小腸で消化をされたのち、栄養分や水分が十分に吸収されるためには、食物が適切なスピードで腸管内を進んでいくことが重要となります。この調節がうまくいかないと、さまざまな消化器症状を引き起こし、美味しく食事が摂れないばかりか、栄養や水分吸収にも悪い影響が出てきます。

本Chapterでは、食物の消化・吸収が適切に行われるために重要な胃酸分泌、腸管運動の調節作用について説明し、主な消化器疾患・症状に対する治療薬の説明をしていきます。

胃の中では攻撃と防御が常に戦っている

❶ 消化性潰瘍とは？

食べたものが胃で消化されることはよく知っていると思います。胃壁に存在するさまざまな種類の細胞の中で、「主細胞」と呼ばれる細胞からは「ペプシノーゲン」という物質が分泌されます。このペプシノーゲンは、同じく胃壁に存在する「壁細胞」から分泌された胃酸（HCl：塩酸）によってつくり出されたpH1.0〜2.5という非常に酸度の強い環境の中で、ペプシンというタンパク分解酵素に活性化されます。このペプシンが食べ物の中に含まれるタンパク質を分解しています。

一方で、胃そのものもタンパク（粘膜と筋肉）でできていますので、強い胃酸やタンパク分解酵素のペプシンによって消化されてしまいます。それを防いでいるのが胃の内側の表面を覆っている粘液です。この粘液も胃壁の細胞が分泌をしています。

苛酷な胃内の環境から胃粘膜を守る十分な量の胃粘液を産生するには、胃の粘膜細胞が元気でなければなりません。そのため、十分な血流と栄養分が粘膜細胞に供給されて胃粘膜細胞が活性化するとともに強い抵抗力をもつことが重要です。これらの状況はすべて消化性潰瘍に対する防御因子として機能しています。

胃壁を守る胃粘液は、アルコールの摂取によってはがされてしまいます。また、非ステロイド性消炎鎮痛薬（NSAIDs）は、血管拡張作用をもつプロスタグランジンの生成を抑制するため（Chapter 8を参照）、胃壁の血管は収縮し、血流が少なくなります。その結果、胃粘膜の細胞は十分な血流が得られなくなり活性と抵抗力が下がってしまいます。喫煙も胃内の血管を収縮させるため、同じ現象（血流低下とそれに伴う活性・抵抗力の低下）を引き起こします。

この結果、胃壁をペプシンや胃酸が攻撃（消化）し始めることになり、胃粘膜の炎症（びらん）や胃潰瘍が起こる原因となります。胃の中では常にこれらの防御因子と攻撃因子が戦っていて、**図6－1**にあるように攻撃因子側の影響が強く(重たく)なると、胃潰瘍発生に因子のバランスが傾くことになります。

現代社会はとても多くの不安やストレスがあります。不安やストレスは攻撃因子の影響を強める方向に働くため、胃潰瘍発生の方向に傾きが強まることになるのです。

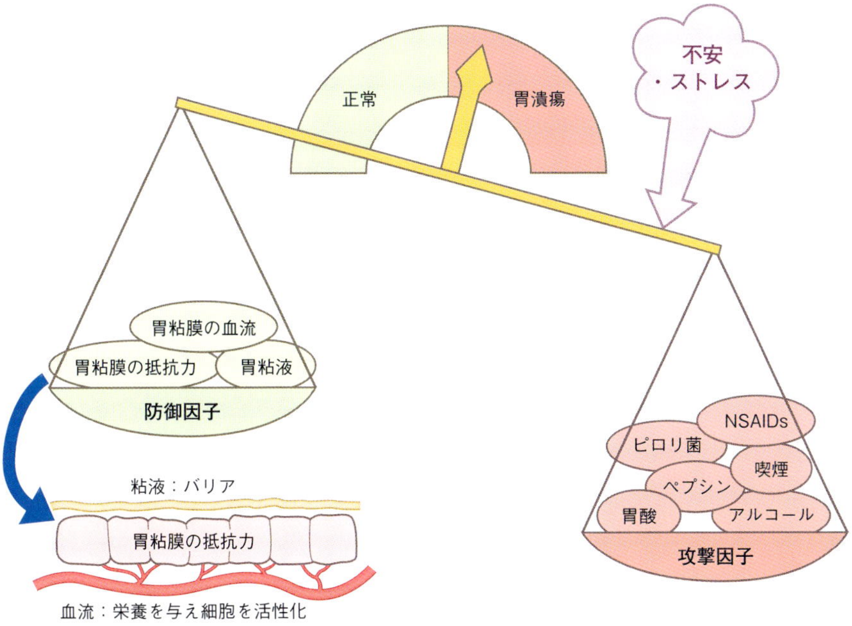

図6－1　攻撃因子と防御因子のバランス

❷ どんな治療があるの？

・攻撃因子を弱める

消化性潰瘍の治療戦略の１つは、攻撃因子を弱めることです。胃の中に分泌される胃酸(HCl：塩酸)はさまざまな生体刺激により壁細胞から分泌されます。

壁細胞で胃酸分泌に関与している生体内物質にはアセチルコリン、ヒスタミン、ガストリンがあります。アセチルコリンは自律神経の１つである副交感神経の神経伝達物質で、副交感神経系の刺激を胃に伝えます。ヒスタミンはアレルギー症状の発現などで重要な生体内に分泌される生理活性物質（オータコイド）です。アレルギー症状の発現にはヒスタミンのH１受容体が重要ですが、胃酸の分泌にはH２受容体の刺激が関与しています。ガストリンは胃の幽門部から十二指腸・膵臓に存在しているG細胞から内分泌されるホルモンです。これらの物質が壁細胞に存在するアセチルコリンのムスカリン受容体（M３受容体）、ヒスタミンのH２受容体、ガストリンのG受容体にそれぞれ結合すると、細胞内のシグナルが活性化され、最終的に壁細胞のプロトンポンプ（H^+/K^+ ATPase）により胃の内腔にプロトン（水素イオン）がHCl（胃酸）として分泌されます（**図６－２**）。

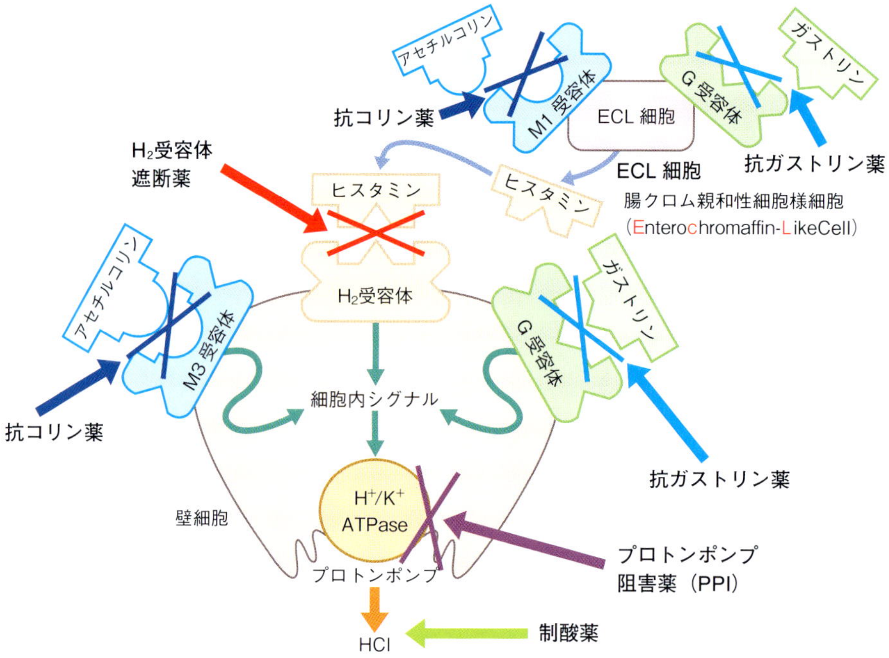

図６－２　胃酸分泌の機序と胃潰瘍治療薬の作用機序

一方、胃粘膜細胞の一部にはECL細胞（腸クロム親和性細胞様細胞；Enterochromaffin-Like Cells）と呼ばれる細胞が存在します。このECL細胞は、アセチルコリンやガストリンの受容体をもっています。アセチルコリンやガストリンがECL細胞上のM１受容体やG受容体に結合すると、ECL細胞はヒスタミンを分泌します。そのヒスタミンは壁細胞のヒスタミンH２受容体を刺激することで、胃酸の分泌がさらに促されます。

消化性潰瘍の治療戦略で「攻撃因子を弱める」ためには、これらの生体内物質による壁細胞への刺激を阻害することです。それぞれの受容体阻害薬は、すべて胃酸分泌刺激の抑制に働くため、消化性潰瘍治療薬として使われています（**表６－１**）。

ガストリンは胃の壁細胞に働いて胃酸分泌を増やすとともに、主細胞からのペプシノーゲン分泌も促します。ペプシノーゲンは胃酸によってタンパク分解酵素であるペプシンになるため、ガストリンの働きを抑えることは２つの攻撃因子（胃酸とペプシン）を弱めることにつながります。抗ペプシン薬は胃の中でペプシン結合して不活性化することで胃粘膜への攻撃力を弱めます。

消化性潰瘍や胃酸の食道への逆流によって胸やけなど症状が現れる胃食道逆

表６－１　攻撃因子抑制（消化性潰瘍治療薬）

作用機序	主な薬物
ヒスタミンH２受容体拮抗薬	
	シメチジン
	ファモチジン
	ラニチジン
	ニザチジン、ほか
抗コリン薬	
M３受容体拮抗薬	臭化ブチルスコポラミン：鎮痙作用（胃痙攣が主）
	チキジウム臭化物：鎮痙作用（胃痙攣が主）
	プロパンテリン
	ロートエキス（一般用医薬品：OTCの胃薬に含有）
M１受容体拮抗薬	ピレンゼピン
抗ガストリン薬	
	プログルミド
	セクレチン
抗ペプシン薬	
	スクラルファート
	エカベトナトリウム
プロトンポンプ阻害薬	
	オメプラゾール
	エソメプラゾール
	ランソプラゾール
	ラベプラゾール、他
カリウムイオン競合型アシッドブロッカー（P-CAB）	
	ボノプラザン

流症（Gastro Esophageal Reflux Disease；GERD）の治療にはプロトンポンプ阻害薬が非常に有効です。プロトンポンプ阻害薬は究極の攻撃因子抑制薬です。先ほど説明したように、胃酸を分泌する壁細胞には複数の異なる受容体があるため、１つの受容体を阻害しても他の受容体刺激を介することにより胃酸分泌が起こります。プロトンポンプは胃酸分泌に関わる全ての受容体シグナルが収束するところです。そのため、胃酸を分泌するポンプを直接抑制することが最も効果的な胃酸分泌の抑制につながるため、現在最もよく使われている消化性潰瘍薬となっています。

攻撃因子を弱める戦略として胃酸（塩酸）そのものに働く薬があります。制酸剤は化学的な反応により分泌された胃酸（HCl）を中和し、酸性度を下げることで攻撃因子の抑制を行なうものです（**表６－２**）。

表６－２　攻撃因子の抑制（制酸剤）

作用機序	主な薬物
制酸剤	
	マグネシウム製剤（ケイ酸Mg、酸化Mg、水酸化Mgほか）
	アルミニウム製剤（ケイ酸Al、水酸化Al、ほか）
	Mg-Al合剤（水酸化Mg-水酸化Al合剤）、ほか

新しい薬を開発する社会的なニーズにはいくつか理由があるんだ。治療薬が全くない疾患はもちろんだけど、すでに薬がある疾患領域でも、よりよいものが求められているんだよ

消化性潰瘍の治療薬でもそういった薬があるの？

うん。かなり昔だけど、胃潰瘍の治療のために胃酸分泌刺激に関与している迷走神経を外科的に切除するなんて時代もあったんだ。だから強力に胃酸分泌を抑制するヒスタミンH２受容体阻害薬（H２阻害薬）が発見されたときはすごい薬ができたと思われたのだけど、副作用や休薬したときの大きなリバウンドを考えて、さらによいものが求められたんだ

え〜〜、人の要求ってきりがないな〜

そうだね、でもそれが医学の発展には大事なことだよね。それで胃潰瘍の治療ではもっといい薬を！ってことで発明されたのがPPIなんだ

PPIには大きな問題となる副作用もないし、最も効率的な胃酸分泌抑制だから胃潰瘍の治療としてはこれで完成ですね

ところがPPIには悩ましい点があるんだ

まだ欲張るの〜！？

Chapter１でも勉強したように、PPIは遺伝多型のあるCYP２C19という酵素で代謝されるので、人によって効果の強さや持続時間が違うんだ。そのためPPIを使ったピロリ除菌の成功率に個人差が出てしまっているんだよ

CYP２C19の遺伝多型、覚えています。日本人の20％が代謝するための酵素をもっていないんですよね

そう！ちゃんと覚えていたんだ。偉い偉い！！

えっへん！！

PPIを併用するピロリ除菌の場合、酵素欠損者ではPPIの代謝が遅いため、薬が長く効いてくれるのでむしろ除菌は成功しやすくて、逆に酵素保有者にPPIの増量が必要になったりして投与量の調整が難しいようなんだ

ふ〜ん、だったらCYP 2 C19で代謝されない薬を使えば？

すごいね、のりちゃん！　そのとり！！　製薬会社は効率的に壁細胞のプロトンポンプを阻害するけどCYP 2 C19で代謝を受けない薬を開発したんだよ

私ってすごい！　製薬会社の社長さんになれちゃうかも！！

さらにその薬は、代謝酵素の問題解決に加えて、これまでのPPIの弱点だった作用発現までに時間がかかることも解決したんだ

いいことだらけなのね

本来PPIではK^+とH^+を交換してH^+（プロトン）を胃内腔に分泌するポンプそのものの働きを抑えていたのだけど、今度はカリウムイオンの動きを止めて交換されないようにすることで替わりに出していたH^+（プロトン）が分泌されないようにしたんだ。それが新しいタイプのPPI(カリウムイオン競合型アシッドブロッカー）のボノプラザンという薬だよ

新薬の開発って人類の永遠のテーマなんですね

そうだね。よし、この教科書で薬の話がすべて終わったあとの最後のChapterでは、新薬の開発について解説してあげよう

新しい薬の開発か〜。かっこいい、楽しみにしています！

コラム

添付文書をよく読もう

ニューキノロン抗菌薬とMgやAlを含有する制酸剤を同時に服用すると、“キレート”という化学的構造を形成してしまいます。このキレート構造は非常に結合力が強いため、抗菌薬は再び元の分子構造に戻ることができません。また、複数の抗菌薬の分子が結合しているキレート構造は分子量が非常に大きくなるため、小腸で吸収することができなくなってしまいます。せっかく投与した抗菌薬も、吸収されなくては治療効果が期待できません。

そのため、ニューキノロン抗菌薬の添付文書には制酸剤を併用する場合には一定時間を“開けて”から服用するように注意が書かれています。例えばレボフロキサシン（クラビット錠®）の場合は「本剤投与1～2時間後に投与する」と書かれています。クラビットとマグネシウムやアルミニウムを含有している制酸剤を同時に服用すると、クラビットのみの場合に比べて血中濃度が低くなっていることがわかります。このような吸収過程での薬物相互作用を起こさないためには、添付文書の指示に従って正しく併用のタイミングを守ることが重要です（図6-3）。

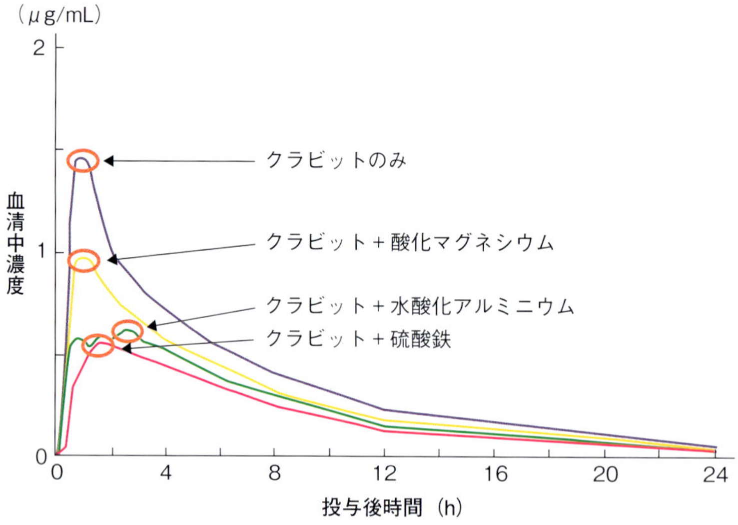

（柴孝也他：Antimecrobial Agents and Chemotherapy. 36（10）：2270、1992.）

図6-3　クラビットの薬物相互作用

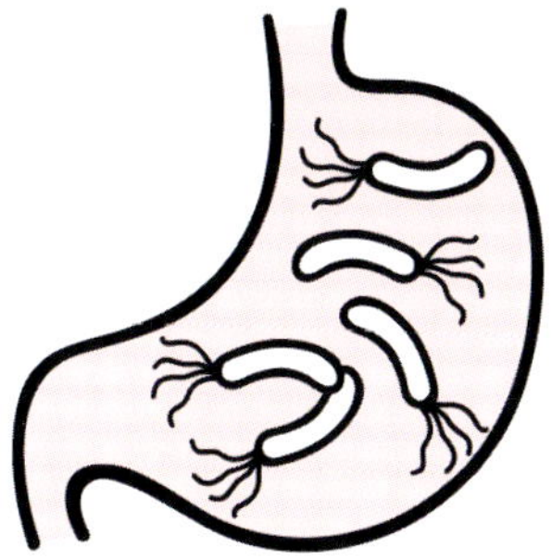

図６－４　ヘリコバクター・ピロリ

・ヘリコバクター・ピロリの除菌

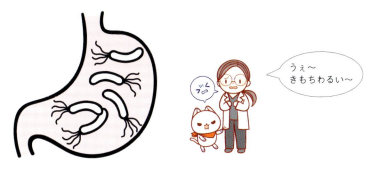

はじめに説明した攻撃因子と防御因子のバランスの図の中で、攻撃因子の中にいわゆる「ピロリ菌」を加えました。ヘリコバクター・ピロリは自然環境では動物の胃内だけが増殖可能な場所です。そのため一度感染すると胃の中に持続的に感染し続けます。「ピロリ菌」はウレアーゼという酵素を産生します。それが胃の中の尿素と反応するとアンモニアなど直接胃粘膜を傷つける物質を産生します。さらには「ピロリ菌」に対する免疫反応のため胃粘膜に炎症が起こると、慢性的な胃炎や胃潰瘍などの原因となります。「ピロリ菌」の感染者では胃がん発生リスクが約６倍の高くなるという疫学報告を受け、1994年にWHOは「ヘリコバクター・ピロリは確実な発がん物質である」と認定しました（**図６－４**）。

「ピロリ菌」の除菌には２種類の抗菌薬（アモキシシリンとクラリスロマイシン）をプロトンポンプ阻害薬とともに投与します。抗菌薬投与にプロトンポンプ阻害薬を併用する理由は、胃酸分泌を抑制することで胃内のpHを中性に保ち、２つの抗菌薬の活性を最大限に得るためです。除菌が成功しなかった場合（一次除菌不能）には、クラリスロマイシンをメトロニダゾールに変更した二次除菌が行われます。

・防御因子を強める

本Chapterのはじめに、苛酷な胃内環境から胃を守っているのは、胃の粘膜細胞が分泌している胃粘液のバリアだと説明しました。防御因子を強めて胃潰瘍を防ぐ胃粘液を分泌する胃粘膜に頑張ってもらうことが重要です。そのため防御因子を増強する消化性潰瘍治療薬は、さまざまな作用機序によって胃粘膜細胞のバリア機能を高めています。

胃粘膜細胞から分泌される胃粘液は、胃酸や消化酵素のペプシンによる胃壁の攻撃に対するバリアとして働きます。そのため粘液分泌の促進は防御力を高めることにつながります。胃粘膜細胞の血流増加は、細胞への十分な栄養分と酸素供給をもたらし、粘膜細胞の活性化、すなわち防御因子である胃粘液の分泌増加につながります。

プロスタグランジン製剤も血流量を増加させるため、胃粘膜細胞の血流増加により防御因子を増強してくれます。プロスタグランジン製剤のさらによいところは、壁細胞に存在するプロスタグランジンE受容体を介して、攻撃因子である胃酸の分泌を抑制します。防御因子の増強のみならず攻撃因子の抑制の両面から消化性潰瘍の治療効果を発揮してくれます。

両面からの治療効果という点では、スクラルファートやエカベトナトリウムもそうです。この2つの薬は攻撃因子であるペプシンの活性を阻害する抗ペプシン作用と、傷ついた胃粘膜を保護する作用を併せてもっています。胃粘膜修復を促進する作用をもつゲファルナートなども潰瘍治療に併用されます（**表6-3**）。

表6-3　防御因子を増強する消化性潰瘍治療薬

作用機序	主な薬物
粘液分泌促進、粘膜血流増加	
	テプレノン（セルベックス®）
	レバミピド（ムコスタ®）
	プラウノトール（ケルナック®）
	イルソグラジン（ガスロン®）ほか
粘膜保護薬	
	スクラルファート（アルサルミン®）：抗ペプシン作用ももつ
	エカベトナトリウム（ガストローム®）：抗ペプシン作用ももつ
	ポラプレジンク（プロマック®）ほか
組織修復促進薬	
	ゲファルナート（ゲファニール®）
	L-グルタミン+アズレン合剤（マーズレン®）
	アルギン酸ナトリウム（アルロイドG®）ほか
プロスタグランジン製剤	
	ミソプロストール（サイトテック®）
	オルノプロスチル（ロノック®、アロカ®）ほか

看護についてのワンポイント

消化性潰瘍は、かつては外科的に治療をしたり、潰瘍が胃穿孔を起こすほど重症化する事例がありました。医学の発展のおかげで、非常に治療効果の高い消化性潰瘍治療薬が開発されたため、多くの症例が薬物治療によって治癒可能となりました。しかしながら、潰瘍の治療は、治癒過程の途中で薬の使用を中断してしまうとリバウンドによりこれまで以上に悪化する場合があるため、服薬指示を正しく守ることが重要です。加えて、過度の飲酒や喫煙などの胃粘膜に負担をかける生活環境（これらも攻撃因子です）の改善も治療に必要な重要事項ですので、患者さんに生活状況についてお話しをよく聞くことも大事なポイントになります。

消化性潰瘍は攻撃因子と防御因子のバランスが不調となることで生じるものですが、状況をより悪化させる原因が不安やストレスです。薬物の力を借りて潰瘍を治療することも重要ですが、悪化原因である不安やストレスの軽減も重要なことです。社会生活のなかで生じる不安やストレスは、ますます大きなものになってきています。来院した患者さんとの会話を通じて、患者さんの不安やストレスを少しでも軽減してあげられたら、医療者としてとてもうれしいことですね。

吐気は現場(胃腸)と会議室(中枢)で起きている

❶ 吐気はなぜ起きるの？

食事をしたときはもちろんですが、そうでないときも消化管は常に動き続けています。この消化管の動きが弱まると消化不良を起こしたり胃もたれなどの症状が発現します。

嘔気や嘔吐には大きく2つの原因があります。1つめは先に述べたような消化管の運動が減弱して起きるもの、そして2つ目は中枢にある嘔気を感じる部分が「気持ち悪い…」と思って起きるものです。

❷ どんな薬があるの？

原因が2つあるなら解決方法も吐気を抑える薬を末梢（現場：消化管）に効かせるものと、中枢（会議室）に効かせるものと大きく2つあります。

・胃腸に効かせる

Chapter 2（末梢神経）で説明したように、臓器は自律神経によってその働きが調節されています。消化管は副交感神経の刺激によって動きや腸液の分泌が亢進します。胃の副交感神経の節後神経線維にはドパミンD2受容体が存在しています。この受容体が刺激を受けると副交感神経の神経末端からのアセチルコリンの分泌を抑制し、その結果、腸管の動きは抑制されます。末梢に効かせる（胃腸に効かせる）制吐薬は、このD2受容体を阻害します。

D2阻害により、ドパミンの作用によって抑制されていたアセチルコリン分泌が促進されます。その結果、副交感神経の働きが高まり胃運動が亢進することで吐気が改善します。

・中枢に効かせる

脳幹部に存在する化学受容器引き金帯（Chemoreceptor Trigger Zone；CTZ）は、血液や脳脊髄液中の化学的刺激に反応して吐気を発現します。また、延髄にある嘔吐中枢は、喉頭や消化管や上位脳幹や前庭神経、大脳皮質などからの求心性の刺激入力に反応して嘔吐反射を起こします。抗がん剤などの化学療法薬は、血液や脳脊髄液を介してCTZや嘔吐中枢を直接刺激することで重度の悪心・嘔吐を発現します。CTZに存在するセロトニン5-HT3受容体の遮断はこのCTZの引き起こす悪心・嘔吐の発現抑制することになるため、結果的に中枢での嘔吐発現の抑制につながります（**表6－4**）。

表 6－4　制吐薬

作用機序	主な薬物
消化管運動促進：胃腸に効かせる吐気止め	
ドパミンD 2 受容体遮断薬	スルピリド（ドグマチール®）
	メトクロプラミド（プリンペラン®）
	ドンペリドン（ナウゼリン®）ほか
抗ドパミン系	
フェノチアジン誘導体	クロルプロマジン（ウインタイミン®）
	プロクロルペラジン（ノバミン®）
ブチロフェノン誘導体	ハロペリドール（セレネース®）
	ドロペリドール（ドロレプタン®）
嘔吐反射経路抑制：中枢に効かせる吐気止め	
5 -HT 3 拮抗薬	アザセトロン（セロトーン®）
	インジセトロン（シンセロン錠®）
	オンダンセトロン（ゾフラン®）
	グラニセトロン（カイトリル®）
	パノロセトロン（アロキシ静注®）
	ラモセトロン（ナゼア®）

お父さんと釣りに行ったら船酔いしちゃいました

乗り物酔いは、平衡感覚の障害からきているんだよ。目が回ったりぐるぐるしたりするから何となくイメージできるよね

楽しかったのでまた行きたいけど、船酔いするのが心配

乗り物酔いの薬も「中枢に効かせる」吐気止めなんだよ

え～～どこに効いているの？

乗り物酔い止め薬の成分は実は抗ヒスタミン薬なんだけど、さっき勉強した前庭神経から嘔吐中枢への刺激入力を抑制するんだ

前庭神経って耳の奥の三半規管からきている神経ですよね。だから乗り物酔いをするとぐるぐる目が回るんですね

次に船に乗るとき乗り物酔いの薬を飲んで症状が軽くなるといいね

看護についてのワンポイント

嘔吐はさまざまな原因で起こります。頻回に嘔吐を繰り返すような場合には、嘔気・嘔吐に関する情報が、患者さんの身体の異常を知るための重要な情報を提供してくれます。吐物の性状や回数、症状発現のタイミングなど、可能な限り記録しておくことが重要です。

吐気の治療では、他の薬物治療と異なり患者さんの症状が強いため、飲み忘れなどは起こりにくいと思いますが、逆に症状が強いと薬を飲むことが難しい場合があります。抗がん剤などの化学療法施行時の嘔気・嘔吐は特に症状が強いもので、患者さんにとってもつらいものだと思います。嘔吐をすること自体が患者さんの不安を強めてしまい、自身をさらに不安に追い込んでしまうことが心配ですね。

看護のポイントとして嘔吐に伴う患者さんの身体的な負担を少なくする体位やベッド周りの環境整備も重要ですが、患者さん自身の不安の除去を考えてあげることもとても大切なことです。

大腸の動きが便の形を決めている

❶ 下痢と便秘はなぜ起きるの？

何か悪いものを食べたとき、とても辛いものを食べたとき、風邪や食中毒で病原生物が腸に入ったとき…。そんな時、身体はそれらを早く外に出そうとします。大腸は水分吸収という本来の仕事を後回しにし、通常より早い蠕動運動を繰り返して、内容物をできるだけ早く先へ進めます。亢進した蠕動運動は「腹痛」として人は自覚し、「水分吸収は後回し！」とされた腸管の内容物は水分たっぷりの「軟便や下痢」となります（**図6－5**）。

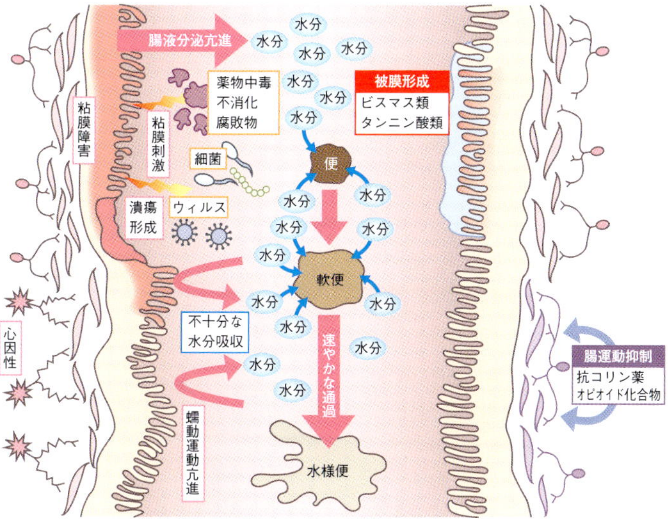

図6－5　下痢のしくみと止瀉薬の作用機序

一方、何らかの理由で腸の動きが弱まった時、腸管の内容物はなかなか先には進みません。ところが大腸の上皮はいつもどおり元気ですので、目の前の内容物からはしっかり水分を吸収します。動き（移動）が遅ければそれだけ長い時間水分吸収され続けることになり、内容物（便）はどんどん硬くなります。これが「便秘」の状態です（**図6－6**）。

下痢も便秘も病態の鍵は大腸の動きにあります。ですから、大腸の動きを正常に戻すことで、下痢も便秘も改善が期待されるのです。

❷ どんな薬があるの？

〈止瀉薬（下痢止め）〉

・腸管運動抑制薬（蠕動抑制）

腸管の蠕動運動は副交感神経系により亢進します。そのため、下痢に伴う腸管の過剰運動の抑制には副交感神経遮断薬である抗コリン薬が用いられます。また、腸管神経系のシナプス前オピオイド受容体が活性化すると、アセチルコリン遊離と腸管の蠕動運動が抑制されます。そのため、オピオイド化合物は止瀉薬（下痢止め）として強力な作用を発現します。

これらの腸管運動抑制薬には、一般用医薬品として販売されている商品がいくつかあります。それらにはフィルム剤の形状をして水なしで服用が可能なものがあるため、簡便な服用が可能になっていますが、安易に下痢を止めてしまうことで下痢の原因となっている腸管内腔の刺激物の排泄を止めてしまうことになるので注意が必要です。生体が下痢を起こすのは、腸管粘膜に障害を与える外来物質の排除のための防御反応の１つだということを考えると、無理に下痢を止めることが悪い物質の排除を妨げてしまうことにつながるということは理解できると思います。

・収斂薬（被膜形成）

「収斂（しゅうれん）」という言葉は難しい言葉ですが、「タンパク質を変成させ組織や血管を縮める作用のこと」を言います。収斂薬は下痢の原因物質により消化管粘膜に生じた粘膜障害の部位に被膜形成をすることで障害部位を保護し回復を促します。また、ビスマス製剤（次サリチル酸ビスマス）は、腸管内の腸液分泌の抑制も併せて行うことにより、粘膜の被覆作用とともに下痢の改善に効果を示します。

・消化管用吸着剤

ケイ酸アルミニウム、水酸化アルミニウム、メチルセルロースなどの吸着剤は、腸管内の毒素を吸着することにより、腸管内腔での粘膜刺激の原因物質の除去に働きます。それと同時に障害を受けた腸管粘膜の被覆と保護を行うことで止瀉薬としての作用を発現すると考えられています。また、薬用炭は多量の薬物を服用することで生じた薬物中毒や、腸管内で発生した毒性物質の吸着・排泄除去を目的として使用されます。

・**整腸薬**

腸管内には非常に多くの腸内細菌が存在していますが、ビフィズス菌、フェカリス菌、カゼイ菌などの乳酸菌により腸内で適切な量の乳酸がつくられることで腸内は酸性に保たれています。これにより、腸内環境を悪くしさまざまな症状を発現する細菌（悪玉菌）の増殖を抑えることにつながっているのです。

大量のアルコール摂取など何らかの原因で乳酸菌が減少すると悪玉菌が増えます。それが原因で便秘や下痢などが起きた場合には、整腸薬を服用することで腸内細菌のバランスが正常に戻ることが期待されるのです。経口投与された整腸薬に含まれる乳酸菌は、胃液によりほとんど死滅してしまいますが、腸内に残った乳酸菌が胃で分解された乳酸菌の成分を摂取することで増殖し、その結果悪玉菌を減らし腸管の動きを正常に戻してくれます。最近は生きたまま腸に届く整腸薬などもあり、より効果的な整腸作用が期待されます（**表6－5**）。

表6－5　止瀉薬

作用機序	主な薬物
腸運動抑制薬	
副交感神経遮断薬	ロートエキス（一般用医薬品：ストッパ下痢止め®）
	臭化プロパンテリン他
オピオイド化合物	ロペラミド（医療用医薬品：ロペミン®、一般用医薬品：トメダイン®）
	ジフェノキシレート
収斂薬	
	タンニン酸アルブミン（タンナルビン®）
	ビスマス製剤（次サリチル酸ビスマス）
消化管用吸着剤	
	ケイ酸アルミニウム（アドソルビン®）、水酸化アルミニウム
	メチルセルロース
	薬用炭
整腸薬	
	乳酸菌製剤（ビオフェルミン®）
	ビフィズス菌製剤（ビフィダー®、ラックビー®、ほか）

〈催下薬（便秘薬）〉

便秘薬の治療戦略は、下痢と対極にあります。動きが弱まっている腸管の蠕動運動を元に戻すためには、腸管の壁を刺激することが効果的です。腸管壁を刺激する方法には、直接刺激する方法と内容物（便）のボリュームを増やして刺激する方法の２つがあります。それぞれがそのまま「刺激性催下薬」と「非刺激性催下薬」に分類され、非刺激性は「増量性催下薬」ともいわれています。

❶ 刺激性催下薬

刺激性便秘薬では漢方製剤が広く使用されていますが、坐薬の剤型で使用される炭酸複合体（レシカルボン坐薬）はとても特徴的です。直腸内に投与された坐薬は、体温によって溶ける際に炭酸ガスを生じます。それにより直腸の壁を刺激して排便を促すため、生理的な排便が得られることが特徴といわれています。

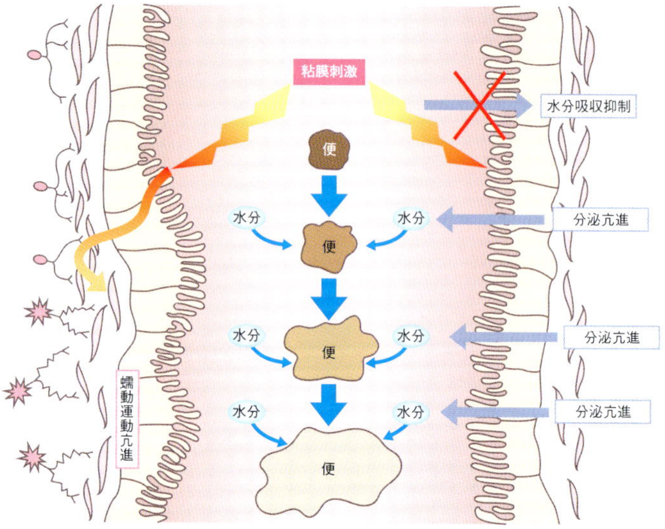

図 6－6　催下薬（便秘薬）の作用機序

❷ 非刺激性催下薬

一方、非刺激性の便秘薬は、腸管内の水分を取り込んで便のボリュームを増やします。投与により腸内容物に浸透圧性下剤の有効成分である塩類や二糖類が多く含まれると、便の浸透圧が高くなります。腸管内の水分は高い浸透圧を希釈する方向に移動するため、結果として便が水分を多く吸収することとなり、便は膨大・軟化します。

また、膨潤性下剤では、親水性コロイドが膨化剤として多くの水分を吸収したり（カルボキシメチルセルロースNa：）、水分を吸収してゲル化することによって腸管内の水分を吸水・保持し、便中の水分量を増やすとともに、膨潤してボリュームが増えることによって腸管壁が刺激され腸管の動きが回復し便秘の解消に作用します。イメージとして紙おむつの中身である膨化剤が水分を吸収・保持してボリュームが増える感じです。

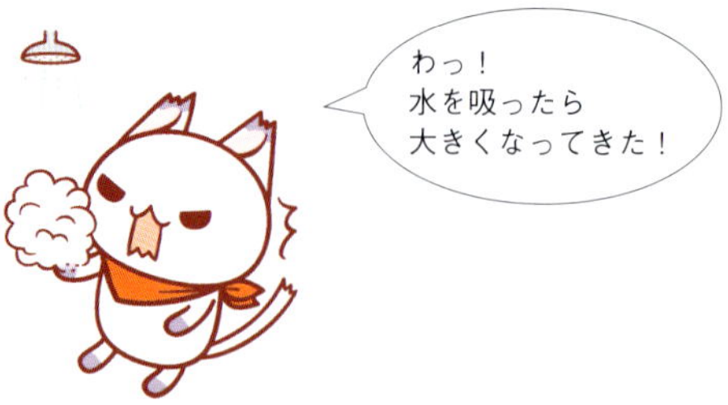

❸ 上皮機能変容薬

便秘治療薬は30年以上の間、新たな作用機序の薬は開発されませんでしたが、最近、複数の新規の作用機序による便秘薬が承認されました。

・クロライドチャネルアクチベーター

ルビプロストン（アミティーザ®）は小腸の粘膜上皮にあるクロライド（Cl^-）チャネルを活性化させることにより、腸液分泌を亢進させます。すると腸管内の水分量が増えるため、結果的に便の水分量の増加や柔軟化が起きるとともに、腸管内の便の移動が早まることで排便が促進されます。これまでの多くの便秘薬は便自体の水分吸収や保持を高めて便のボリュームを増やしていましたが、腸液分泌を増やして便のボリュームを増やすところが新しい作用機序です。この薬は腸管運動の亢進作用も併せもつため、これまでの刺激性・非刺激性の両方の作用をもつことになります。

・グアシル酸シクラーゼC（GC-C）受容体作動薬

リナクロチド（リンゼス®）は、腸粘膜上皮細胞のグアニル酸シクラーゼC（GC-C）受容体に結合し活性化させます。すると、その粘膜上皮細胞では腸液分泌が増加するとともに、腸管輸送能の促進（蠕動運動の亢進）を起こします。その結果、便の水分量の増加（ボリューム増加）と腸内容物の移動促進により便秘治療に効果を示します。

リナクロチドの作用の特徴的なものは、大腸痛覚過敏改善作用を示すことです。大腸には「内臓痛覚神経線維」があり、腹痛や腹部不快感の症状発現に関係しています。「便秘型過敏性腸症候群」では便秘に伴い腹部症状が発現する場合が多く、新しい作用機序のこの薬は両方の症状緩和が期待されるものです。

表6－6　便秘薬

作用機序	主な薬物
刺激性催下薬	
小腸性	ひまし油
大腸性（漢方系）	漢方系：センナ、センノシド、ダイオウ、アロエ、ケンゴシ、エイジツ、ほか
	ピコスルファート（ラキソベロン®）、ほか
直腸性（坐薬）	炭酸複合体（レシカルボン®坐薬）、ビサコジル（テレミンソフト®坐薬）
浣腸系	グリセリン
非刺激性催下薬（増量性催下薬）	
浸透圧性下剤	塩類：塩化マグネシウム（カマ®）、酸化マグネシウム（マグラックス®マグミット®）、クエン酸マグネシウム（マグコロール®）、ほか
	二糖類：ラクツロース（モニラック®）、D-ソルビトールほか
膨潤性下剤	カルボキシメチルセルロースNa（バルコーゼ®）ポリカルボフィルカルシウム（コロネル®錠/細粒、ポリフル®錠/細粒）
浸潤性下剤（軟化剤）	ジオクチルコハク酸ナトリウム（ビーマスS®）
その他（新しい作用機序：上皮機能変容薬）	
	クロライドチャネルアクチベーター：ルビプロストン（アミティーザ®）
	グアシル酸シクラーゼC受容体アゴニスト：リナクロチド（リンゼス®）
	胆汁酸トランスポータ阻害薬：エロビキシバット（グーフィス®錠）
オピオイド誘発性便秘症治療薬	
	ナルデメジン（スインプロイク®錠）

・胆汁酸トランスポーター阻害薬

肝臓で生成され、脂肪の消化に重要な働きを担っている胆汁酸は、消化管内に分泌された後で回腸末端部の上皮細胞に発現している胆汁酸トランスポーター（IBAT）により再吸収されています。新しい便秘薬として開発されたエロビキシバット（グーフィス®錠）はこの胆汁酸トランスポーターの阻害により胆汁酸の再吸収を抑制します。その結果、回盲部から大腸に移動・流入する胆汁酸の量が増加することになります。増加した胆汁酸は、大腸での腸管内の水分分泌を増やすとともに、大腸の蠕動運動を促進させるため便秘に対する治療効果が得られる結果となります。

主な便秘薬を**表 6－6** でまとめます。

がんの骨転移など非常に強い痛みに対しては強力な鎮痛薬が使われるよね

モルヒネなどの麻薬性鎮痛薬ですね

うん。いわゆる麻薬性鎮痛薬と呼ばれるオピオイドの副作用にはどんなものがあるかな？

このChapterで勉強した便秘があります。でもどうして便秘になるの？

オピオイドは中枢のμオピオイド受容体を介して鎮痛作用を発揮するのだけど、消化管には末梢のμオピオイド受容体が存在していて、そこへの刺激を介して消化管運動が抑制されるためオピオイド誘発性便秘症（opioid-induced constipation：OIC）が発現してしまうんだよ

通常の便秘薬ではよくならないの？

最近、新しい便秘薬が開発されて、OICに対して一定の効果が得られているんだ

どんなお薬ですか？

ナルデメジンという消化管に存在する末梢μオピオイド受容体で、オピオイドと拮抗することでOICを改善してくれる新薬だよ

でもμオピオイド受容体を阻害しちゃうと、せっかくの痛め止めの作用が弱くなったりしないの？

大丈夫。ナルデメジンは血液脳関門を透過しにくいため、中枢μオピオイド受容体の作用に対しては阻害しないんだ。だから鎮痛効果はそのままで、頑固な便秘は防いでくれるんだよ

よかった～～～。新しい薬を作っていくのって、大事なことなんですね

看護についてのワンポイント

・下痢は止めない。脱水に注意

下痢は腸内に入った有害な物質を外に排出するための防御反応です。特に消化管の感染症の場合は無理に止めることはかえって回復を遅らせることにつながりかねません。しかしながら、下痢が続くと体力が消耗するため、食事を控えるなどで消化管を休ませることが大切です。また、下痢の長期間の持続は脱水を起こす危険性につながります。水と電解質を補充することが重要です。薬物による治療の前に、水分や電解質を正しく摂取することや、消化管の安静など、看護のポイントが多くあります。

下痢を起こしている患者さんへの看護ケアにおいて十分な注意が必要なことがあります。介護老人保健施設などでの集団発生が問題になるノロウイルスの感染です。ノロウイルス感染では非常の強い症状の吐気、嘔吐、下痢、腹痛、全身倦怠感などがみられるため、患者さんの消耗はとても強いことに加え、嘔吐物や下痢便などの排泄物によるヒトからヒトへの感染が大きな問題となります。症状を呈している患者さん本人の看護ケアとともに、看護師本人やほかの患者さんへの感染拡大に十分注意することも重要な看護のポイントとなります。

・便秘薬は耐性に注意

オピオイドや鎮咳薬（リン酸コデイン）など薬物の副作用によって便秘が生じる場合がありますが、個人の体質や生活習慣を原因として便秘が起きる場合があります。便秘薬の使用が長期間及ぶ場合には、使用量がだんだん増えていく耐性化や習慣性に注意が必要です。一日の食事内容（食物繊維や脂肪分の摂取）や回数、水分摂取量などに加えて、生活習慣（運動、ストレス環境、トイレの我慢など）には、便秘を悪化させる要因が多く含まれています。安易に便秘薬を使用するのではなく、便秘になりやすくなる生活習慣を見直すことが重要です。

コラム

水が合わない

「この土地の水は俺には合わない」なんてセリフを聞いたことはありませんか？

地域の慣習や人間関係などにうまく適応できずにいる状況や気持ちを表す場合もありますが、旅行などではほんとうに「水が合わない」ことが起こります。

水はさまざまなミネラルを含んでいますが、カルシウムやマグネシウムはその水の硬度を決定します。日本の水の多くは硬度の低い「軟水」です。日本の生活で軟水に慣れている人が欧州を旅行した際、別に変なものを食べたわけじゃないのに「お腹がゆるくなる」といったことが起こります。これは**表6-7**にあるように、欧州の主なミネラルウォーターのほとんどが日本の水に比べて硬度が高いことが原因なのかもしれません。硬度が高い水を飲んだときには、先ほど「催下薬（便秘薬）」で説明した「浸透圧性下剤（塩類）」を服用したきと、基本的には同じ状況にあります。反応の個人差はありますが、場合によってはかなりしっかりとした「催下効果」が出てしまう場合もありますので注意が必要です。

そうは言っても旅行中にミネラルを取り除くわけにもいきません。どの銘柄がどのくらいの硬度があるのかを知っておくことも、せっかくの旅行中に「ず～っとお腹がごろごろしている」なんて状況になるのを防ぐには重要な情報です。

欧州では硬度が高い水の銘柄が多いなかでお勧めなのが「SPA」というベルギーの水です。硬度は約17と日本人のお腹にもやさしい水です。せっかくの旅行を「この土地の水は俺には合わなかったな～」と悲しい思い出にしないようにしたいものです。

表6-7　さまざまなミネラルウォーター

品名	採水地	カルシウム(mg/L)	マグネシウム(mg/L)	硬度計算値
富士山麓の水	山梨県富士吉田市	6.2	2.4	25.3
南アルプスの天然水	山梨県北巨摩郡	9.7	1.4	30
クリスタルカイザー	アメリカ	6.4	5.4	38.2
ボルヴィック	フランス	9.9	6.1	49.8
六甲のおいしい水	神戸市灘区	25.1	5.2	84.1
エビアン	フランス	78	24	293.6
ヴィッテル	フランス	91	19.9	309.2
コントレックス	フランス	486	84	1559

硬度計算式 ＝ Mg(mg/L) x 4.118 + Ca(mg/L) x 2.497

Chapter

7

代謝

糖・脂質の栄養素を体内で上手に使うための調節

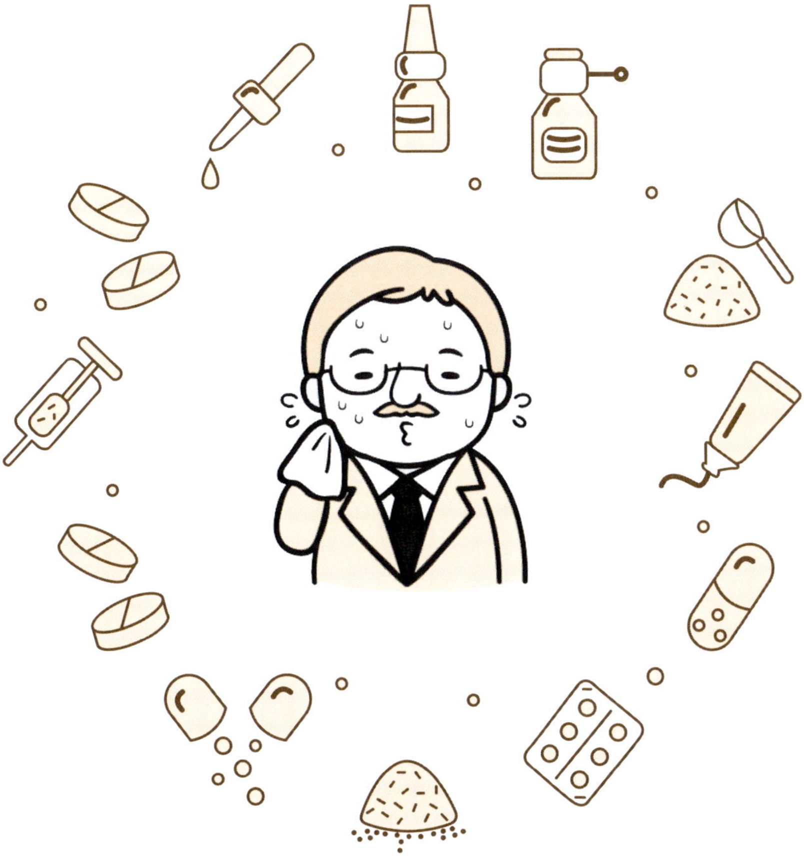

Chapter 7

代謝

糖・脂質の栄養素を体内で上手に使うための調節

メタボリックシンドローム

メタボリックシンドロームは、内臓肥満、インスリン抵抗性、高血糖、脂質代謝異常、血圧上昇といった動脈硬化疾患と、２型糖尿病発症リスク因子が個人に集積した状態です。メタボリックシンドロームの人は、そうでない人と比べて２型糖尿病の発症リスクが３～６倍に上昇すると言われています。

「メタボ」はメタボリックシンドロームの略ですよね

さすが！　じゃあ、実際に「メタボ」になるとどうなるのかな？

うーん。なんとなく身体に悪いイメージがあります…

内臓脂肪の過剰な蓄積、つまり「内臓脂肪型肥満」がもとになって、境界型糖尿病、脂質代謝異常、高血圧、脂肪肝などの病気が、ひとりの人に重なり合って起こってくる病態のことをメタボリックシンドロームと言うんだよ

肥満は諸悪の根源！！

メタボリックシンドロームの結果、起こる病気のこともしっかり勉強しておかなくちゃ！

糖尿病

糖尿病とは、血液中の糖（グルコース）が適正な範囲を超えて高い状態になる病気です。2016年に行われた国民健康栄養調査の結果、日本における「糖尿病が強く疑われる人」は約1,000万人と推計されています。世界の糖尿病人口は爆発的に増え続けており、2014年の成人の糖尿病の有病率は8.5％で、およそ11人に１人が糖尿病有病者と推定されています[1)]。

なぜ、糖尿病では血糖値が高い状態が続くのでしょうか。グルコースは、身体にとって重要なエネルギー源で、血液中のグルコースの濃度（血糖値）はイ

ンスリンやグルカゴンなどのホルモンによって調整されています。インスリンは膵臓のランゲルハンス島から分泌され、血液中のグルコースを筋肉や肝臓、脂肪細胞への取り込みを促し、血糖値を下げる働きがあります。一方、グルカゴンは、肝臓でグリコーゲンとして蓄えられたグルコースを血液中に放出させ、血糖値を上昇させます。インスリンやグルカゴンによって私たちの身体の中では、血糖値は常に一定の範囲内に保つよう調整されています。食事によりグルコースが身体に取り込まれると、血糖値は一時的に高くなりますが、インスリンの分泌量が増え、血糖値は速やかにもとの状態に戻ります。しかし、糖尿病になると、血糖値を一定範囲内に保つメカニズムが働きづらくなり、血糖値の高い状態が続いてしまうのです。

糖尿病は何年にもわたり症状が現れないことがあります。しかし、血糖値が上がるにしたがって、腎臓が大量のグルコースを希釈するために水分を排出して尿をたくさんつくるようになり（多尿）、尿が頻繁に出るようになります。尿がたくさん出ると、のどが渇きます。このため、水分をたくさんとるようになります（多飲）。また、多くのエネルギーを尿から失ってしまうため、体重が減ってしまいます。

血糖値が高い状態を長期間放置しておくと、さまざまな合併症が起こるリスクが高まります。糖尿病の人は糖尿病でない人と比べて動脈硬化が起こりやすいのです。太い血管に動脈硬化が起こると、心筋梗塞や脳梗塞、閉塞性動脈硬化症などの危険が高まります。また、太い血管だけでなく、細い血管にも動脈硬化が起こりますから、細い血管が集まっている目の網膜や腎臓の糸球体、神経でも合併症が生じます。糖尿病の三大合併症に糖尿病網膜症、糖尿病腎症、糖尿病神経障害があります（**図7－1**）。

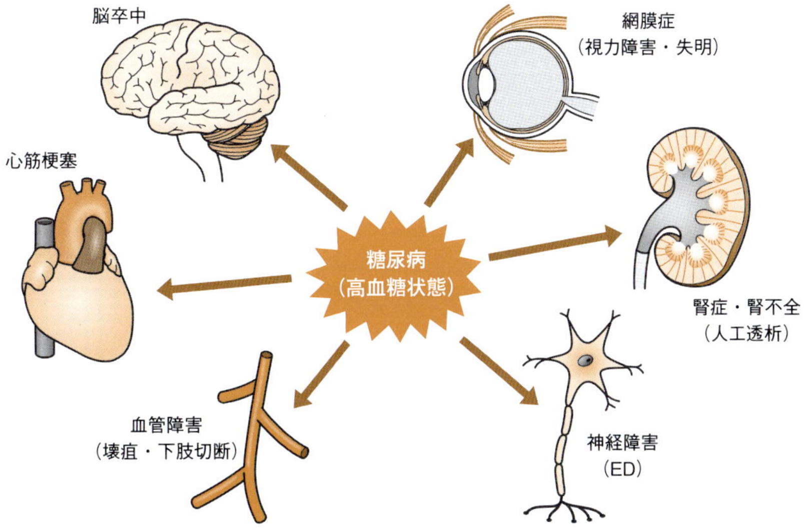

図7－1　糖尿病の合併症

糖尿病とインスリン

糖尿病とインスリンは深い関係があります。生理学でも勉強したと思いますが、もう一度インスリンについて復習しておきましょう。

インスリンは膵臓ランゲルハンス島のβ細胞から分泌されるホルモンで、食事によって摂取されたグルコースによってインスリン分泌が刺激されます。分泌されたインスリンは、筋肉や脂肪組織、肝臓などに作用し、①細胞内へのグルコースの取り込みとグリコーゲン合成を促進、②アミノ酸の取り込みとタンパク合成を促進、③脂肪合成を促進するとともに脂肪の分解を抑制します。インスリンは、脂肪組織や筋肉へのグルコースの取り込みが増加することに加え、肝臓からのグルコース放出を減少させることによって、血糖降下作用を示します（**図7-2**）。

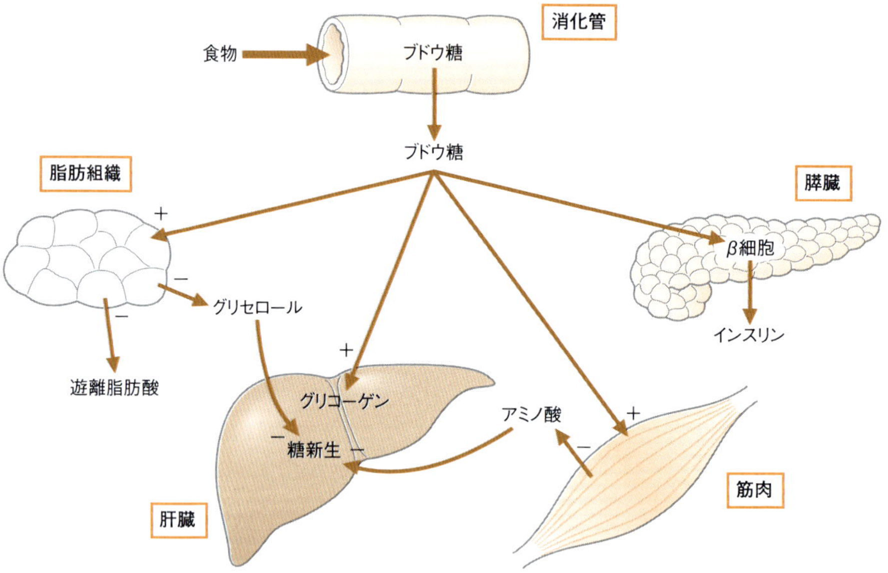

図7-2　インスリンの作用

暴飲暴食によって大量のグルコースが体内に吸収されると、それに反応してインスリンが分泌されますが、暴飲暴食がたびたび繰り返されることによって徐々にインスリンの分泌が減ったり、効き目がなくなったりします。この結果、血糖値が下がりにくくなり、2型糖尿病を発症するのです。

一方、1型糖尿病は遺伝的な要因などによって、膵臓からのインスリン分泌が不足してしまう状態です。1型糖尿病では、不足するインスリンを補充するためインスリン製剤の注射による治療を行います。患者さんのそれぞれの病態に合わせて、超即効型、即効型、中間型、持続型から最適な製剤を選択します（**図7-3**）。

インスリン注射による副作用として、低血糖症状のほか、注射部位の発赤、かゆみ、疼痛などのほか、アナフィラキシーや血管神経性浮腫などがあります。

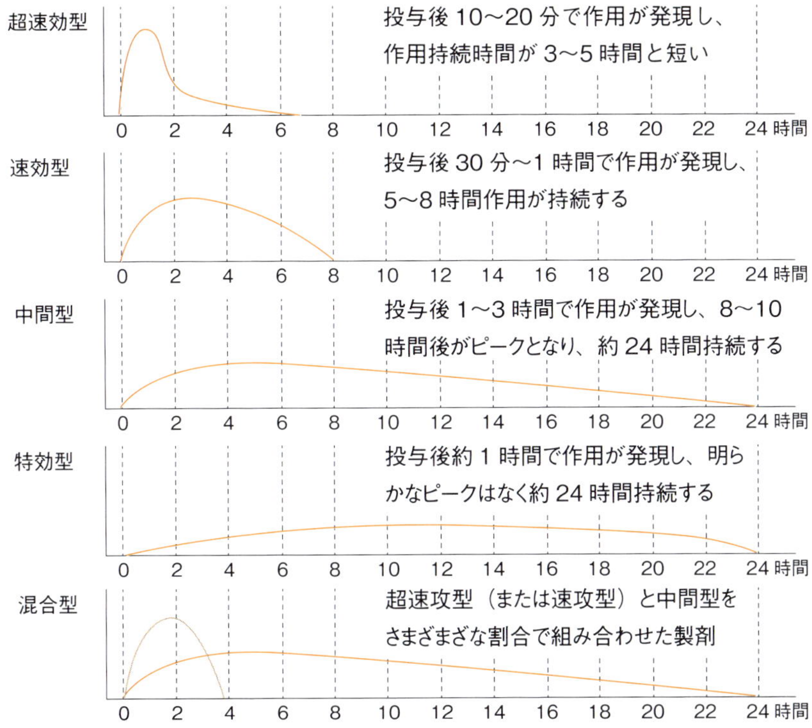

図7－3　各インスリン製剤の作用発現パターン

代表的な薬剤

超即効型インスリンアナログ（ノボラピッド®、アピドラ®）、持続型インスリン（レベミル®、ランタス®、トレシーバ®）

インスリンはなぜ注射する必要があるのかしら

インスリンを内服すると、消化酵素によって分解されてしまって活性がなくなってしまうんだ

なるほど。インスリンは注射でないと効果が発揮できないのね

看護のポイント

低血糖症状を早期にみつけよう！

冷や汗が出る、気持ちが悪くなる、手足が震える、ふらつく、力が入りにくいなどの症状がある場合には、吸収の早い糖分を摂取するように患者さんに指導しましょう。

経口血糖降下薬

2型糖尿病では、肥満によって、末梢組織ではインスリンの効き目が下がり、血糖値が上昇しやすくなります。膵臓のインスリンの分泌能は保たれているので、食事療法や運動療法によって肥満を是正することが最初の目標となります。食事療法や運動療法の効果が十分ではない場合に、経口血糖降下薬を使用します。

経口血糖降下薬には、①インスリンの分泌を促進する薬、②インスリンの効果を十分に発揮させる薬、③グルコースの吸収や排泄を調整する薬があります。

❶ インスリンの分泌を促進する薬剤

・スルホニル尿素薬（SU剤）

膵臓ランゲルハンス島β細胞にあるスルホニルウレア受容体（SU受容体）に結合し、インスリン分泌を促します。

SU剤の主な副作用に、低血糖があります。他に肝機能障害や無顆粒球症がありますが、いずれも発生頻度は低いと言われています。

代表的な薬剤

グリメピリド（アマリール®）、グリベンクラミド（オイグルコン®、ダオニール®）、グリクラジド（グリミクロン®）など

※無顆粒球症
血液中の白血球の一種で、細菌を殺す働きをもつ好中球（顆粒球）が著しく減ってしまった状態です。細菌に対する抵抗力が著しく低下するため、突然の高熱、寒気など、感染にともなう症状が出現します。

・即効型インスリン分泌促進薬（グリニド薬）

即効型インスリン分泌薬は、膵臓ランゲルハンス島β細胞に作用しインスリン分泌をすばやく促すことで食後の血糖値の上昇を抑えます。服用後速やかに効果があらわれるため、食直前（食事前10分以内）に服用します。主な副作用に低血糖、肝機能障害などがあります。

即効型インスリン分泌薬はスルホニル尿素薬とほぼ同じ作用機序で薬効を発揮することから、原則としてSU剤との併用は避けます。

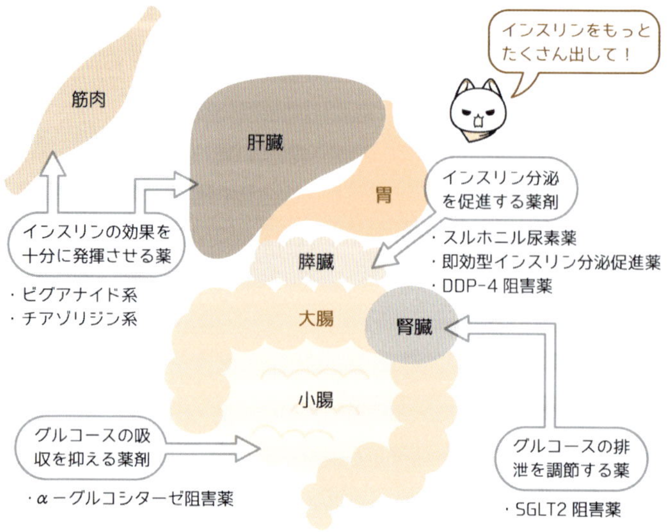

代表的な薬剤

ナテグリニド（スターシス®、ファスティック®）、ミチグリニド（グルファスト®）、レパグリニド（シュアポスト®）など

・DPP-4阻害薬

インスリンは血糖値を下げる唯一のホルモンです。インスリンの分泌は、小腸から分泌される消化管ホルモンの一種であるインクレチンという物質によって調整されています。インクレチンの代表例にGLP-1（Glucagon-like peptide-1）やGIP（gastric inhibitory polypeptide）がありますが、いずれの物質も血糖値の上昇に反応して体内に分泌され、インスリンの分泌を促進します。インクレチンは体内でDPP-4（dipeptidyl peptidase-4）という酵素によって速やか分解され不活性型となります。

DPP-4阻害薬は、DPP-4を阻害してインクレチン濃度を上昇させることによって、血糖値が高い状態のときだけインスリン分泌を促進するわけです。

DPP-4阻害薬の主な副作用に、低血糖のほか、便秘、胃部不快感、吐き気、下痢などの消化器症状が現れることがあります。DPP-4阻害薬は低血糖を起こすリスクが低く、安全性が高い薬剤とされており、週に1回内服するタイプの薬も登場しています。

代表的な薬剤

シダグリプチン（グラクティブ®、ジャヌビア®）、ビルダグリプチン（ネシーナ®）、リナグリプチン（トラゼンタ®）、テネリグリプチン（テレニア®）、トレラグリプチン（ザファテック®）など

❷ インスリンの効果を十分に発揮させる薬

グルコースは私たちの身体の組織内で常に出し入れされています。小腸でグルコースが吸収されたり、貯蔵されたグルコースが肝臓から放出されたりすると血糖値が上昇します。一方、筋肉や脂肪組織にグルコースが取り込まれると血糖値が下がります。

インスリンが十分に分泌されていても、インスリンが効きにくい状態（いわゆるインスリン抵抗性がある状態）では血糖値をしっかり下げることができません。つまり、インスリン抵抗性が増すと、筋肉や脂肪組織におけるグルコースの取り込みが低下し、血糖値が上がりやすくなってしまいます。インスリン抵抗性を改善すれば、血糖値を下げることができます。この種類の薬はインスリン抵抗性改善薬と呼ばれ、ビグアナイド系、チアゾリジン系の薬剤があります。

・ビグアナイド系

ビグアナイド系の薬剤は、主に肝臓からのグルコースの放出を抑えるほか、インスリン抵抗性を改善することにより筋肉や脂肪組織におけるグルコースの取り込みを促進させて、小腸からのグルコースの吸収を抑えることにより血糖値を改善します。ビグアナイド系の薬剤には、中性脂肪やLDLコレステロール

を低下させる効果も期待されています。

主な副作用は低血糖のほか、乳酸アシドーシスがあります。乳酸アシドーシスの初期症状には筋肉痛、倦怠感、脱力感等の症状がみられることがあります。

代表的な薬剤

メトホルミン（メトグルコ®）、ブホルミン（ジベトス®）

・チアゾリジン系

筋肉、脂肪組織でのグルコースの取り込みを促進したり、肝臓でのグルコースの放出を抑えたりすることによって、血糖値を改善する作用を示します。

主な副作用は低血糖のほか、肝機能障害や浮腫、体重増加があります。

代表的な薬剤

ピオグリタゾン（アクトス®）

❸ グルコースの吸収や排泄を調整する薬

・α-グルコシダーゼ阻害薬

グルコースが血液中に吸収されることによって血糖値は上昇します。食後の急激な血糖値の上昇は、心筋梗塞や脳卒中などの危険因子となります。

食べ物は、小腸で分解されてショ糖などの二糖類になり、さらにα-グルコシダーゼという酵素によってグルコースとなって血管内に吸収されます。α-グルコシダーゼを阻害すると、血管へのグルコースの吸収を遅らせることができ、食後の血糖値の上昇がゆるやかになります。

αグルコシダーゼ阻害薬は、小腸上皮に存在するα-グルコシダーゼの作用を阻害することによって、食後の急激な血糖値の上昇を抑えます。

主な副作用は低血糖のほか、肝機能障害があります。また、おならが出やすくなること（放屁の増加）があります。

代表的な薬剤

アガルボース（グルコバイ®）、ミグリトール（セイブル®）、ボグリボース（ベイスン®）など

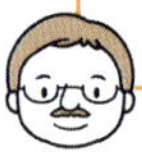

αグルコシダーゼ阻害薬の副作用でよくみられるものとして、おならがあるんだ

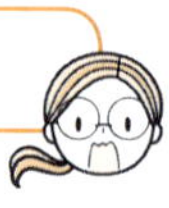

えー？　おならですか？？

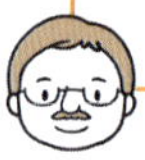

意外かもしれないけれと、これにはちゃんとした理由があるんだよ。αグルコシダーゼ阻害薬によって小腸で未消化のグルコースの一部は大腸に移行するんだ

大腸にグルコースが移行するのと、おならとどういう関係があるんですか？

大腸には腸内細菌がたくさんいて、グルコースが腸内細菌のエサになって発酵してしまうんだよ

発酵っていうことは、ガスが出てくるんですか！？

その通り！　腸内細菌による発酵でガスがたまることによって、おなかが膨れたような感じ（腹部膨満感）やおなら（放屁）が増えるんだ

へえー。おなかが張る感じだけならあまり問題ないんじゃないんですか？

たかがおならといって、あまく考えちゃだめだよ。腸内にガスがたまると腸閉塞やイレウスを起こすこともあるんだ

僕もおなかが膨らんできたけど、これは食べすぎだー！！

・SGLT 2 阻害薬

糖尿病でなければ、グルコースは尿から排泄されることはありません。せっかく摂取したエネルギーは有意義に使用したいからです。尿細管では、尿にグルコースやタンパクなどが尿から身体の外に出ていかないように再吸収が行われています。尿細管から血管内に再びグルコースを運ぶ役割を果たしているのがSGLT 2（sodium glucose transporter 2）という物質です。

SGLT 2 阻害薬は、SGLT 2 を阻害することにより、腎臓からのグルコースの再吸収を抑え、そのまま尿中にグルコースを排泄させることによって血糖値を下げます。尿からグルコースと一緒に水分も排泄される（利尿作用をもつ）ため、尿量が増加するといわれています。

SGLT 2 阻害薬の主な副作用に低血糖があります。このほかに、利尿作用による多尿による脱水の症状のほか、尿中のグルコースの濃度が高いことによる尿路感染症のリスクが上がることによる尿路感染症が知られています。

代表的な薬剤

イプラグロリフロジン（スーグラ®）、ルセオグリフロジン（ルセフィ®）、ダパグリフロジン（フォーシガ®）、トホグリフロジン（デベルザ®、アプルウェイ®）、カナグリフロジン（カナグル®）、エンパグリフロジン（ジャディアンス®）など

看護のポイント

高齢者や利尿薬を服用中の患者にSGLT 2 阻害薬を投与する場合は、脱水に特に注意が必要です。

脂質異常症（高脂血症）

脂質はエネルギー源として必要な物質です。ひとことで脂質と言っても、実はたくさんの種類があります。血液中に含まれる脂質に、トリグリセリド（triglyceride；TG、中性脂肪）、コレステロール、遊離脂肪酸、リン脂質などがあります。これらの脂質は、細胞膜などの身体の構成成分に使用されたり、ホルモンの原料として使用されたりしますから、生きていくうえで必要不可欠です。しかし、血液中に含まれる脂質の値が異常に高くなってしまうと脂質異常症になってしまいます。

体内で使用するコレステロールは、食事から摂取する以外に、肝臓で合成され、全身に供給されます。余ったコレステロールは肝臓に蓄えられます。

LDL：
low density lipoprotein
HDL：
higi density lipoprotein

コレステロールは水（血液）に溶けないため、LDLやHDLと呼ばれるリポタンパクと結合して、血液にのって必要な場所まで運ばれます。肝臓のコレステロールが多い状態になると、コレステロールはLDLと結合し、LDL-コレステロールとなり血液中に出ていきます。LDL-コレステロールは、血管の内側に付着し、動脈硬化を進行させます。

それに対して、HDLは血液中や細胞に余ったコレステロールと結合（HDL-コレステロール）し、余ったコレステロールを回収し、肝臓へ運びます。HDLは血管内に付着したコレステロールも回収するため動脈硬化のリスクを低減します。中性脂肪もリポタンパクによって脂肪組織や筋肉に運ばれますが、中性脂肪が増えすぎると、HDLコレステロールが減少し、LDLコレステロールが増加しやすくなるため、中性脂肪の増加も動脈硬化の一因となります（**図7－4**）。

脂質異常症は、以前は高脂血症と呼ばれていた疾患です。ほとんど自覚症状がありませんが、放置すると全身の血管の動脈硬化が徐々に進行します。狭心

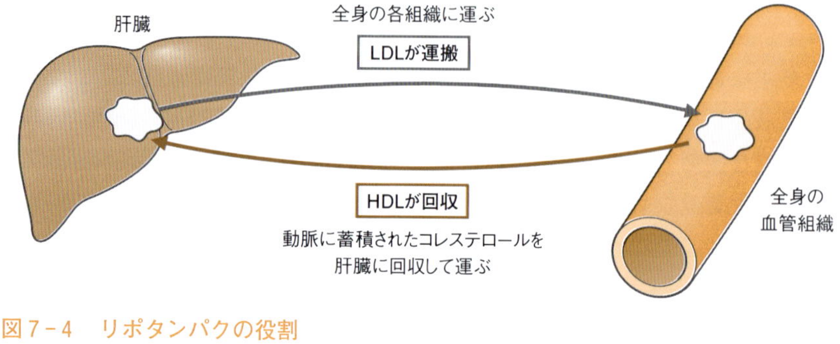

図7－4　リポタンパクの役割

症、心筋梗塞などの冠動脈疾患、アテローム血栓性脳梗塞などの脳血管疾患、末梢動脈疾患などの動脈硬化性疾患などにならないよう、早期発見によって動脈硬化病変を予防することが重要となります。

脂質異常症は、遺伝的要因によって発症する原発性脂質異常症と、生活習慣や環境因子によって発症する二次性脂質異常症に大別されます。二次性脂質異常症の原因はさまざまですが、食事による高エネルギー摂取（特に脂質）、運動不足、ストレスがあげられます。糖尿病や甲状腺機能低下症、ネフローゼ症候群、妊娠などに脂質異常症が合併することもありますし、グルココルチコイドやエストロゲンなどの薬剤の投与によって脂質異常症が誘発されることも知られています。

脂質異常症の治療

脂質異常症の治療は、食事療法、運動療法、生活スタイルの改善、薬物療法の４つを基本に行われています。

脂質異常症の治療薬には、①血液中のコレステロールを減少させる薬剤と、②中性脂肪の分解を促進する薬剤の大きく２つに分類されます。それではさっそく、それぞれの薬剤の特徴について学んでいきましょう（**図７−５**）。

❶ 血液中のコレステロールを減少させる薬剤

①HMG-CoA還元酵素阻害薬（スタチン系薬）

肝臓ではHMG-CoA還元酵素（３-Hydroxy-３-methylglutaryl coenzyme-A reductase）などの働きによりコレステロールがつくられ、つくられたコレステロールは血液中へ移行します。

HMG-CoA還元酵素阻害薬は肝臓にあるHMG-CoA還元酵素を阻害し、コレステロール合成を抑えます。これによって、血液中のLDLコレステロールを減少させます。LDLコレステロールは動脈硬化を悪化させるため、HMG-CoA還元酵素阻害薬は動脈硬化に関連する脳梗塞や心筋梗塞などの予防薬としても使用されています。

HMG-CoA還元酵素阻害薬の有効成分の名前には「～スタチン」という名前が付けられていることから、「スタチン系薬」とも呼ばれます。薬の効き目は成分によって差がありますが、LDL-コレステロールを15％程度低下させる作用があると言われています。

HMG-CoA還元酵素阻害薬の重大な副作用に横紋筋融解症があります。頻度はまれですが、手足・肩・腰などの筋肉が痛む、全身がだるい、尿の色が赤褐色になるなどの症状が現れたりする場合には、医療機関を受診するよう指導しましょう。その他の副作用として、肝機能障害などがあります。

代表的な薬剤

プラバスタチン（メバロチン®）、シンバスタチン（リポバス®）、ロスバスタチン（クレストール®）、ピタバスタチン（リバロ®）、アトルバスタチン（リピトール®）

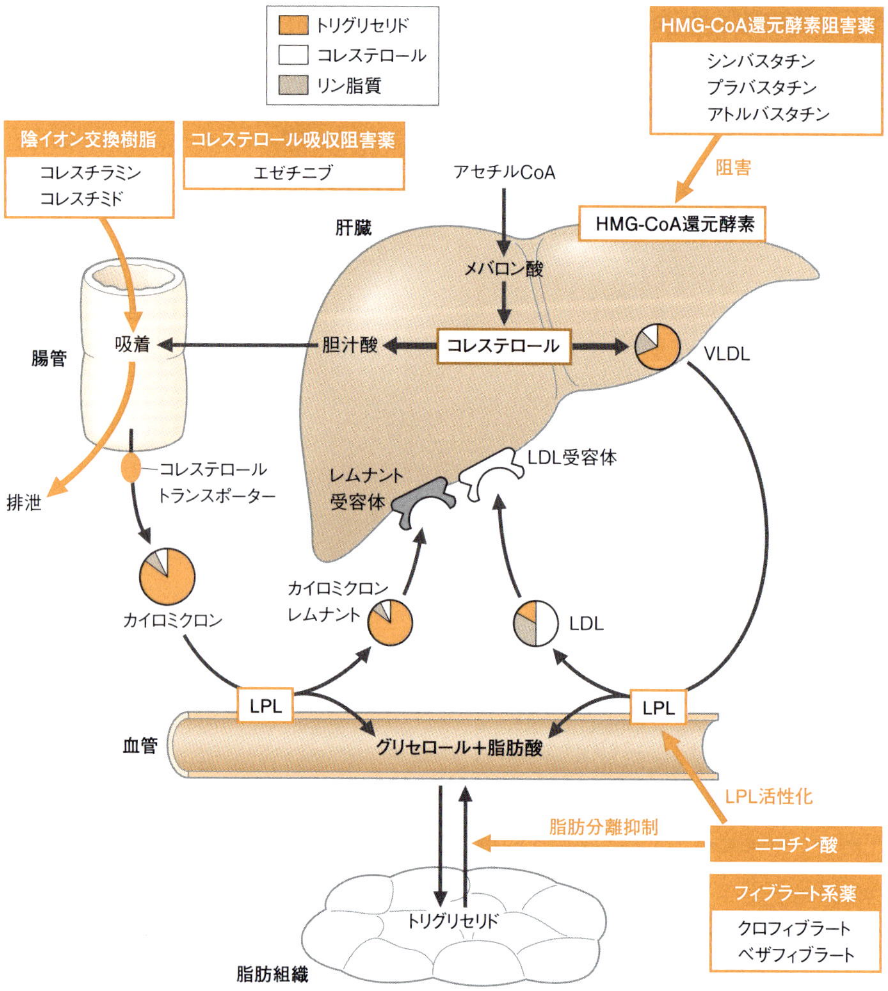

（安原一：Qシリーズ新薬理学. 第6版、p.119、日本医事新報社、2015.）

図７－５　脂質異常症治療薬の作用メカニズム

コラム

横紋筋融解症

HMG-CoA還元酵素阻害薬やフィブラート系薬剤では、横紋筋融解症の副作用があることが知られています。

横紋筋融解症は、骨格筋を構成する横紋筋が融解したり、壊死したりすることによって、筋肉の成分が血液中に流出してしまいます。筋肉が傷害されるため、筋肉痛や脱力感などの症状が現れるほか、疼痛や赤褐色の尿が出ることがあります。もし、薬剤内服中にこれらの症状が現れた場合はすぐに服用を中止して、医師の診察を受ける必要があります。重症になると、腎臓の尿細管細胞が傷害され、急性腎不全となることがあるからです。

②コレステロール吸収阻害薬

食事や胆汁に含まれるコレステロールは、主に小腸で吸収されます。小腸コレステロールトランスポーター（Niemann-pickC 1 Like 1 Protein；NPC 1 L 1）という物質が小腸でのコレステロールの取り込みに関与しています。

コレステロール吸収阻害薬は、小腸において、小腸コレステロールトランスポーターを阻害し、食事や胆汁に含まれるコレステロールが血液中へ取り込まれるのを抑えます。特に、血液中のLDLコレステロールを低下させます。

主な副作用に、便秘、下痢、腹痛などの消化器症状のほか、横紋筋融解症、肝機能障害などがあります。

代表的な薬剤

エゼミチブ（ゼチーア®）

❷ 中性脂肪の分解を促進する薬剤

①フィブラート系薬剤

肝臓におけるコレステロール合成や中性脂肪（TG）の合成を阻害します。中性脂肪を分解するリポタンパクリパーゼを活性化することによって、血液中の中性脂肪を減少させます。HDLコレステロールを増やす作用も併せもつ薬剤です。

フィブラート系薬剤の副作用に、横紋筋融解症や肝機能障害がみられることがあります。

代表的な薬剤

ベザフィブラート（ベザトール®）、フェノフィブラート（トライコア®、リピディル®）、ペマフィブラート（パルモディア®）など

コラム

ヒト型抗PCSK 9 モノクローナル抗体

家族性高コレステロール血症は脂質異常症の1つで、遺伝子変異よりLDLコレステロールの値が高くなる病気です。

ヒト型抗PCSK(ピーシーエスケー)モノクローナル抗体は特定物質に結合する抗体として造られたヒト型免疫グロブリンG1（IgG1）モノクローナル抗体で、ヒトプロタンパク質転換酵素サブチリシン/ケキシン9型（Proprotein Convertase Subtilisin/Kexin type9；PCSK9）という物質に結合します。体内のPCSK9という物質は血液中のLDLコレステロールの増加因子です。本剤はPCSK9に結合しこの物質の働きを阻害することでLDLコレステロール値を下げる作用を現わします。

②ニコチン酸

脂肪組織からの脂肪分解を抑制することによって、肝臓での中性脂肪の生成を抑制します。

代表的な薬剤

ニセリトロール（ペリシット®）、ニコモール（コレキサミン®）、ニコチン酸トコフェロール（ユベラ®）など

痛風

痛風は、体内で過剰生成された尿酸が、手足の関節に沈着することにより生じます。尿酸の結晶が関節に沈着すると、尿酸が沈着した関節とその周辺に炎症を引き起し、激しい痛みが起こります。初回の痛風発作の７割は第一中足趾関節（足の親指の付け根）に起こります。尿酸が関節に蓄積してくると、白血球が遊走してきて貪食しようとします。白血球の活動がさかんになると、白血球から乳酸が放出されて患部のpHが下がります。これによってさらに尿酸が析出するという悪循環が起こります（**図７-６**）。

痛風の治療には、核酸などプリン体を多く含む食事の制限、高カロリー食・アルコール多飲を是正する食事療法のほか、薬物による治療があります。薬物療法は、急性痛風発作の治療とその背景にある高尿酸血症の治療の２つに分けて行います。

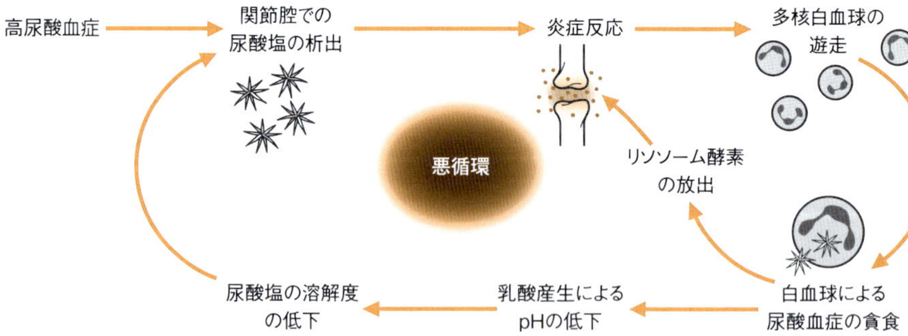

図７-６　痛風発作の発現機序

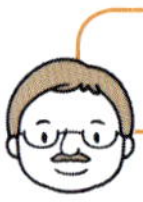

痛風患者は男女でどちらが多いと思う？

圧倒的に男性が多いと思います。お酒飲みも男性に多そうだし

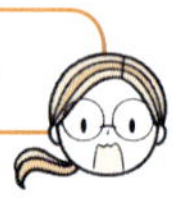

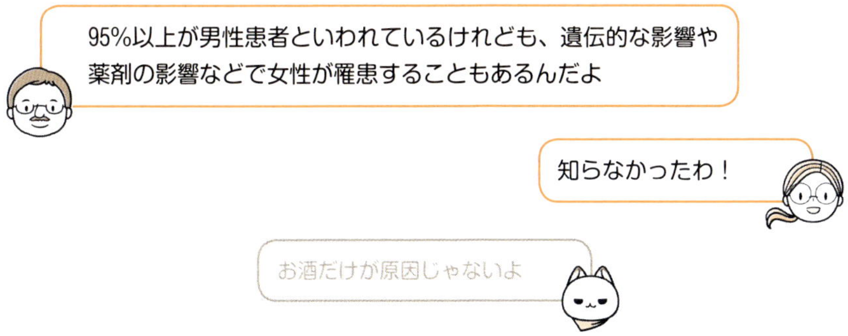
95%以上が男性患者といわれているけれども、遺伝的な影響や薬剤の影響などで女性が罹患することもあるんだよ
知らなかったわ！
お酒だけが原因じゃないよ

痛風の治療

❶ 急性痛風発作治療薬

痛風の治療には、急性期は抗炎症薬による痛風関節炎の炎症反応の抑制が重要です。発作前兆期にはコルヒチン、発作時にはアスピリン以外のNSAIDsが使用されます。

・コルヒチン

急性痛風発作に対してのみ、抗炎症作用を示します。白血球の炎症部位への遊走を抑制するだけでなく、尿酸結晶の貪食によって放出される炎症性メディエーターの放出を抑制することによっても、炎症反応を抑制します。

代表的な薬剤

コルヒチン

・NSAIDs

炎症の章で詳しくは解説しました。抗炎症作用、鎮痛作用を示します。

代表的な薬剤

インドメタシン（インテバン®）、ナプロキセン（ナイキサン®）など

❷ 高尿酸血症治療薬

高尿酸血症の原因には、尿酸の産生過剰と腎臓からの尿酸の排泄低下の２種類の原因が考えられます。発作がない時期（発作間欠期）には、高尿酸血症治療薬によって血中尿酸値を低下させ、痛風発作が起こらないように予防していきます。

・尿酸生成阻害薬

食品に含まれるプリン体や、体内の細胞が代謝されるときに発生するプリン体は、いくつかの過程を経て尿酸となり、尿へ排泄されます。肝臓でプリン体がキサンチンオキシダーゼという酵素により代謝されることで尿酸は生成されます。

キサンチンオキシダーゼの作用を阻害することによって、尿酸の合成を抑制することができます。キサンチンオキシダーゼ阻害薬は比較的忍容性の高い薬

剤ですが、発疹などの皮膚症状や、胃部不快感や下痢などの消化器症状、肝機能障害などの副作用が現れることがあります。

代表的な薬剤

アロプリノール（ザイロリック®、サロベール®）、フェブキソスタット（フェブリク®）、トピロキソスタット（ウリアデック®、トピロリック®）

・尿酸排泄促進薬

通常、尿酸はほとんど100%が腎臓の糸球体でろ過され、90%以上は近位尿細管で再吸収されます。尿酸排泄促進薬は、近位尿細管での尿酸の再吸収を阻害することにより、尿中への尿酸の排泄を促すことによって血中尿酸値を低下させます。

尿酸排泄促進薬の副作用として、胃部不快感や吐き気などの消化器症状、過敏症、肝機能障害などが現れることがあります。

代表的な薬剤

ベンズブロマロン（ユリノーム®）、プロベネシド（ベネシッド®）

・尿アルカリ化薬

高尿酸血症では、尿道や膀胱などの尿の通り道では尿路結石ができやすくなります。尿中の尿酸が多い状態になると尿が酸性となってしまいます。酸性になればなるほど尿酸は溶けにくくなり結晶化しやすくなるため、尿路結石ができやすくなります。逆に尿を少しアルカリ性の方向に傾けると、尿酸が結晶化しにくくなるため、尿路結石のリスクが下げることができます。尿アルカリ化薬は、尿や体液をアルカリ性に傾ける性質をもち、尿路結石をつくりにくくする薬剤です。

尿アルカリ化薬の副作用として、胃部不快感や下痢、食欲不振などの消化器症状、皮膚症状、高カリウム血症が現れることがあります。

代表的な薬剤

クエン酸カリウム、クエン酸ナトリウム（ウラリット®）

看護のポイント

尿酸排泄促進薬を使用する際には尿路結石が多発しやすくなります。尿アルカリ化薬を併用したり、患者さんに水分摂取を十分にしてもらい、一定の尿量を確保したりするなどの尿路管理が必要です。

引用・参考文献

1）Global Report on Diabetes. who,2016.

Chapter

8

炎症・アレルギー

免疫の調節

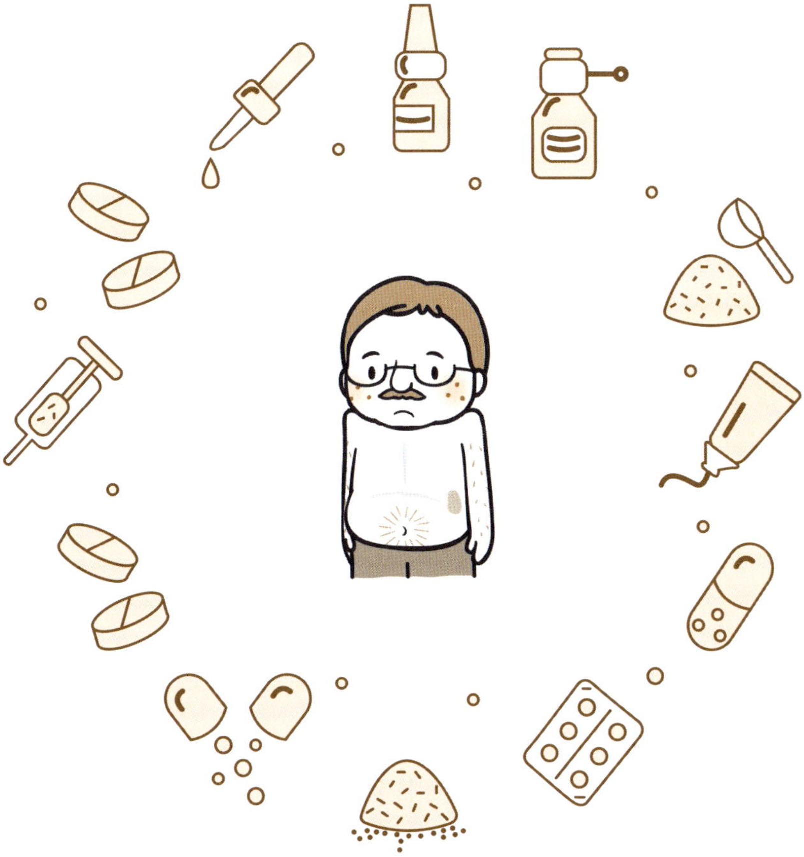

Chapter 8 炎症・アレルギー
免疫の調節

アレルギーとは

日本人の4人に1人が花粉症といわれています。特にスギによる花粉症の症状はバレンタインデー頃からのゴールデンウイークまで続き、毎年くしゃみや鼻水に悩まされる人も多いのではないでしょうか。

なぜ花粉が飛び始めると、くしゃみなどの症状がでるのでしょう。

異物（花粉）が身体の中に侵入しようとすると、私たちの身体の中から異物を排除しようとする免疫反応が起こります。免疫反応は細菌やウイルスなどの侵入から身体を守るしくみであり、とても重要です。しかし、この免疫反応が必要以上にはたらきすぎることで引き起こされる症状がアレルギー症状（花粉症ではくしゃみ、鼻水、鼻づまり）です。アレルギー症状にはさまざまなものがあり、くしゃみ、鼻水、鼻づまりのほか、目が充血したり、皮膚がかゆくなったり、さまざまな場所で症状が出ることがあります（**図8－1**）。

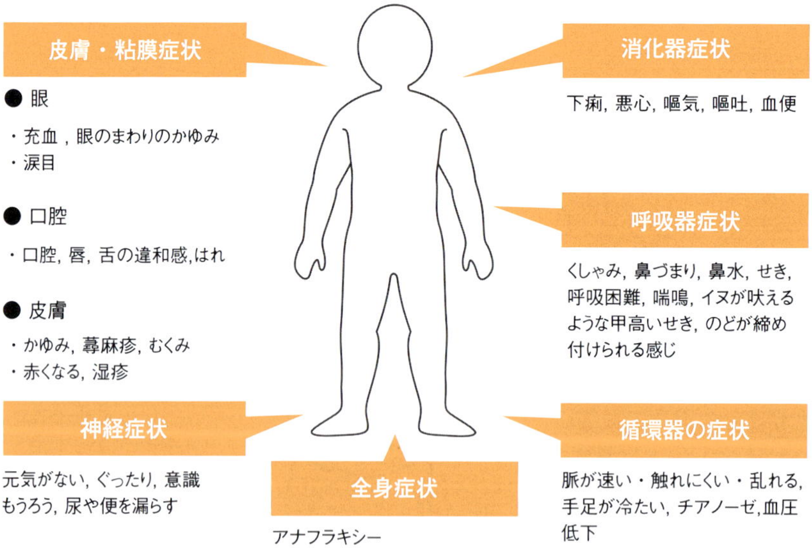

図8－1　アレルギーの症状

アレルギーが起こるしくみ

アレルギーには身体の中で引き起こされる反応の種類によって、大きく4つのタイプに分類されます。本Chapterでは、花粉症やアトピー性皮膚炎、蕁麻疹、食物アレルギーなどがあるⅠ型アレルギーについて説明します。

Ⅰ型アレルギーは、2段階のステップで反応が起こります。まず、はじめの第１段階は「感作」と呼ばれる段階です。身体の中にアレルギーを引き起こす物質（抗原）が侵入すると、抗原に対するIgE抗体が産生されます。このIgE抗体は血流にのって、皮膚や粘膜に運ばれて、肥満細胞に結合します。この反応のを感作といい、この段階ではまだ症状は出ません。

続いて起こる第２段階は「誘発」と呼ばれる段階です。抗原が再び身体の中に侵入してくると、肥満細胞に結合しているIgE抗体に抗原が結合し、肥満細胞からヒスタミンやロイコトリエン、プロスタグランジンなどの化学伝達物質を放出させ、くしゃみ、鼻水、鼻づまりなどの症状を引き起こします。これらの２段階の反応は、抗原の暴露から10分〜12時間の短時間で起こるので、即時型アレルギーとも呼ばれます（**図８－２**）。

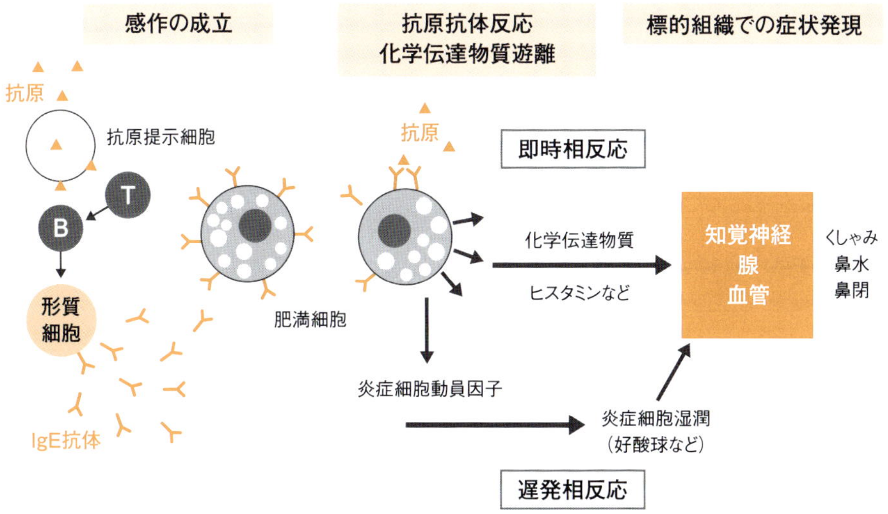

図８－２　アレルギーが起こるしくみ

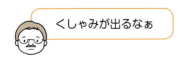

くしゃみが出るなぁ

先生、花粉症ですか？

毎年この季節はつらいなぁ

先生の場合、学生さんの噂話でくしゃみがでるよ（ケケケ…）

アナフィラキシー

Ｉ型アレルギー反応のうち、急激な化学伝達物質の放出によって、蕁麻疹のほか、咳や息苦しさ、血圧低下、けいれん、嘔吐など、症状が複数の臓器で全身性に急速に出現するアナフィラキシー反応があります。急激な血圧低下でショック症状を起こすこともあり、適切な処置を行わないと死亡することもあり、とても危険です。

アレルギー性疾患の治療薬

これまで述べてきたように、アレルギー反応は２段階のステップで引き起こされるので、このうちのどちらかをブロックすれば、症状を抑えることが可能です。

肥満細胞から放出された化学伝達物質の反応を抑える

❶ 抗ヒスタミン薬

化学伝達物質であるヒスタミンは細胞膜に受容体があり、ヒスタミン受容体に結合することによって生理活性が出てきます。ヒスタミンの受容体はいくつかのサブタイプに分かれますが、アレルギーに関与するのはヒスタミンH_1受容体です。

ヒスタミンがヒスタミンH_1受容体に作用すると血管拡張や血管透過性亢進、気管支収縮などを起こしますが、これらの作用を抑えることでアレルギー症状を和らげます。

抗ヒスタミン薬には中枢神経系に移行する性質をもつため、眠気や倦怠感などの副作用が問題となりました。最近の抗ヒスタミン薬は眠気などの副作用が少ないものが発売されています。

代表的な薬剤

ジフェンヒドラミン塩酸塩（レスタミン®）、レボセチリジン（ザイザル®）、ヘキソフェナジン塩酸塩（アレグラ®）

❷ ロイコトリエン受容体拮抗薬

化学伝達物質であるロイコトリエンは、血管を拡張させ鼻や気道の粘膜を腫脹させたり、気道平滑筋を収縮させたりする作用があります。この作用を抑えることによって、アレルギー性鼻炎や気管支喘息の症状を和らげます。副作用として、肝機能障害や血小板減少などに注意が必要です。

代表的な薬剤

プランルカスト水和物（オノン®）、モンテルカストナトリウム（キプレス®、シングレア®）

● 肥満細胞から化学伝達物質が放出されるのを抑える

❶ ステロイド薬

炎症の原因となる化学伝達物質の産生を抑えることによって、抗炎症作用や抗アレルギー作用を示します。ステロイドは用途によって、内服薬や注射薬のほか、外用剤として点眼薬や塗り薬などさまざまな剤型で用いることができます（**図8-3**）。ステロイドはとても効果が強いので、ここ一番の時に使用しますが、さまざまな副作用が出ることがあります（**図8-4、5**）。あらかじめ患者さんによく説明しておくことが重要です。

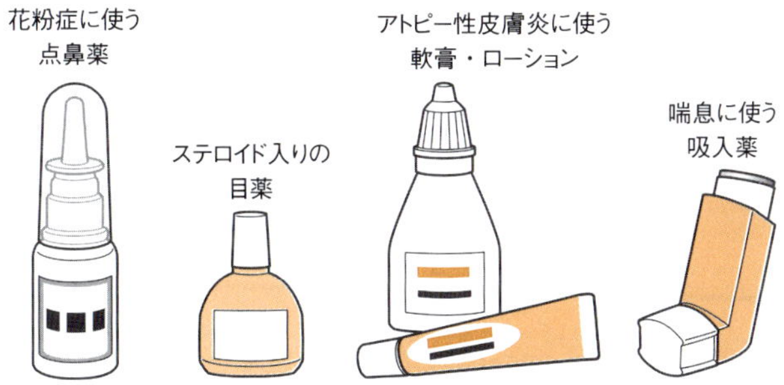

図8-3　さまざまなステロイド薬の剤型

ステロイド薬は体のさまざまなところに作用するよね。副作用についてもしっかり勉強しておこうね。のりちゃん、どんなものがあるか知ってる？

うーん、よくわからないけど、ステロイド薬ってなんか怖いイメージがあります…　悪者のイメージでしょうか

そうだね。適切に使えば、とてもいい薬になるんだよ！　ステロイド薬は身体の中でもつくられているのは知っているかな？

たしか…　副腎でつくられているんでしたっけ？

その通り。副腎皮質で合成されるホルモンの一種だね。ホルモンはごく微量で作用するんだよ

ということは、ステロイド薬もほんの少しでもよく効くってことですね。やっぱり怖いような気がします

過剰にステロイド薬が体内に入ったときには、慎重に患者さんの状態を観察しておかなければいけないよ

なるほど。そうなんですね。しっかり勉強しおかなきゃ～

じゃあ、一緒に副作用について勉強してみよう！

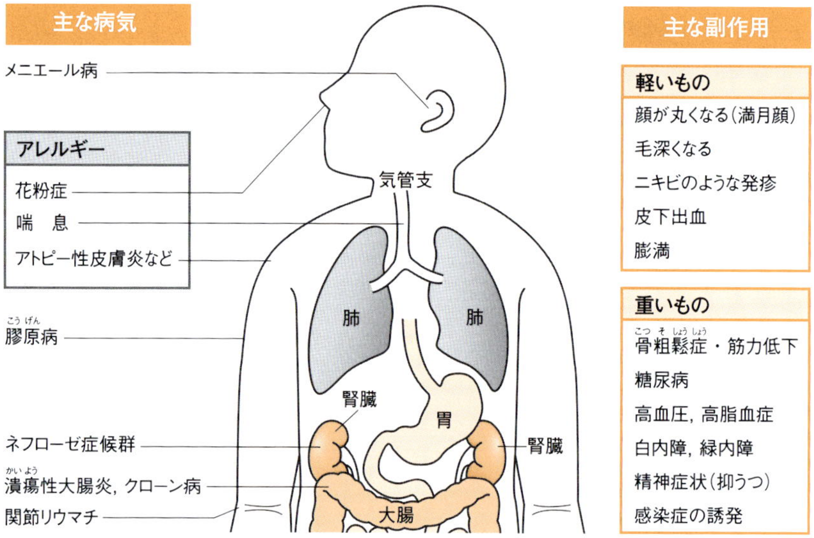

図8－4　ステロイド薬が使われる主な病気と副作用

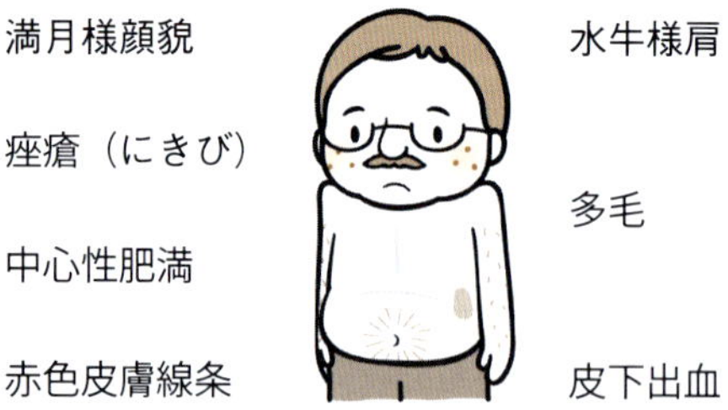

図8－5　ステロイド薬の副作用

〈ステロイド薬の主な副作用〉

・消化性潰瘍

胃や十二指腸の消化管粘膜を保護する物質（プロスタグランジンなど）を抑えるため、胃潰瘍や十二指腸潰瘍ができることがあります。

・骨粗鬆症

骨をつくる機能を抑えることによって、骨密度が減少し骨粗鬆症のような状態になります。

・精神症状

興奮気味になって夜眠れないことがあります。また、それとは逆に、気分が落ち込んでうつ症状が現れたりすることがあります。

・感染

免疫機能を低下させるために起こります。時に重篤な感染症となることもあり、注意が必要です。また、日和見感染といって、通常の免疫状態では感染しないような感染症にかかることがあります。

・高血糖・糖尿病

ステロイドの血糖値を上げる効果によるものです。もともとの体質や膵臓の状態によっては糖尿病と診断されることもあります。

・クッシング徴候

満月様顔貌、野牛肩（肩に脂肪はつくけれど手足は細い）などが現れます。

代表的な薬剤

プレドニゾロン（プレドニン）、メチルプレドニゾロン（メドロール）、デキサメタゾン（デカドロン）、ベタメタゾン（リンデロン）

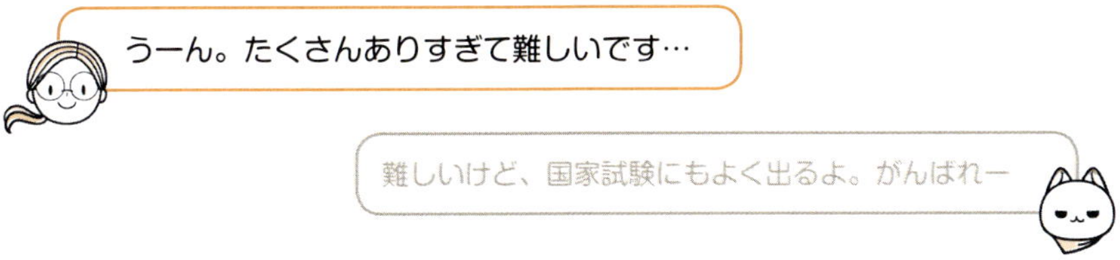

うーん。たくさんありすぎて難しいです…
難しいけど、国家試験にもよく出るよ。がんばれー

・ケミカルメディエーター遊離抑制薬

アレルギー反応を引き起こす化学伝達物質をケミカルメディエーターといいます。ここに分類される薬剤はケミカルメディエーターの肥満細胞からの放出を抑制して、アレルギー反応を抑えます。ヒスタミンH_1受容体拮抗薬は即効性が期待されますが、ケミカルメディエーター遊離抑制薬の効果が出てくるまでに２週間かかります。症状が出る前から薬の服用を始めることが重要です。

代表的な薬剤

クロモグリク酸ナトリウム（インタール）、ペミロラストカリウム（アレギサール）

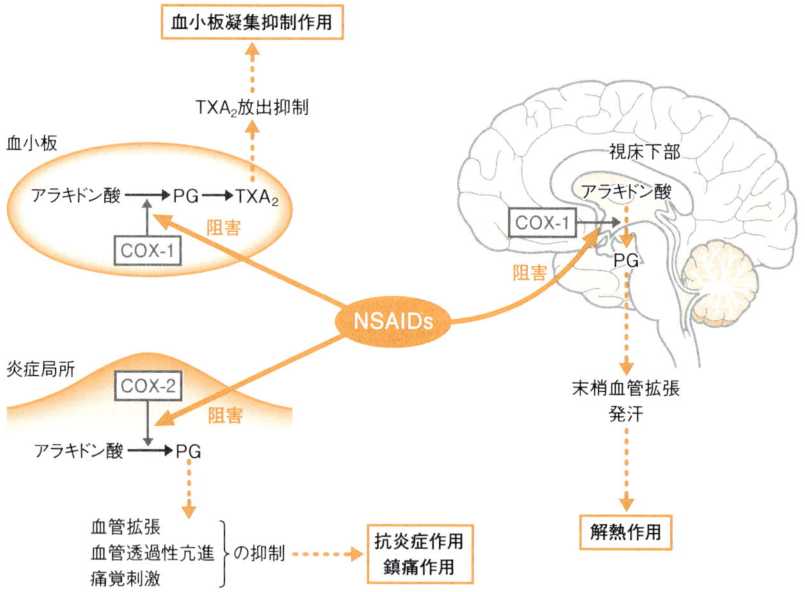

COX：シクロオキシゲナーゼ，PG：プロスタグランジン，TXA_2：トロンボキサンA_2

（安原一：Qシリーズ新薬理学．第6版、p.134、日本医事新報社、2015.）

図8－6　NSAIDsの作用機序

・鎮痛剤（NSAIDs）

Non-Steroidal Anti-Inflammatory Drugsの略で、非ステロイド性（ステロイド以外の）抗炎症薬のことです。

・NSAIDsの作用機序

NSAIDsの多くは、シクロオキシゲナーゼ（COX）という酵素を阻害することにより、痛みを抑えます（**図8－6**）。

COXは、炎症を誘発するプロスタグランジンという化学伝達物質をつくります。この化学伝達物質が周辺の組織に作用することで、痛みなどの症状を引き起こします。したがって、COXの働きを抑えることで、炎症を鎮めることができます。

炎症に関与するシクロオキシゲナーゼには、シクロオキシゲナーゼ-1（COX-1）とシクロオキシゲナーゼ-2（COX-2）の2つがあります。

COX-1は、常時体内に存在し、プロスタグランジンを産生することによって胃粘膜保護のほか、血流維持や血圧の調整を行っています。一見、プロスタグランジンは悪者のようにみえますが、胃粘膜を保護するやさしさをもっています。COX-1阻害薬によってCOX-1の作用を抑えると、胃粘膜を保護するプロスタグランジンも産生されなくなるため、副作用として胃潰瘍などの胃腸障害が引き起こされます。

一方、COX-2は刺激により増え、化学伝達物質を産生し、痛みや炎症、発熱などを引き起こします。このためCOX-1には作用せず、COX-2だけの働きを止められる薬（COX-２選択的阻害薬）は、胃障害などの副作用が少ないといわれています。従来のNSAIDsのデメリットである胃腸障害を克服したCOX-２選択的阻害薬ですが、心筋梗塞や心不全などの心血管イベントのリスクが上昇することが研究結果でわかっていますので、注意して使用する必要があります。

代表的な薬剤

アスピリン、ジクロフェナクナトリウム（ボルタレン®）、イブプロフェン（ブルフェン®）、ロキソプロフェンナトリウム（ロキソニン®）、セレコキシブ（セレコックス®）

最後にアセトアミノフェンについて説明しておこう（図８-７）

のりちゃん、アセトアミノフェンって、COX-1、COX-2のどっちに効果があるか知っている？

アセトアミノフェンは解熱薬としてよく使われているよね。どっちかなー？

どっちでもないんだよねー（ちょっと意地悪）

意地悪な問題ね！

アセトアミノフェンは直接視床下部に作用して熱を下げるんだよ。

へー、全然違うところに作用するのね！

副作用も少なくて、安全に使えるお薬だよ。看護師さんになったら、とてもお世話になるよー（ニコニコ）

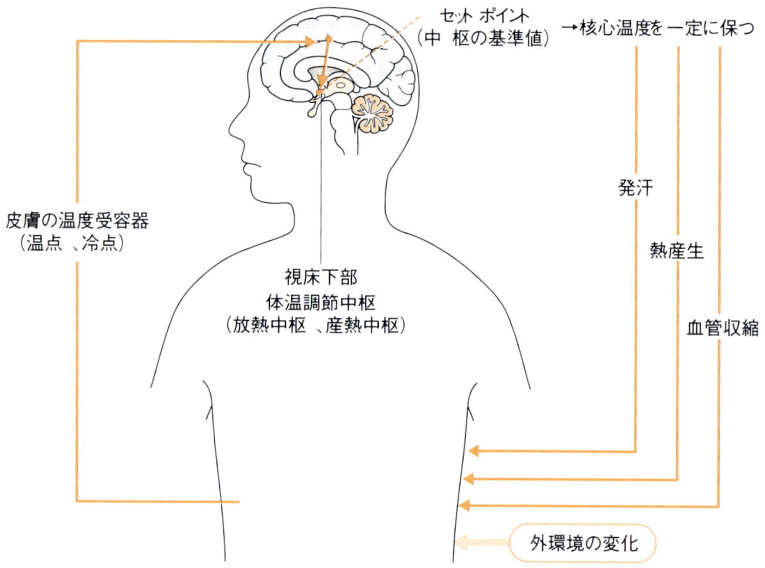

図 8-7　アセトアミノフェンの作用機序

Chapter

9

水・電解質

水分の調節・電解質の調節

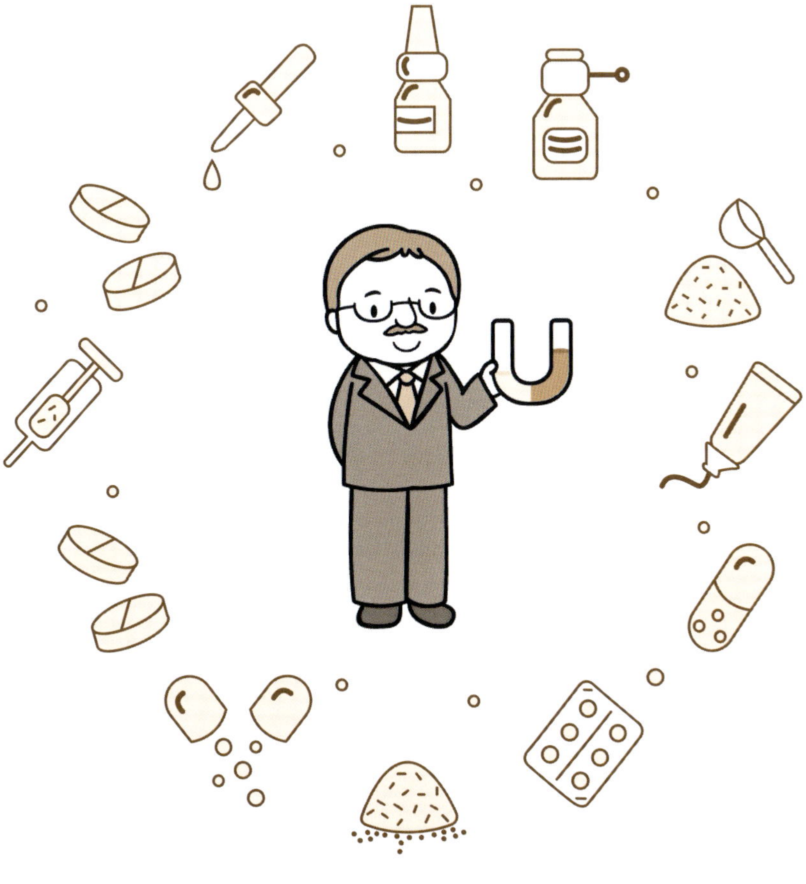

Chapter 9

水・電解質

水分の調節・電解質の調節

ヒトの身体を構成しているおよそ60兆個の細胞は、その構造を保つため細胞内に適切な量の水分を保持することが必要です。同時に細胞に酸素や栄養を届ける血液にも水分が不可欠です。このようにヒトの身体は実に約60％を水分で占めています。そのため、細胞の構造や機能を維持するためは、水分は常に適切な量や分布となるように調整されていなければなりません。

一方、Chapter 1 で説明したように、生体内で行われるさまざまな細胞活動には多様な電解質がかかわっています。正常な細胞活動には個々の細胞活動に関与する電解質が、細胞内外において適切な濃度に調整されていることや、生体刺激に応じた細胞膜の内外の移動が適切に行われることが重要です。

さまざまな病態下では、身体の水分が極度に不足したり（脱水）、局所に過剰な貯留（浮腫）を起こします。そのような場合、生体内の水分と電解質を補正する治療が必要なります。本Chapterでは、身体の水分や電解質の補正に用いられる薬物治療について説明していきます。

過剰な体内の水分を出す（利尿）

利尿薬ってなに？

利尿薬の“利尿”とは尿量を増加させることを意味するものです。そのため、尿量増加作用をもつ薬物の総称を利尿薬と言います。利尿薬の作用機序を細かくみると、ナトリウムイオン（Na^{+}）の排泄促進により利尿作用を発現する薬物（ナトリウム利尿）と、電解質の排泄を伴わずに水のみの排泄促進をする薬物（水利尿）があります。

〈ナトリウム利尿薬〉

糸球体で血液はろ過され、1日に約150Lもの原尿が生成されます。この原尿が近位尿細管から集合管に移動する間、さまざまな場所でグルコースや

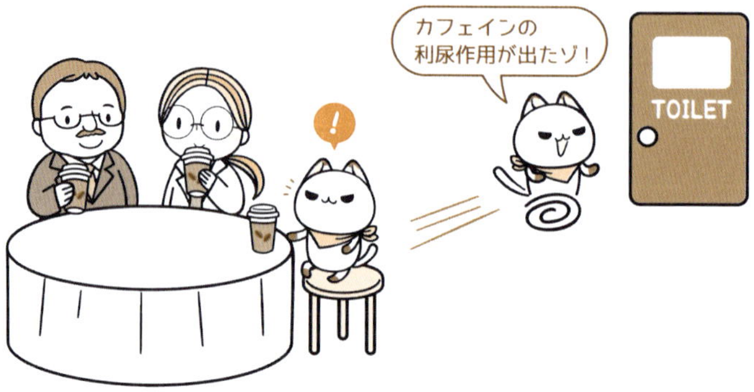

Na^+、K^+、Cl^-などの電解質とともに水分が再吸収されます。Na^+が再吸収されることで浸透圧の差が生じると、水の受動的な移動（再吸収）が起こります。多くの利尿薬はその薬理作用によって尿細管から集合管に至る途中でNa^+の再吸収を抑制します。

利尿薬はさまざまな作用部位や作用機序によって、このNa^+の再吸収を抑制するため、同時に起こる水の再吸収も抑制される結果、水の排泄量が増え、利尿を起こすのです。

❶ どんな薬があるの？

利尿薬はNa^+再吸収抑制の作用部位により分類されています。さまざまな種類がある利尿薬は、それぞれ異なる部位に作用して利尿作用を発現しています。利尿薬が働いてNa^+の再吸収を抑制して水の再吸収を抑制することで利尿作用が発現するとき、同時に別の電解質の調節にも影響を与える場合があります。それが副作用と深い関係にあります。腎の水分と電解質の調節を行っている部位と利尿薬の作用部位を理解することで、電解質の調節機能も理解することが可能になります（**図 9－1**）。

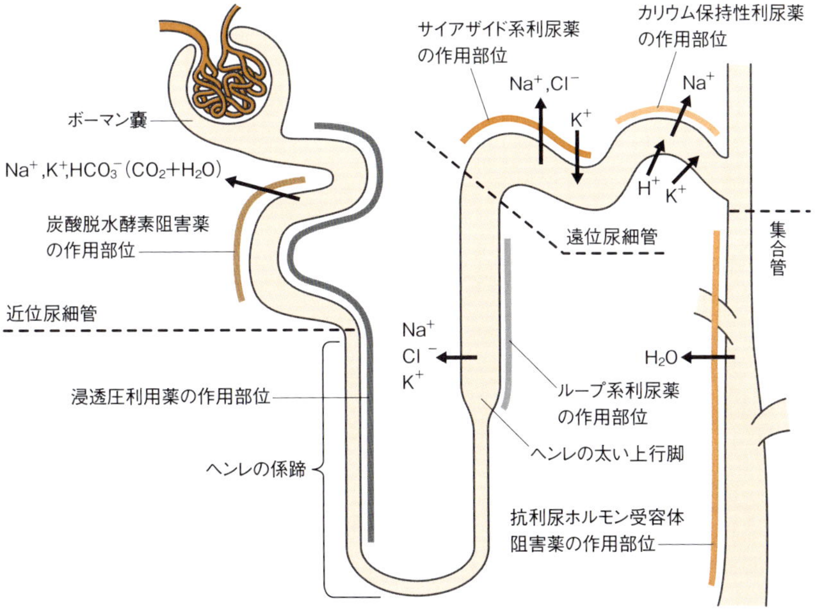

図 9－1　利尿薬の作用部位

・炭酸脱水酵素阻害薬

近位尿細管の上皮細胞内の炭酸脱水酵素は、$H_2O+CO_2 \rightarrow H_2CO_3$の反応を促します。細胞質内で生じた$H_2CO_3$はそのまま$H^+$と$HCO_3^-$と平衡状態になりますので、酵素などの助けを借りることなく、H_2CO_3あるいはH^+とHCO_3^-の増減に応じて反応式（$H_2CO_3 \rightleftarrows H^+$と$HCO_3^-$）は右や左に進むことになります。

近位尿細管上皮細胞の尿管腔側の細胞膜上には、Na^+とH^+を交換するポンプがあります。このポンプは、炭酸脱水酵素によって細胞内に生じたH^+を尿中に排泄するとともにNa^+を再吸収しています。この時、Na^+の再吸収とともに水の再吸収が起こります。

尿中でも細胞内と同様に、H_2CO_3とH^++HCO_3^-は平衡状態になっています。先ほど説明したNa^+とH^+の交換ポンプによって尿中にH^+が多く排泄されると、平衡状態はH_2CO_3を生成する方向（反応式の左向き）に移動します。平衡状態の移動によって尿中に生成されたH_2CO_3は、上皮細胞膜上に存在する炭酸脱水酵素によって、細胞内とは逆の方向であるH_2CO_3 → H_2O + CO_2へと反応を進めます。この結果で生じたCO_2は、細胞内での炭酸脱水酵素の反応によって消費されたH_2O + CO_2を補充するため細胞内に取り込まれます。

細胞内の炭酸脱水酵素が阻害されると、酵素反応による細胞内でのH^+の生成は起こりません。そのため、細胞内のH^+の蓄積が起こらないためNa^+との交換も必要なくなります。その結果、Naの再吸収とともに生じていた水の再吸収を起こらないため利尿が生じます（**図9－2**）。

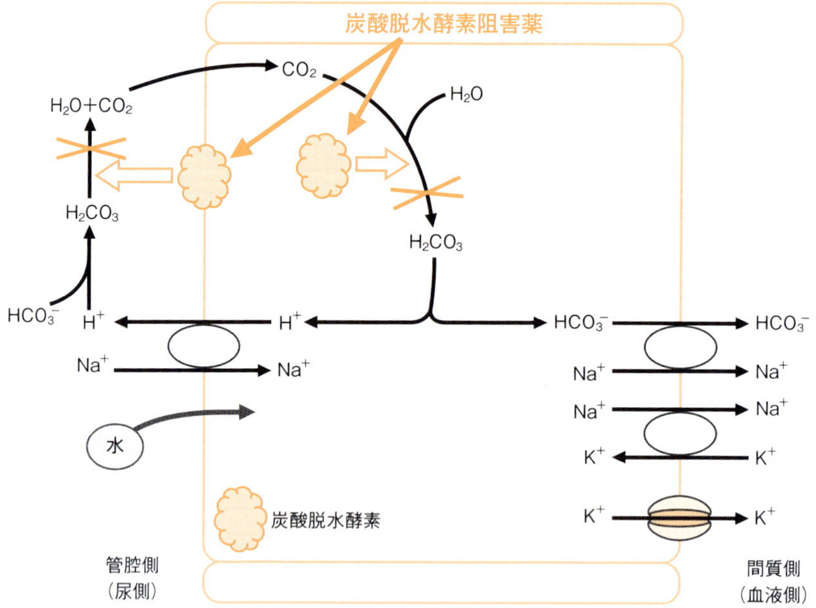

（笹栗俊之他編：ベッドサイドの薬理学. p.242、丸善出版、2018. 図Ⅳ-5-2を参考に改変）

図9－2　炭酸脱水酵素阻害薬の作用機序

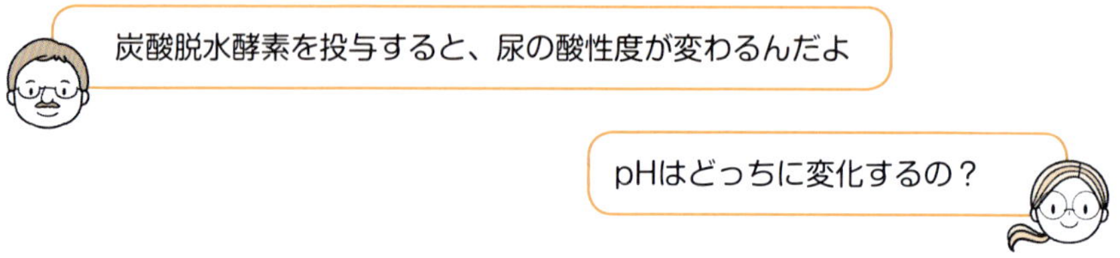

pHを規定するイオンはなんだっけ？

H^+です。そっか、H^+の変化を考えればいいのね？

落ち着いて考えてごらん

え～っと、炭酸脱水酵素が阻害されると細胞内でH^+が産生されなくなって…

いいよ、それから？

増えたH^+を尿中に出せなくなるから…わかりました
尿はアルカリ性になります

大正解！！　利尿薬を投与したときは、水（H_2O）の動きとともに、作用部位での電解質の動きも合わせて理解しておくことが重要だよ

わかりました。でも内田先生、他に注意しなければいけない電解質って何があるの？

それは次のループ系利尿薬で勉強していこう

今度の電解質は何かな

・ループ系利尿薬

ヘンレループの太い上行脚にはNa^+、K^+、Cl^-（Cl^-は実際には２個の分子が移動してプラスマイナスのバランスを保っています）を同時に取り込むトランスポーター（共輸送体）が尿管腔側に存在しています。このトランスポーターにより、これらの電解質が再吸収されると、尿管腔とは反対側の間質（尿管と尿管の間の組織）に電解質は輸送されます。その結果、間質の浸透圧が高くなるため、それを希釈（薄めようと）するため尿細管内の水分が移動します。この水分の移動により生体は効率よく水の再吸収を行なっています。

ループ系利尿薬は、このNa^+, K^+-Cl^-共輸送体に作用してこれらの電解質の再吸収を阻害します。その結果、間質の浸透圧の上昇は生じず、尿管腔からの水分の移動による希釈も起きません。希釈のために再吸収されていた水分はそのまま尿として排泄され、再吸収されなかった電解質も一緒に排泄されるた

め、利尿とともに多くの電解質の喪失が起きます。ループ系利尿薬投与時の注意するべき副作用のひとつに低カリウム血症があるのは、このような作用機序によるものです（**図9－3**）。

・チアジド（サイアザイド）系利尿薬

主に遠位尿細管の尿管腔側の細胞膜ではNa^+/Cl^-を同時に取り込むトランスポーター（共輸送体）が尿中からNa^+とCl^-を再吸収しています。尿管腔内の尿は遠位尿細管でNa^+とCl^-が再吸収されながら通過していくため、尿中のNa^+とCl^-濃度は徐々に低くなっていきます（**図9－4**上）。

チアジド系利尿薬は、このNa^+/Cl^-共輸送体の働きを阻害します。その結果、Na^+とCl^-は再吸収されず尿中濃度が非常に高いまま尿は集合管に移動します。この高浸透圧の尿に対する水の移動により利尿作用が発現します（**図9－4**下）。

・アルドステロン拮抗薬（カリウム保持性利尿薬）

電解質の再吸収は集合管でも行われています。集合管の尿細管細胞の細胞質にはアルドステロン受容体が存在しています。この受容体にアルドステロン（副腎から分泌されるステロイドホルモンの一種）が結合すると複合体を形成します。複合体は核内に入り、アルドステロン誘導タンパク（aldosterone-induced protein；AIP）の合成を亢進します。

このAIPは尿細管細胞の管腔側の細胞膜に存在するNa^+チャンネル（上皮型ナトリウム（Na^+）チャンネル）を増加させることによって、Na^+の再吸収を促します。それとともに血管側の細胞膜にあるNa^+とK^+を交換するポンプ（Na^+/K^+-ATPアーゼ）を活性化させ、再吸収によって細胞内に増加したNa^+をK^+と交換します。Na^+との交換によって細胞内の増えたK^+は、別のK^+チャンネルによって尿中に分泌されます。この一連のアルドステロンによる作用のなかで、Na^+の再吸収とともに水が再吸収されています。

アルドステロン拮抗薬は、このアルドステロンが受容体に結合して核内に移動しAIPが合成された後に生じる一連の動きを抑制するため、Na^+の再吸収に伴う水の再吸収が抑制されます。その結果、利尿作用が発現します。

アルドステロン拮抗薬による利尿作用が発現する際、Na^+再吸収が抑制されるため細胞内のNa^+の増加は起こりません。そのためNa^+K^+ポンプによるK^+の交換が行われないため、細胞質内のK^+濃度も増加しません。その結果、K^+は排泄されずに保持されたまま利尿作用が得られることになります。アルドステロン拮抗薬がカリウム保持性利尿薬と呼ばれる理由はここにあるのです。

・上皮ナトリウムチャンネル遮断薬（カリウム保持性利尿薬）

カリウム保持性利尿薬には別の作用機序を持つ薬物があります。上皮ナトリウムチャンネル遮断薬は、アルドステロンの作用により生じるさまざまな電解質の動きのなかで、尿細管の管腔側の細胞膜表面に存在しているNa^+チャンネ

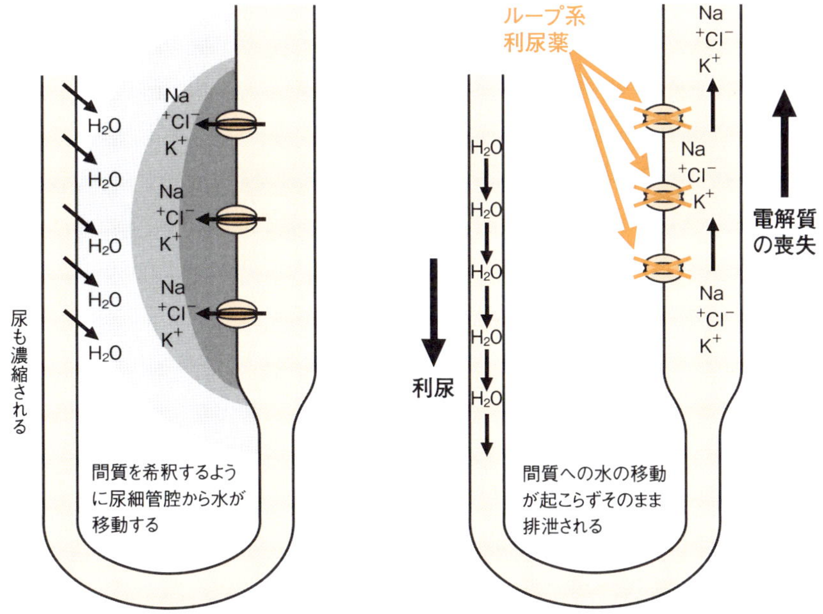

図 9－3　ループ系利尿薬の作用機序

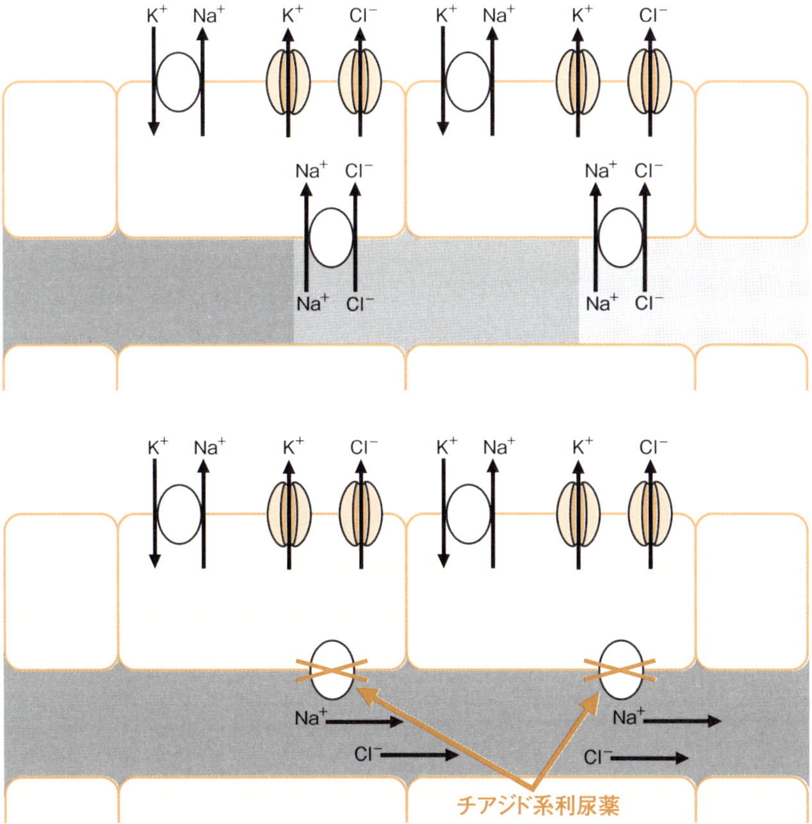

図 9－4　チアジド系利尿薬の作用機序

ルを直接抑制します。その結果、Na⁺の再吸収とともに生じていた、水の再吸収も抑制し利尿を起こします。これにより細胞内のNa⁺濃度の増加が起こらなくなるため、細胞の間質側のNa⁺K⁺ポンプによるK⁺との交換は起こらず、最終的なK⁺排泄も起きません。このためK⁺は保持されたまま利尿作用が発現することになるのです（**図9－5**）。

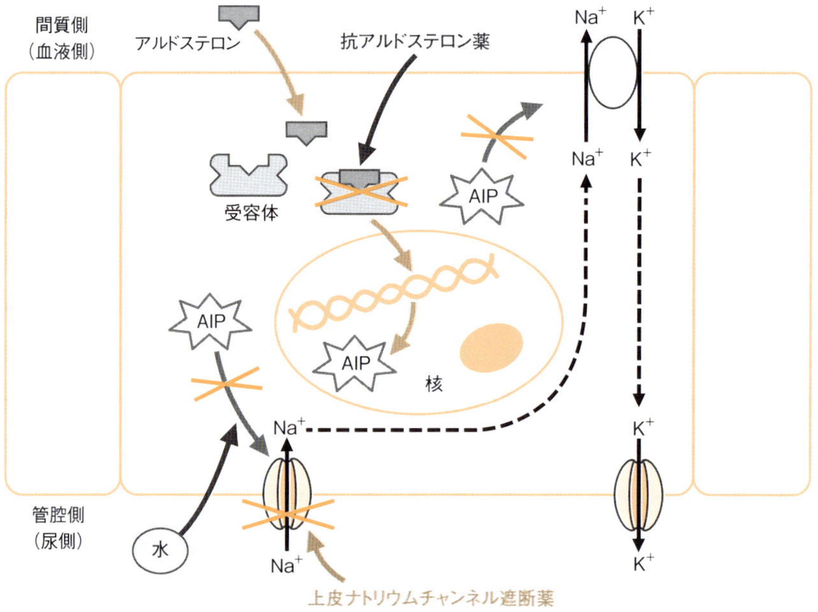

図9－5　カリウム保持性利尿薬の作用機序

・浸透圧利尿薬

これまで説明した利尿薬と異なり、浸透圧利尿薬はある特定の酵素や電解質チャンネルやポンプに作用するのではなく、生体膜の化学的な性質（半透膜）に基づく水分移動の原理（浸透圧）によって利尿作用を発現しています。

細胞膜を境に濃度が違う状態になっていると、濃度が高いほうに水分が移動する現象を知っているよね

高校の化学の実験で、U字管を半透膜で区切った実験をした記憶があります

そうだね。生体膜は半透膜の性質をもっているから、両側の濃度が違うと浸透圧が発生するんだ。それを利用した利尿薬があるんだよ

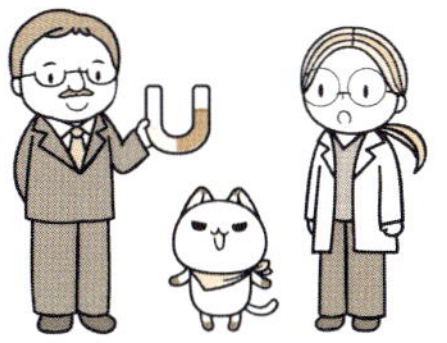

生体膜の両側？　水分が尿に染み出てくるの？

マンニトールやグリセリンなどは糸球体でろ過されて原尿中に排出されるけど腎尿細管で再吸収されない性質をもっているんだ

それだと管腔内の浸透圧が上がっちゃいます

浸透圧が上昇すると水やNa^+の再吸収が抑制されて、結果的に尿量を増加させるんだ

それが浸透圧利尿薬なんですね

同じ現象は糖尿病でも起こるんだよ

尿中に糖がたくさん出るから浸透圧が高くなっているの？

糖尿病の初期の症状には何があるかな？

あ！　だから多尿になるんですね！！

その通り！　生体機能を正しく理解すると、病態のメカニズムも理解できるよね

正常である“生理”を知るから、異常である“病理”が理解できるんですね

あ〜〜またここでも積み重ねか〜。大変だよ〜〜

〈水利尿薬〉

集合管で行われる最終的な水の再吸収には、中枢の視床下部－神経下垂体系から分泌された抗利尿ホルモン（バソプレシン）が重要な働きをしています。

バソプレシンが集合管の間質側の細胞膜に発現しているバソプレシンV２受容体に結合すると、細胞内のアデニル酸シクラーゼ（AC）の働きを介してサイクリックAMP（cAMP）を産生します。このcAMPは細胞内のセカンドメッセンジャーとしてプロテインキナーゼA（PKA）を活性化します。活性化したPKAは細胞内で水チャンネル（アクアポリン２：AQ２）を蓄えている小胞（WCV）を細胞膜に移動させ、細胞膜と融合するとともに蓄えていた水チャンネルを管腔側の細胞膜に発現させます。これら一連の流れによって、新たに管腔側の細胞膜上に発現するようになった水チャンネルが尿中の水を再吸収していきます。

この抗利尿ホルモンの作用部位（バソプレシンV２受容体）を阻害して利尿作用（抗利尿作用の阻害）を発現するのが水利尿薬です（**図９－６**）。

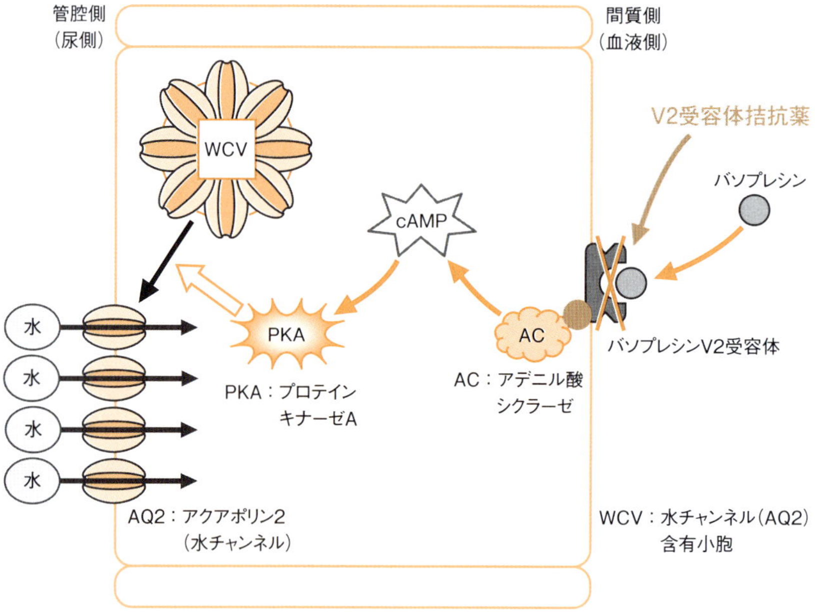

（笹栗俊之他編：ベッドサイドの薬理学. p.246、丸善出版、2018. 図Ⅳ-5-6を参考に改変）

図９－６　受容体拮抗薬の作用機序

これまで説明した主な利尿薬を**表９－１**にまとめます。

表９－１　主な利尿薬

ナトリウム利尿	主な薬物
炭酸脱水酵素阻害薬	
	アセタゾラミド（ダイアモックス®）
ループ系利尿薬	
	フロセミド（ラシックス®）
	ブメタニド（ルネトロン®）
	トラセミド（ルプラック®）
	アゾセミド（ダイアート®）
チアジド（サイアザイド）系利尿薬	
	トリクロルメチアジド（フルイトラン®）
	ヒドロクロロチアジド（ヒドロクロロチアジド®）
	ベンチルヒドロクロロチアジド（ベハイド®）

チアジド類似系利尿薬	
	クロルタリドン（ハイグロトン®）
	メフルシド（バイカロン®）
	インダパミド（ナトリックス®）
	トリパミド（ノルモナール®）
	メチクラン（アレステン®）
アルドステロン拮抗薬（カリウム保持性利尿薬）	
	スピロノラクトン（アルダクトン®）
	エプレレノン（セララ®）
	カンレノ酸カリウム（ソルダクトン®）
上皮ナトリウムチャンネル遮断薬（カリウム保持性利尿薬）	
	トリアムテレン（トリテレン®）
水利尿	**主な薬物**
V2受容体拮抗薬	
	モザバプタン（フィズリン®）
	トルバプタン（サムスカ®）
浸透圧性利尿薬	
	D-マンニトール（マンニットⓇ、マンニットール®）
	イソソルビド（イソバイド、メニレット®）
	濃グリセリン（グリセオール®）

看護におけるワンポイント

利尿薬には、チアジド系利尿薬のように発現する利尿作用が比較的穏やかであることから、高血圧の治療に用いられるものがある一方で、ループ系利尿薬のように強い利尿作用を発現するものなどさまざまです。腎臓で行われる水の再吸収は、電解質の調節を伴っています。電解質は生体のさまざまな活動に重要な要素であるとともに、血液の浸透圧の調整にも重要な成分です。利尿薬を使用する際は、Na^+やK^+などをはじめとするいくつもの重要な電解質濃度が大きく変化する場合があるので、利尿薬服用中の患者さんの状態の確認は重要です。

利尿薬を使用する患者さんは、心不全や肝機能障害など、もともとの身体の状態が悪いことが多く、電解質変化に対する順応性が落ちていることが懸念されます。加えて、電解質の異常により併用している他の治療薬の副作用が起きやすくなる場合も多いため、医師の指示どおりの服薬がされていることがとても重要になってきます。

足りない水分を入れる（輸液）

生体の電解質の分布

重度の下痢や頻回の嘔吐、熱中症により汗や不感蒸泄による体液の損失が大きい場合、身体は脱水状態に陥ります。また、手術や外傷によって多量の血液を失った場合にも、循環血液量が不足することにより血液低下などが起こるため、回復のために輸液や輸血などの処置が速やかに行われる必要があります。

ヒトの身体を構成している細胞は多くの電解質を含んでいます。その電解質は細胞の内外で分布が大きく異なっています。これは細胞膜に存在しているイオンポンプやイオンチャンネルによって汲み出しや取り込みが行われ、細胞のさまざまな反応（生体反応）が起こる際の細胞膜を介した電解質の移動などに

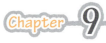

備えて、事前に電解質を適切に分布させて反応の準備をしているからです。つまり、細胞内外の電解質の分布の違いは生体が生きている証であって、適切な生体機能を発現・維持するためには必要なことなのです（**図 9－7**）。

	血漿	細胞間質液	細胞内液		血漿	細胞間質液	細胞内液
陽イオン				陰イオン			
ナトリウム	142	144	15	HCO_3^-	27	30	10
カリウム	5	4	150	クロール	103	114	1
カルシウム	5	2.5	2	HPO_4^-	2	2	100
マグネシウム	3	2	27	SO_4^-	1	1	20
				タンパク質性陰イオン	16	0	63

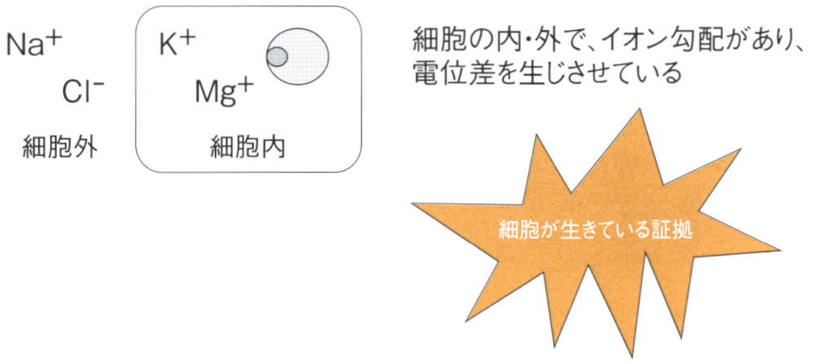

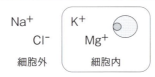

図 9－7　細胞内外の電解質の分布

輸液の種類

・等張電解質輸液（細胞外液補充液）

投与する輸液製剤の浸透圧は非常に重要です。臨床現場では血漿の浸透圧である約285mOsm/Lとほぼ等しい浸透圧に調整されているものが使われています。等張電解質輸液には、生理食塩液、リンゲル液、乳酸加リンゲル液などがあります。

等張電解質輸液は輸液中の電解質の含有量が体液（血漿）とほぼ同じです。そのため、投与された輸液が細胞膜を浸透する「細胞内」への移動はそれほど多くありません。投与された輸液の多くは、そのまま血管内や細胞間質液である「細胞外」にとどまることで細胞外液量を増加させます。等張電解質輸液製剤が「細胞外液補充液」と呼ばれるのはこのような性質によるものです。

・低張電解質輸液

一方、輸液製剤には体液（血漿）より電解質濃度が低いものがあります。電解質が少ないままだと体液に比べて浸透圧が低い低張になってしまうため、ブドウ糖を添加して浸透圧の調整を行い等張溶液にしています。このブドウ糖は体内に投与された後、代謝され消失します。その結果、投与された輸液は浸透圧が体液より低くなるため、低張電解質輸液と呼ばれています。

低張電解質輸液には、1～4号液のように番号が振ってあるものがあります。それぞれ1号液は「開始液」、2号液は「脱水補給液」、3号液は「維持液」、4号液は「術後回復液」とも呼ばれていますが、臨床現場で主に1号液（開始液）と3号液（維持液）が使用されています。それぞれの輸液製剤の電解質の組成は、生理食塩液を希釈したものとなっていて、Na^+の濃度は生理食塩液154mEq/Lから1号液77mEq/L（1/2生食）、2号液51mEq/L（1/3生食）、3号液38mEq/L（1/4生食）、4号液31mEq/L（1/5生食）となっています。

低張電解質輸液製剤は、投与される輸液中の電解質濃度が体液（血漿）よりも浸透圧が低くい組成となっているため、細胞内にも水分は移行することができ、細胞内外への水分補給が可能になります。

主な輸液製剤の例を表で示します（**表9－2**）。

表9－2　主な輸液製剤

	製品名	電解質濃度(mEq/L)							ブドウ糖(g/L)
		Na^+	K^+	Ca^{2+}	Mg^{2+}	Cl^-	HCO_3^-	その他	
細胞外液補充液	血清（参考）	142	5	5	3	103	27	Protein 16	
	生理食塩液	154				154			
	リンゲル液	147	4	5		156			
	乳酸加リンゲル液								
	ラクテック	130	4	3		109	28		
	ラクテックG	130	4	3		109	28		50
点滴開始液	ソリタT1号	90				70	20		26
	KN補液1A	77				77			25
維持液	ソリタT3号	35	20			35	20		43
	KN補液3A	60	10			50	20		27
	メイロン®	833					833		

輸液の使い分け

何らかの原因によって、生体の機能維持に必要な水分が過度に不足すると脱水になります。米国では「脱水：dehydration」を身体全体の水分が失われた状態（水分欠乏：dehydration）と体液が失われた状態（体液欠乏：volume depletion）に区別しています。

熱中症や長期間の食事が取れない状況では、時間をかけて徐々に体内の水分が失われていくため、体液のみならず細胞そのものからも水分が失われた状態（水分欠乏）となります。このような時は、細胞内にも水分を移行させて水分補給をする必要があるため、低張電解質輸液製剤（主に3号液など）が投与されます（**図9－8**）。

一方で、手術や外傷による出血や頻回の下痢や嘔吐などで体液（細胞外液）が急に失われた場合には、細胞外液に電解質を補うために、生理食塩液や乳酸加リンゲル液などの細胞外液補充液（等張電解質輸液）が投与されます。

適切なpHを維持するために

至適pHへの調節

ヒトの細胞が適切に機能するためにはさまざまな生体反応が正しく行われることが必要で、それには生体内のpHが常に適切な値に調整されていることが必要です。ところが、生体が活動すると、細胞組織では常に代謝が行われます。その結果、代謝産物として“酸性物質”である二酸化炭素（CO_2）が産生されます。また、筋肉を動かすと乳酸やピルビン酸などの有機酸が産生され、これらも血液のpHを酸性にする方向に働きます。このように生体活動は身体のpHを酸性に進める傾向があるため、pHを一定に保つ仕組みが必要になります。それが緩衝機構というものです。

生体内の緩衝機構で最も重要なのが血液内に存在する「重炭酸緩衝系（bicarbonate buffer system）」です。血液中では、

$$H^+ + HCO_3^- \rightleftarrows H_2CO_3 \rightleftarrows CO_2 + H_2O$$

の平衡関係があります。

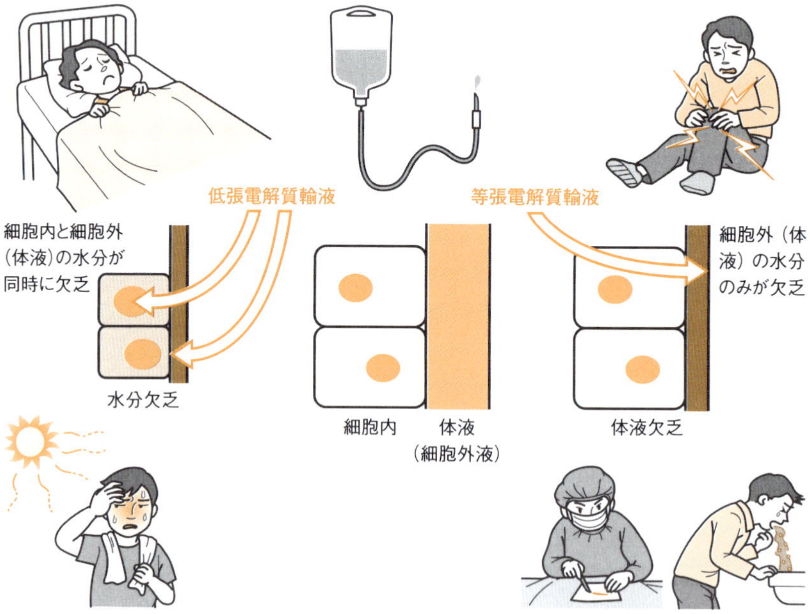

図9－8　脱水の種類と輸液の選択

低張電解質輸液には1号液から4号液まであるけど、特に1号液は特徴的なんだ

あ～～カリウム（K）が入っていません

そう、１号液はカリウムが含まれていない組成となっているんだ

どうして？

緊急で輸液をしなければならない時には、患者さんの詳しい状況がわからない場合もあるよね

意識が無い場合もありますね

そう。特に血圧が下がっているショック状態の場合、すぐに輸液を始めなくてはならない場合もあるよね

はい。検査結果なんか待っていられません

腎機能がどうなっているかわからず、血中のカリウムがどうなっているかわからない。そんなときにはとりあえず１号液を使うんだ

どうしてそんなにカリウムを怖がるの？

高カリウム血症の有無が確認できていないときに、輸液でさらにカリウムを補充して、万が一、過度に血中カリウム濃度を高くしてしまった場合には、不整脈を起こす危険があるんだよ

それでカリウムが入っていない１号液で様子を見るんですね

だから１号輸液は「開始液」なんて呼ばれているんだな

種々の生体反応によって酸が産生される（体内のpHが酸性に傾く）と、生じたH^+にHCO_3^-が作用します。その結果生じたH_2CO_3により平衡式は右に進み、最終的にCO_2を生じます。生じたCO_2により呼吸中枢が刺激されると、血中のCO_2は呼吸により肺から迅速に除去され、緩衝作用が発揮（生じたH^+によるpH変化の回復）されます。

・炭酸水素ナトリウム（メイロン®）

生体内の緩衝機構によるpH調整の能力を超えた酸（H^+）が生じた状況がアシドーシスです。アシドーシスの補正（治療）には炭酸水素ナトリウム（メイロン®）を点滴投与します。炭酸水素ナトリウムの投与により生体内に過剰に産生された酸（H^+）は、

$$H^+\uparrow\uparrow\uparrow + HCO_3^- \rightarrow H_2CO_3 \rightarrow CO_2 + H_2O$$

（点滴で投与）

点滴により投与されたHCO_3^-により次々と右に平衡式を移動させ、CO_2として呼気中に排泄されます。

脱水の補正に種々の輸液が用いられるとともに、アシドーシスの補正に用いられる炭酸水素ナトリウム（メイロン®）は重要な医薬品です。これらは生体内の薬物受容体や酵素反応などに直接作用する薬物ではありませんが、生体活動の不具合を調整するためには重要な働きをするものですので、しっかりとその作用機序を理解してください。

コラム

アイソトニック？　ハイポトニック？

スポーツ飲料などを中心に、浸透圧が身体の浸透圧とほぼ等しい"アイソトニック（等張）"飲料が多く販売されています。同時に最近は、身体の浸透圧よりも低く調整された浸透圧を持つ"ハイポトニック（低張）"飲料というものも多く見かけるようになってきました。経口摂取した水分の吸収には、点滴などによって直接血管内に投与される輸液と全く同じではありませんが、このChapterの後半で解説した２種類の輸液の効果に関する理解が応用できます。

運動によって多量の汗をかくと、体内の水分のみならず電解質も一緒に喪失します。運動の合間には適切に水分と電解質（ミネラル）補給が行われなければなりません。運動という時間をかけながら身体が水分を失うときは、細胞外液（血液など）と同時に細胞内からも水分が失われる「身体全体の水分が失われた状態（水分欠乏：dehydration）」になっています。本文で説明した**図９－８**の左の状態です。「水分欠乏」状態では"低張電解質輸液製剤"が有効であるという説明をしてきました。

最近のスポーツ医学に関する研究では、運動時の水分補給には"ハイポトニック"飲料の方が適しているとの報告があるようです。輸液治療に用いられる２種類の輸液タイプの使い分けの理解にスポーツでのエピソードが役立ってくれれば幸いです。

Chapter

10

血液疾患

酸素の運搬と凝固の調節

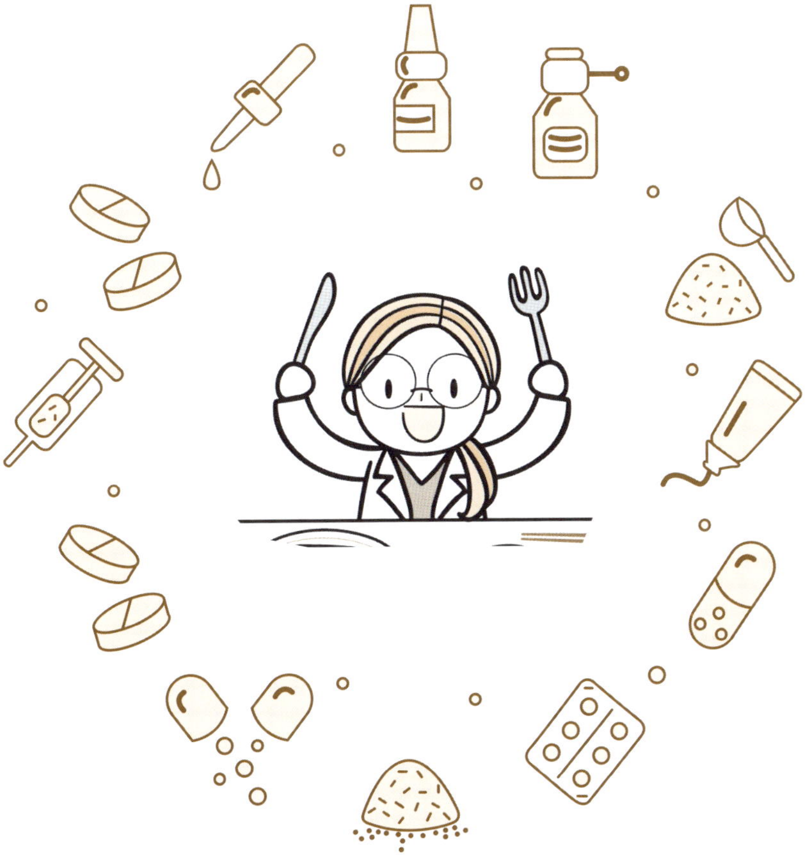

Chapter 10

血液疾患
酸素の運搬と凝固の調節

赤血球の働きと貧血

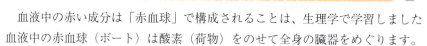

血液中の赤い成分は「赤血球」で構成されることは、生理学で学習しました血液中の赤血球（ボート）は酸素（荷物）をのせて全身の臓器をめぐります。

急に立ち上がったり、立ち続けたりすることで血圧が低下し、めまい・立ちくらみが起きる一過性の起立性低血圧を「貧血」と呼ぶこともありますが、医学的にはこれらの症状は貧血とはまったく異なるものです。「貧血」とは、さまざまな原因によって、血液中の赤血球が少なくなってしまった状態をいいます。赤血球が少なくなると、荷物をのせるボートの数が少なくなってしまうので、荷物である酸素を運搬することができなくなります。

貧血にもいくつか種類がありますが、ここでは赤血球にあるヘモグロビンの中に含まれる鉄が不足することによって起こる「鉄欠乏性貧血」について解説します。

● 鉄欠乏貧血

❶ 鉄欠乏貧血って何？

貧血の9割以上を鉄欠乏性貧血が占めます。特に若い女性の間では4人に1人が鉄欠乏性貧血であるといわれています。

赤血球中にあるヘモグロビンは、身体の隅々まで酸素を運ぶ役割を担っています。ヘモグロビンを体内でつくるには鉄が不可欠なので、鉄が不足するとうまくヘモグロビンがつくれなくなります。このため、鉄欠乏性貧血では、鉄不足によって酸素を運搬する能力が低下してしまいます。

女性は月経があるため鉄を失うことが多く、日本人女性の約半数が鉄不足の状態です。月経過多だけでなく、妊娠中や出産後の人も貧血に注意しなければいけません。妊娠中はおなかの赤ちゃんに鉄を供給する必要がありますし、出産では大量の血液を失ってしまうからです。また、授乳期は母乳とともに鉄が失われます。

貧血になると身体の組織で酸素不足となるので、疲れやすくなったり、食欲が落ちたりします。その他に、頭痛や動悸、顔面やまぶたの裏が蒼白になるといった症状がみられることもあります。貧血症状はゆっくりと進行するので、身体が貧血の状態に慣れてしまうため、自覚症状がはっきりしないことも珍しくなく、健康診断などで指摘されて初めて気がつくこともあります。

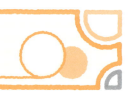

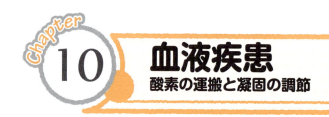

赤血球のボートは酸素（荷物）をのせてからだじゅうをめぐるんだよ

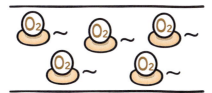

ボートがたくさんあるとたくさん荷物を運べます

もしボートの数が減ったらどうなるかな？

あら？　うまく荷物が運べないです

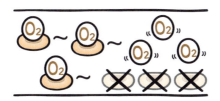

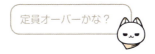

定員オーバーかな？

❷ 鉄欠乏性貧血の治療

身体の中の鉄分が不足している場合、鉄剤によって鉄分を補給します。鉄を補給することにより、ヘモグロビンと酸素がしっかりと結合することができるようになり、酸素の運搬能が回復します。

鉄剤投与開始後１～２週間で、赤血球がつくられ始め、ヘモグロビン値は徐々に回復してきます。しかし、鉄欠乏性貧血の発症の時点で体内の貯蔵鉄がほとんどなくなっているため、１か月程度の鉄剤内服で検査値が改善しても、鉄剤の投与を中止するとたちまち再発してしまいますので、ヘモグロビン値が回復した後も鉄剤の投与を継続する必要があります。

鉄剤の副作用には、悪心、嘔吐や食欲不振、黒色便などがみられます。特に、黒色便は患者さんが見たときに驚きますから、あらかじめ伝えておくとよいでしょう。

代表的な薬剤

硫酸鉄（フェロ・グラデュメット®）、クエン酸第一鉄ナトリウム（フェロミア®）

鉄欠乏性貧血以外の貧血

鉄欠乏性貧血以外にも貧血にはいくつかの種類があります。食べ物などから摂り入れた鉄分を十分に利用できないことで起こる鉄芽球性貧血、骨髄や造血幹細胞が障害を受けることにより生じる再生不良性貧血、腎臓で赤血球をつくるのを促進するホルモン（エリスロポエチン）の分泌が不足することによって起こる腎性貧血、赤血球の分化の過程に必要な葉酸やビタミンB_{12}が不足することにより生じる巨赤芽球性貧血（悪性貧血）、自己免疫性疾患などによって赤血球が破壊されてしまう溶血性貧血などがあります。いずれも造血幹細胞から赤血球がつくられる過程でトラブルが生じることによって貧血となります。

貧血の原因やそれによる病気で使用する薬剤が異なります（**表10-１**）。

表10-１：貧血の治療法

①血液の合成障害のために生じる貧血（鉄欠乏性貧血、巨赤芽球性貧血）	鉄、ビタミンB_{12}、葉酸の投与
②免疫学的な機序によって生じる貧血（再生不良性貧血、溶結性貧血）	免疫抑制療法（免疫抑制薬、ステロイド薬）
③高度の貧血	輸血療法（赤血球液製剤）

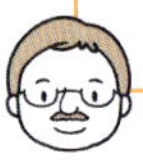

ビタミンB_{12}は胃の壁細胞から分泌される内因子と結合して吸収されるよ！

なるほどー。それで、胃を切除した後の患者さんにビタミンB_{12}を投与するときには、注射剤を使用するんですね

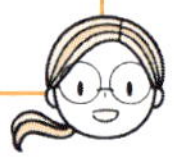

白血球の働きと白血球減少症

次に、血液の白い部分のうち、白血球について解説します。

白血球の病気では、白血球の数が少なくなる病気の白血球減少症と、数が多くなる白血病の２つがあります。ここでは、白血病減少症について説明します。

白血球減少症

❶ 白血球減少症って何？

白血球減少症とは、末梢血中に含まれる白血球の数が減少した状態のことです。白血球が減少することによって、細菌や真菌（カビ）を体内から除去する力が低下します。感染症にかかりやすい状態になりため、日和見感染症を起こしやすくなります。

末梢血中に含まれる好中球数が2,000/μL未満となった場合を好中球減少症といいます。特に、好中球が500/μL未満となると細菌や真菌感染のリスクが非

常に高くなります。

また、発熱性好中球減少症（Febrile Neutropenia；FN）は、発熱を伴う好中球減少症で、重篤な感染症を引き起こすだけでなく、死に至ることもある病態です。がんの化学療法中に特に注意すべき副作用です（**図10-1**）。

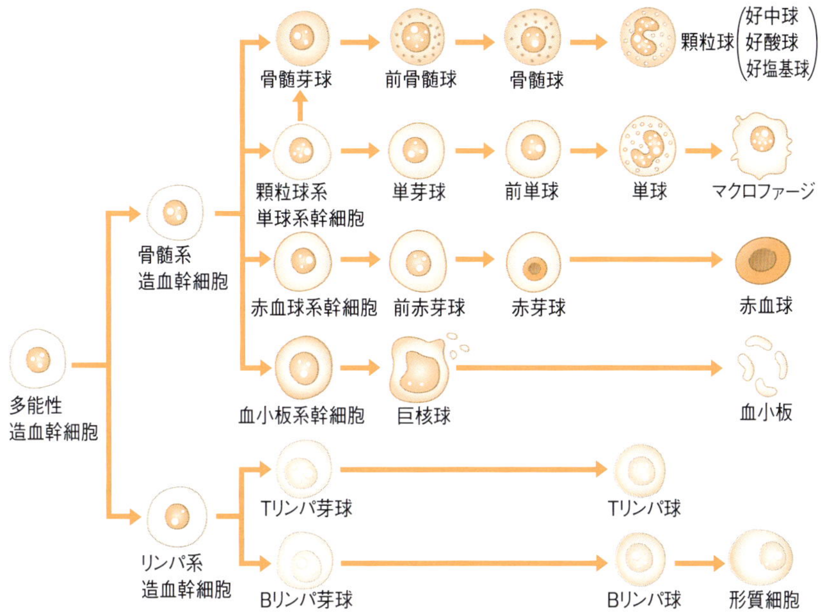

図10-1　造血幹細胞の分化

❷ 白血球減少症の治療

治療薬として、顆粒球コロニー刺激因子（Granulocyte Colony Stimulating Factor：G-CSF）を使用します。G-CSF製剤は、骨髄の中で好中球の分化・増殖を刺激することにより、末梢血中の好中球数を回復させます。

代表的な薬剤：

フィルグラスチム（グラン®）、ナルトグラスチム（ノイアップ®）、レノグラスチム（ノイトロジン®）

白血球減少症は薬剤が原因で起こることがあるよ

抗がん剤の治療で起こることが多いんですよね

その通り！　ほかにはどんな薬剤があるか知っているかな？

放射線曝露やウイルス感染が原因になることがあるのは聞いたことがありますけど。薬ですか？

よく知っているね！　薬が原因になることもあるのをぜひ知っておいてほしいな。抗菌薬や解熱鎮痛剤、抗けいれん薬、抗甲状腺薬などでも、白血球減少症が起こるんだよ

へぇ！　そうなんですね

漢方薬とかOTC薬も要注意！！

コラム

日和見感染症

免疫力が低下して、感染症にかかりやすい状態になった人を易感染宿主（compromised host；コンプロマイズド・ホスト）といいます。このような人がかかりやすい感染症のことを日和見感染といい、健康な人では感染を起こさない病原体が原因で発症する感染症のことをいいます。サイトメガロウイルス感染症や多剤耐性緑膿菌（multi-drug resistant Pseudomonas aeruginosa；MDRP）感染症、トキソプラズマ症などがあります。

血液凝固機構

血栓と塞栓

最後に、血液の白い部分のもう１つの成分、血小板についてお話ししましょう。

血管が傷ついて大出血すると、生命にかかわる危険な状態になります。そこで、血液の流出を防ぐしくみ（止血）が起こります。止血で重要な役割を果たすのが血小板です。血管が傷つくと、そこに血小板が集まってきて、お互いにくっつきあう（凝集）ことにより傷ついた部分に栓をして出血を止めます。

血液の塊が、血管を詰まらせてしまう病気には、血栓症と塞栓症の２種類があります。血栓症は血管の中でできた血液の塊がその場で血管をつまらせる病気です。塞栓症は、別の場所でできた血液の塊が移動してきて血管をつまらせる病気です。心筋梗塞や脳梗塞、静脈血栓塞栓症（肺塞栓症、深部静脈血栓症）は、血栓や塞栓が原因となって発症する病気です（**図10-２**）。

正常な状態では、血小板の血栓をつくる作用と血栓を溶かす作用のバランスが調整されているため、出血したときのみ血栓がつくられ、出血を止めるのです。

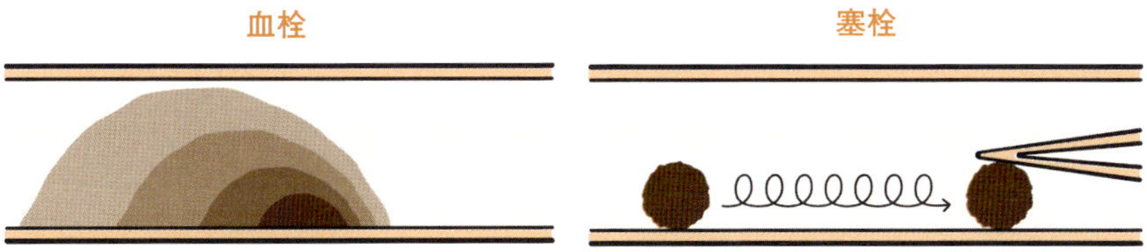

図10-2　血栓と塞栓の違い

❶ 止血のしくみ

出血を止めるためにとても重要な役割として血液を固める働きがあります。しかし、血管の中で血液が固まってしまうと、心筋梗塞や脳梗塞など致死的な病気を引き起こすことがあり危険です。

血管に傷がつき出血すると、止血のための準備がはじまります。傷ついた痛み刺激などにより出血部位の細動脈が収縮します。出血量が最小限になるようにするためと、血流速度を遅くして次に起こる血小板の粘着・凝集が起こりやすくなるよう備えます。

止血には以下の２つの段階があります（**図10-３**）。

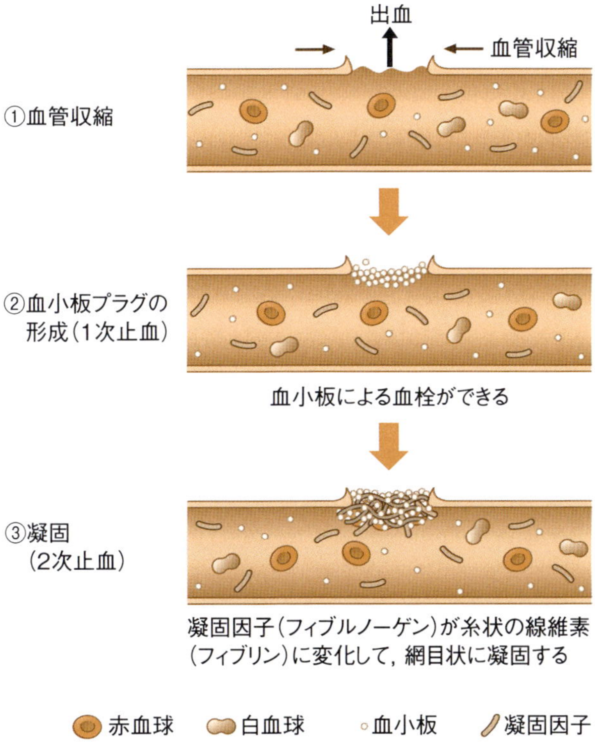

図10-3　一次止血と二次止血

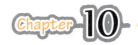

・一次止血

血管壁に傷がつくなどで血小板が刺激を受けると、血小板の働きや反応が活発になります。血小板は血管の傷ついた部分にくっつき、止血をはじめます。集まってきた血小板同士結合し合い、塊（血栓）をつくり、傷ついた部分をふさぎます。

・二次止血

一次止血でできた塊は不安定ではがれやすいため、補強しておく必要があります。この補強は血液中の凝固因子が重要な役割を担います。多数の凝固因子が関与し、複雑な反応を段階的に起こすことによって、最終的にフィブリンという糊（のり）をつくります。

血栓症や塞栓症は、これらの止血の過程でできる血栓が大きくなりすぎたり、血栓の一部がはがれて血流にのり、細い血管でつまってしまうことによって生じる病気です。

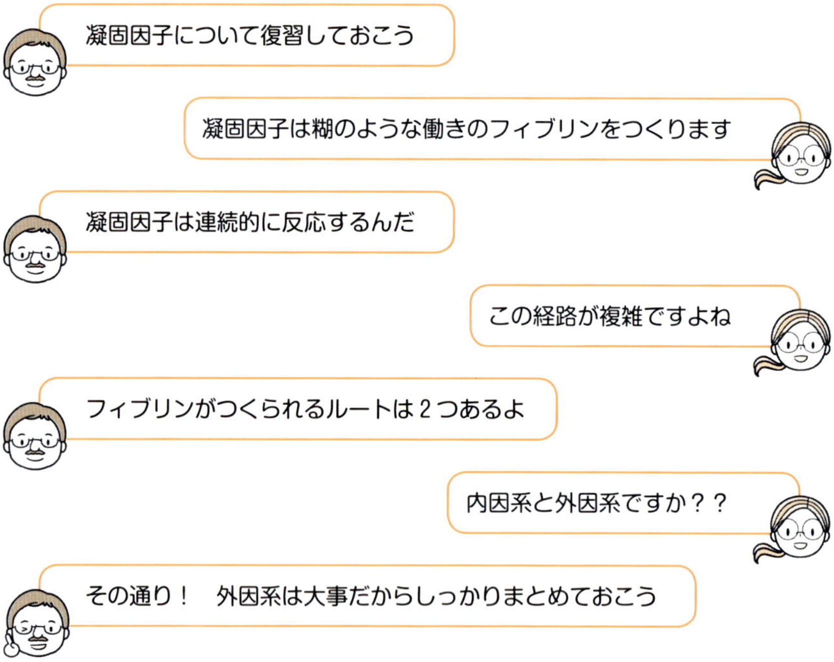
凝固因子について復習しておこう
凝固因子は糊のような働きのフィブリンをつくります
凝固因子は連続的に反応するんだ
この経路が複雑ですよね
フィブリンがつくられるルートは２つあるよ
内因系と外因系ですか？？
その通り！　外因系は大事だからしっかりまとめておこう

血管内皮が傷ついて組織因子が血中に現れ、第Ⅶ因子と結合して反応が始まります。その後、プロトロンビン（第Ⅱ因子）がトロンビンに変化して、最終的にフィブリノーゲンからフィブリンに変えます（**図10-４**）。

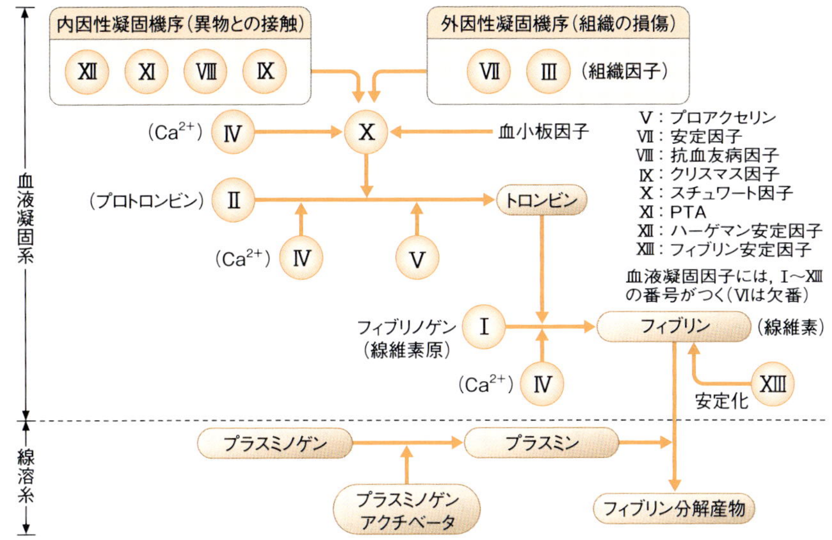

図10-4　血液凝固系と線溶系

この反応にでてくる第Ⅱ因子、第Ⅶ因子のほか、第Ⅸ因子、第Ⅹ因子は、ビタミンK依存性凝固因子と呼ばれているよ。肝臓で合成されるときにビタミンKが必要なんだ

2、7、9、10…　覚えられない

ビタミンK依存性凝固因子は、よく試験でもよく出るんだよ

肉納豆（にくなっとう）！

そうそう！　その覚え方があったね。納豆はビタミンKが豊富に含まれる食べ物としても有名だよ

ばっちり覚えられそう！

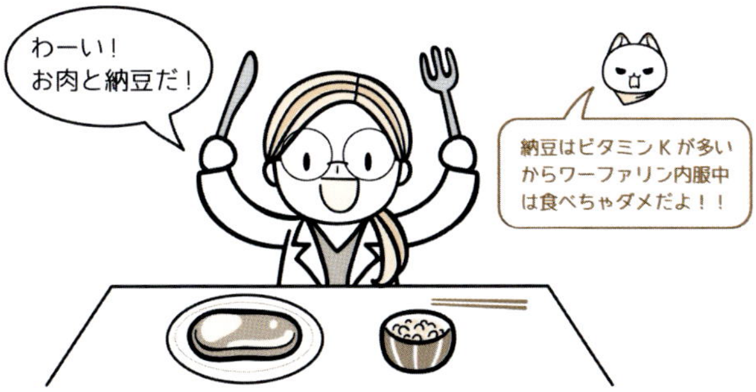
わーい！
お肉と納豆だ！
納豆はビタミンKが多いからワーファリン内服中は食べちゃダメだよ！！

● 血栓塞栓症の治療薬

血栓塞栓症の治療には、血小板の働きを抑える抗血小板薬と、凝固因子の働きを抑える抗凝固薬があります。

〈血小板のはたらきを抑える〉

・アスピリン

血小板の働きを活発化するために必要なトロンボキサンA_2をつくるシクロオキシゲナーゼという酵素の働きを抑えることによって、血小板同士の結合、血小板の働きを活発にする物質の放出を抑えます。

代表的な薬剤

アスピリン（バイアスピリン®）

・クロピドグレル、チクロピジン

血小板同士の結合を促す物質（ADP）が血小板の表面にある受容体へ結合することを抑えて、血小板の働きを抑制します。

代表的な薬剤

クロピドグレル硫酸塩（プラビックス®）、チクロピジン塩酸塩（パナルジン®）

〈凝固因子の働きを抑える〉

・ヘパリン

身体の中で、血液が固まるのを抑える物質（アンチトロンビンⅢ（ATⅢ））に結合して、血液を固める作用をもつトロンビンの活性を抑制することによって血液凝固を抑制します。ヘパリンは分子量が大きく、腸管から吸収されないため、通常静脈注射または皮下注射で投与します。

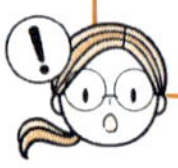

ヘパリンの抗凝固効果は部分トロンボプラスチン時間（APTT）で評価するのね！

過剰投与になってしまった場合は、プロタミンを投与するとヘパリンの効果を中和できるよ

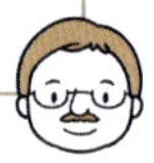

代表的な薬剤

ヘパリンナトリウム（ヘパリン®、ノボ・ヘパリン®）

・ワルファリン

ワルファリンは、ビタミンKに構造がとてもよく似ています。ビタミンK依存性の凝固因子である（第Ⅱ因子、第Ⅶ因子、第Ⅸ因子、第Ⅹ因子）を肝臓での合成を抑制します。直接凝固因子の働きを抑えるわけではないので、飲み始め

てから作用が安定するまでに時間がかかります。また、ワルファリンの作用に影響する遺伝子が人によって異なるため、効きめに違いが出ることがあります。

ワルファリン服用中は、どの程度効いているのかを定期的に検査し、服用量を調節する必要があります。ワルファリンの効果を確認するための検査として、プロトロンビン時間（PT）検査が主に行われます。どの施設でも結果の評価が同じ基準で行えるよう国際標準化プロトロンビン比（PT-INR）で示します。

看護のポイント

ワルファリン服用中の患者さんはいくつか日常生活で注意が必要なことがあります。まず、食事です。ワルファリンはビタミンKの働きを抑えることで、ビタミンK依存性凝固因子の働きを抑え、血液を固まりにくくします。このため、ビタミンKを多く含む食品などを摂取すると薬の効果が減弱してしまうことがあります。ビタミンKを多く含む食材として、納豆、クロレラ、青汁などがあります。このような食品の摂取はワルファリン内服中には控えます。

次に、副作用です。出血傾向が問題になることがあります。青あざができやすい、歯茎から血が出る、鼻血が出るなどの症状がみられた場合は、そのまま放置せず、医師や薬剤師に連絡するよう説明しておくことが大切です。

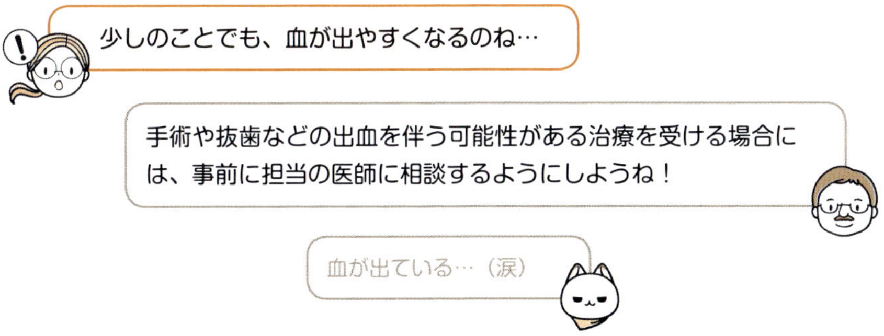
少しのことでも、血が出やすくなるのね…
手術や抜歯などの出血を伴う可能性がある治療を受ける場合には、事前に担当の医師に相談するようにしようね！
血が出ている…（涙）

出血を伴うような処置（歯科治療など）、手術が必要なときには、ワルファリンの投与量を減らしたり、服用を中止したりする必要があります。緊急でワルファリンの作用を抑える必要があるときは、わざとビタミンKを投与してワルファリンの作用を抑えます。

しかし、一時的にでも服用を中止すると、血栓症が再発することがあるので、簡単な抜歯や小手術（白内障手術など）は、服用を続けたまま行うこと場合があります。

出血のリスクも怖いけど、ワルファリンは飲み合わせに注意が必要な薬が多いから、併用薬に注意が必要だよ

食べ物以外にも薬にも注意が必要なのね

ワルファリンの処方箋に要注意！！

・直接経口抗凝固薬（DCAC）

経口の抗凝固薬はワルファリンしかなく、血液検査でPT-INRを測定して薬剤の調節を行ってきました。近年、直接トロンビンや第X因子を阻害することで効果を発揮する直接経口抗凝固薬（direct oral anticoagulants；DOAC）が登場しました。DOACの血栓の予防効果はワルファリンと同等とされています。DOACはワルファリンと異なり、作用機序にビタミンKが関与しないため食事の影響を受けにくく、薬の効き目のモニタリングのための血液検査が不要です。しかし、DOACは、体重や腎機能によって投与量の調整が必要であることに加え、ワルファリンに対するプロタミンのような中和剤が存在しないことに注意しながら使用する必要があります。

代表的な薬剤

ダビガトラン（プラザキサ®）、リバーロキサバン（イグザレルト®）

Chapter

11

骨代謝

身体を支える骨の元気を保つ調節

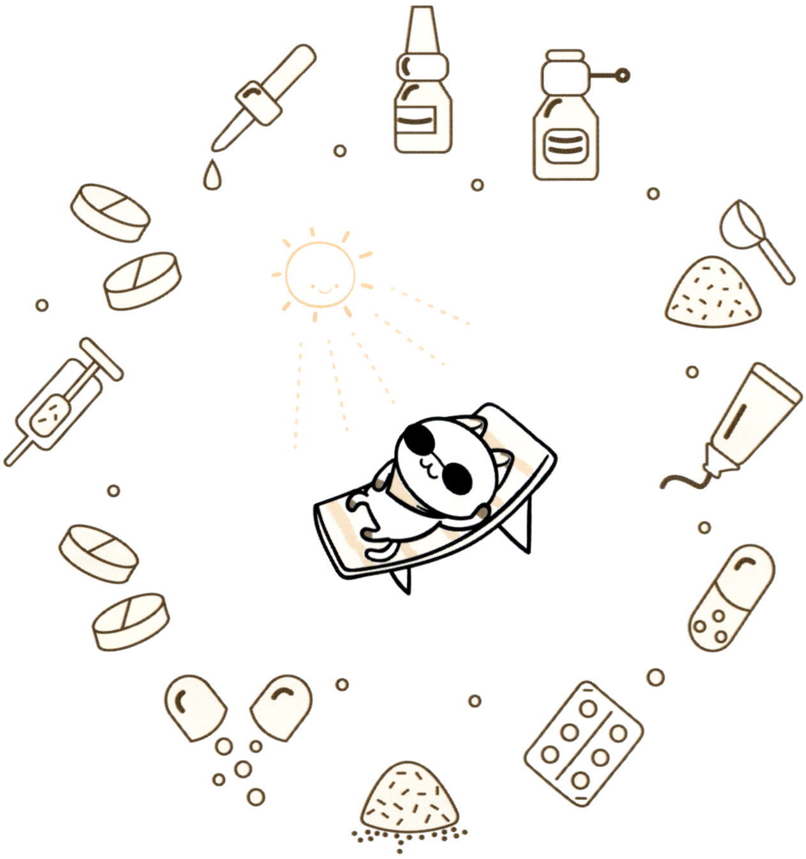

Chapter 11

骨代謝

身体を支える骨の元気を保つ調節

骨の役割

私たちの身体には成人で206個の骨があると言われています。骨には大きく2つの機能があります。1つは生体にとって重要な臓器を守ったり、身体を支えたりすること。そしてもう1つは生体内で起こるさまざまな反応においてとても重要な電解質であるカルシウム（Ca）を貯蔵することです。

身体をしっかりと支えたり、重要な臓器を守ったりするためには骨は元気で丈夫であることが必要です。骨がいつも元気でいるためには、健康で若い状態に骨が保たれていることが重要です。「スクラップ&ビルド」、すなわち骨は「つくっては壊される」ことを繰り返すことで、常に新しい状態を維持するための“再生”を繰り返しています。

本Chapterでは、この骨の“再生”がうまく調整できなくなることで生じる「骨粗しょう症」の治療薬を中心に説明を進めていきます。その説明のなかで、骨のもう1つの重要な機能であるCa貯蔵の調節機構についても解説していきます。

カルシウム（Ca）濃度を調節するしくみ

カルシウム（Ca）って生体内でどのような働きをしているの？

骨の再生のお話をする前に、骨の機能の1つである「生体内のカルシウム調節」の説明をしていきましょう。身体の中のカルシウムの99%は骨や歯に存在し貯蔵されていますが、残りの1%は血液中や筋肉や神経細胞の中に存在しています。そのカルシウムは生体内でどのような働きをしているでしょう？

カルシウムはイオン（Ca^{2+}）の形でさまざまな生体内の反応で利用されています。主なCa^{2+}の働きは、①細胞内での刺激伝達、②筋肉（骨格筋・心筋）の収縮、③血液の凝固です。

インスリンなどのホルモンの分泌や、受精、免疫細胞の活動、記憶や目・耳など感覚器の活動など、非常に多岐にわたるさまざまな種類の生体反応の“細胞内シグナル”の伝達にCa^{2+}は細胞内の“セカンドメッセンジャー”として重要な働きを担っています。

また、筋肉の収縮には、筋肉細胞内の小胞体に貯蔵されているCa^{2+}や、細胞膜のCa^{2+}チャンネルを通してCa^{2+}が細胞内に流入することで細胞内のCa^{2+}濃度が上昇することが筋収縮に必要な生理的現象となっています。

さらに、血液の凝固因子が次々に活性化されて、最終的にフィブリンが形成されるまでの凝固因子の活性化の流れ（凝固のカスケード：Chapter 10 p.169 **図10-3**参照）においてもCa^{2+}は重要な働きを占める必須の因子となっています。

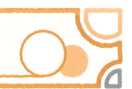

このように、生体の重要な働きにCa^{2+}が重要な働きをしているため、身体のカルシウム濃度は厳密に調整されていなければなりません。

カルシウム濃度の調節機構

身体の中で骨以外に存在している１％のカルシウムのうち、血液中（血清中）に存在する量はわずか0.1％であって、残りは細胞内に存在しているといわれています。このわずか0.1％の血中カルシウム濃度を8.4～10.2mg/dLとの非常に狭い範囲に厳密な調節をするため、生体内のさまざまな因子が複雑に関与しています。

カルシウムの調節には腸管での吸収、腎臓での調節、そして骨での調節機能が重要にかかわっています。また、それぞれの臓器ではカルシウム調節にホルモンや、ビタミンなどがかかわっています。カルシウムの調節機構について、臓器からの視点とホルモンなどからの視点でそれぞれ説明していきましょう。

カルシウム濃度を調節する生体因子

生体内でカルシウム濃度を調節する因子には、副甲状腺ホルモン（PTH）、カルシトニンなどのホルモンと活性型ビタミンD（1, 25（$OH)_2D$）があります。これらはカルシウムの吸収や排泄などを行う臓器機能やカルシウムの大部分を貯蔵している骨に対して、適切な血中濃度に調節するための指示（作用）を行っています。

・副甲状腺ホルモン（parathyroid hormone；PTH）

副甲状腺は上皮小体とも呼ばれる甲状腺の４隅に小さく存在する小さな構造物です。血清カルシウム濃度の低下を感知すると、PTH（パラソルモン：parathormone）を分泌します。PTHは腎臓に作用してCaの再吸収を促進します。同時に骨に作用すると、骨吸収（骨を壊してCaを骨から取り出す作業）が促進されるため骨に貯蔵していたCaは血中に移行します。それらの作用の結果、血中Ca濃度は上昇します。また後に説明しますが、PTHは腎臓での活性型ビタミンDの産生を増加することで、間接的に腸でのカルシウム吸収を促進させて血中Ca濃度の上昇に寄与しています（**図11-１**）。

・活性型ビタミンD（1, 25（$OH)_2D$）

ビタミンDには食物に含まれるビタミンD２（エルゴカルシフェロール）と、紫外線の働きにより、皮膚で生合成されるビタミンD３（コレカルシフェロール）の２つがあります。これらのビタミンDは、肝臓での25位の水酸化と腎臓での１α位の水酸化を受けると、活性型ビタミンD（カルシトリオールまたは、1,25-ジヒドロキシコレカルシフェロール）になりCaの調節に重要な働きを示します（**図11-２**）。

活性型ビタミンDは、血中Ca濃度を高める作用があります。主な作用機序は、腸からCaの促進、腎臓でのCaの再吸収促進と、骨から血中へのCaの放出（骨吸収）の促進です（**図11-３**）。

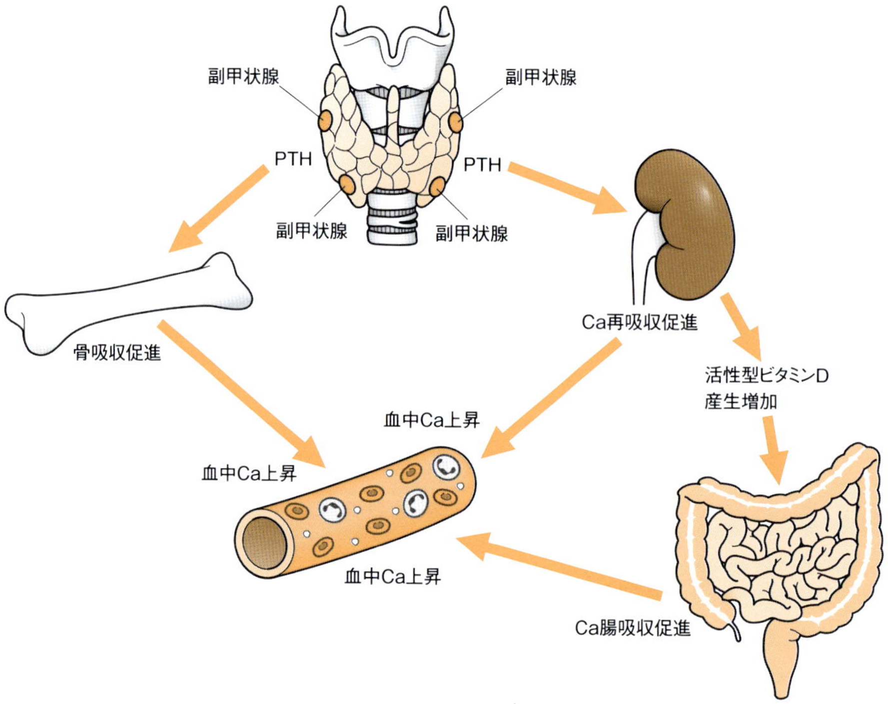

図11-1　PTHの作用

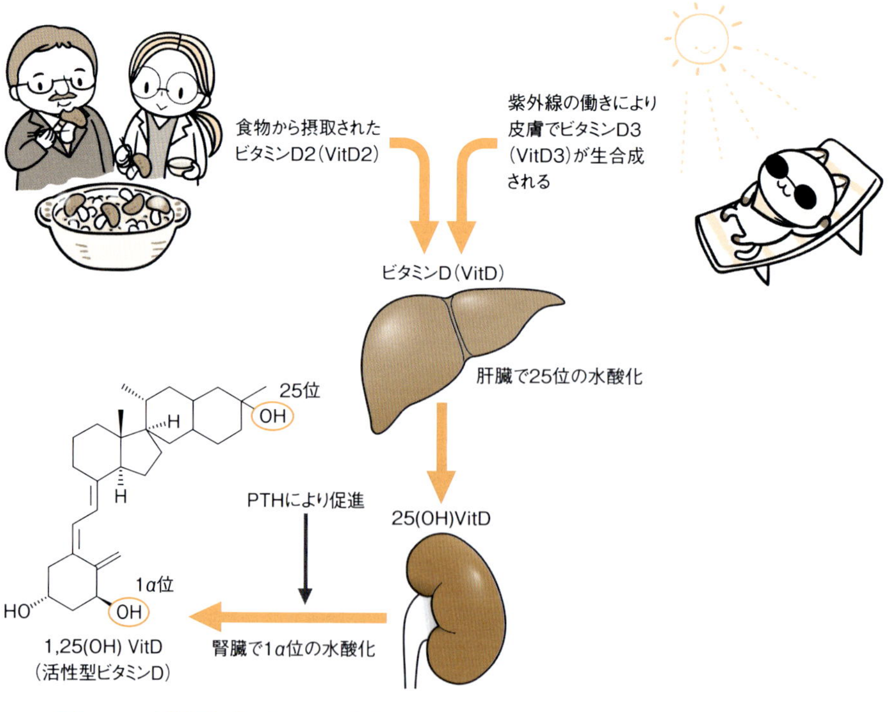

図11-2　活性型ビタミンDの生成

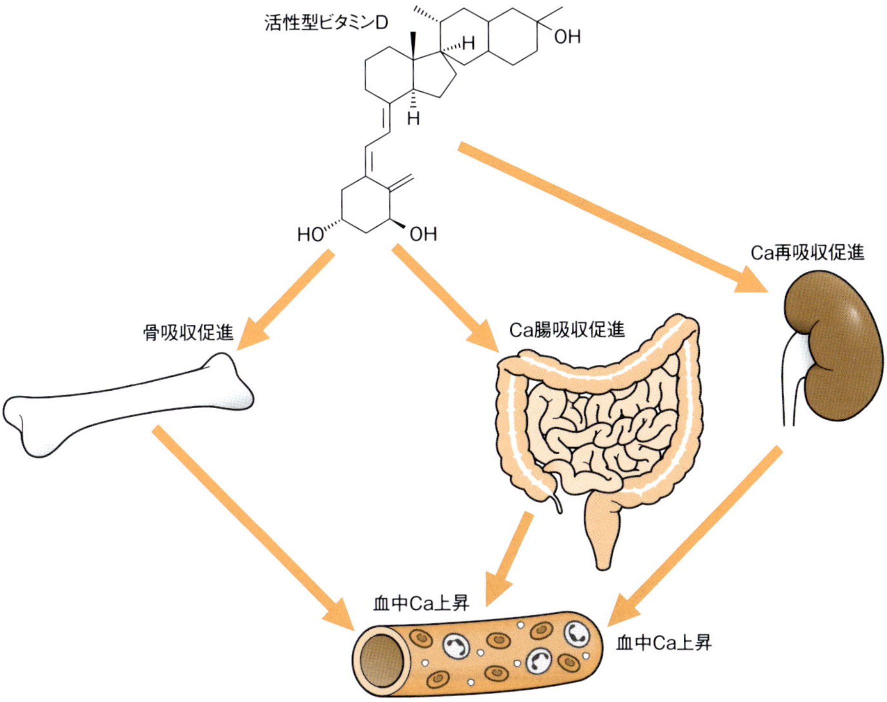

図11-3　活性型ビタミンDの作用

ビタミンDが骨にとって重要な因子なのは有名だね

小児科の授業でビタミンD欠乏症を習いました

いわゆる「くる病」だね。ビタミンD欠乏症は北欧で多いんだよ

冬の間、日光浴ができないからですか？

そう！　日本でも紫外線の弱い冬の12月の正午では、札幌は茨城県つくば市の3倍以上の日光浴をしないと必要量のビタミンDを生成しないことが報告[1]されているんだ

え〜〜日本でもそんなだったら、北欧の国はもっと大変ですね

北欧のスウェーデンでは9月23日（秋分の日）は「ビタミンDの日（D-vitaminens dag)」にもなっているそうだよ

おもしろ〜い。秋分の日からどんどん日が短くなっていくからですね

キノコ類にはビタミンDが多く含まれているものが多いらしいから、冬の間はお鍋でしっかりとビタミンDをとって、日光を浴びようね

日本の鍋はおいしいし優秀だな〜

・カルシトニン

甲状腺の傍濾胞細胞から分泌されるカルシトニンは、PTHや活性型ビタミンDとは反対に血中Ca濃度を低下させる作用を有するホルモンです。骨吸収に深く関与している破骨細胞にはカルシトニン受容体があり、カルシトニンが作用することで骨吸収が抑制されます。

また、カルシトニンは尿中へのCaとリン酸排泄を促進する作用も有しています。これらの結果、カルシトニンの分泌により血中Caは低下します（**図11-4**）。

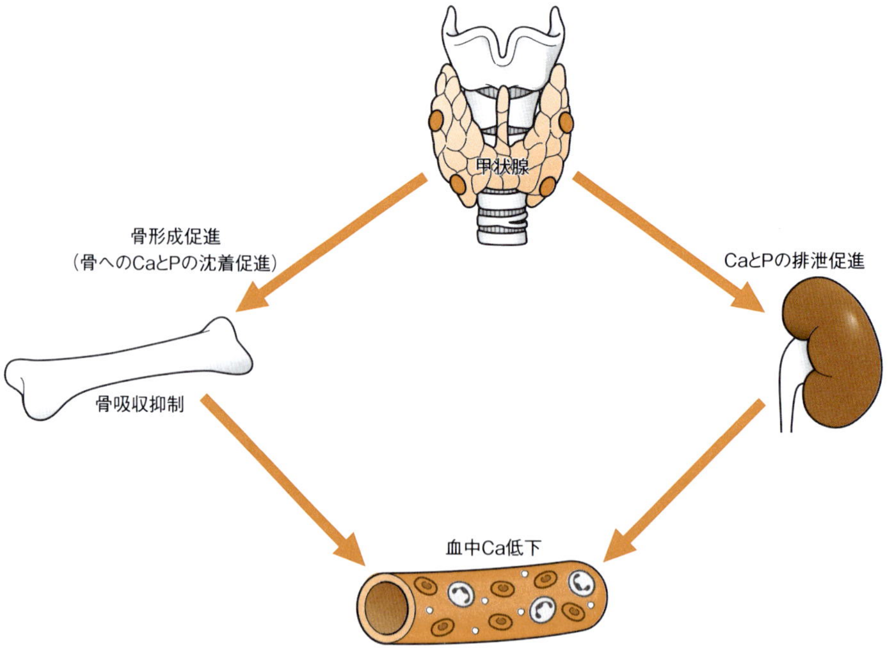

図11-4　カルシトニンの作用

カルシウムを“した（下）”にするから“カルシタ（ト）ニン”か

Ca濃度の異常をきたす疾患と治療

・高Ca血症

高Ca血症の原因には、先ほど血液中のCa濃度の調節に重要な働きをするPTHを分泌する副甲状腺の機能が異常に亢進した副甲状腺機能亢進症と、がんによって起こるものが重要です。一部のがんには血中Ca濃度を上昇させるタンパク質を分泌するものがあり、それによって高Ca血症が起こる腫瘍随伴症候群が引き起こされる場合があります。

また、がんの骨転移によって骨が破壊されることによりCaが血液中へ放出されます。骨転移による骨の破壊は、前立腺がん、乳がん、肺がんで多くみられます。加えて、多発性骨髄腫では全身の骨に広く骨破壊が生じるため、高Ca血症が高い頻度でみられます。

その他、Caの過剰摂取（不適切なサプリメントの服用も含む）、ビタミンDの過剰摂取などでも高Ca血症が起こることがあります。

・低Ca血症

逆に、低Ca血症は副甲状腺機能低下症などが原因でPTH濃度が低下した場合や、PTHの反応が欠如している偽性副甲状腺機能低下症などで生じます。また、Caの調節に不可欠なビタミンDが摂取不足や日光を浴びないことによって欠乏した場合にも低Ca血症は起こります。さらには腎機能が障害を受けることにより、腎臓でのCaの再吸収が減少する結果、尿中へのカルシウム排出量が増加するとともに、ビタミンDを活性化する腎臓の機能（腎臓での1α位の水酸化）が低下するため、十分なビタミンDの働きが得られない場合にも低Ca血症は生じます。

・血中Ca濃度異常の治療

軽症の高Ca血症は腎機能に問題がない場合であれば、水分の摂取を増やすことで補正が可能です。十分な水分摂取によって尿量が増えることにより、腎臓からのCa排泄が増えてCa濃度が改善するとともに、脱水の予防効果も得ることができます。一方、低Ca血症も軽度であれば、経口Caサプリメントで治療可能です。

重度のCa異常の場合や脳機能障害の症状や筋力低下がある場合には、輸液による電解質補正が必要になる場合があります。極めて重症の高Ca血症の場合には、透析による治療が選択される場合もあります。

副甲状腺機能亢進症を原因とする高Ca血症の場合には、外科的に副甲状腺を切除することで過剰に分泌されるPTHを調整することが重要です。この後に説明しますが、血中Ca濃度上昇には、骨吸収により骨から血中へのCaの移行が原因となっている場合があることを理解することはとても重要です。そのため、骨吸収を抑制する薬物であるビスホスホネートはCa濃度を低下させる作用をもっています。また、カルシトニンの本来有しているCa低下作用が高Ca血症治療に用いられる場合もあります。

いろいろな生体反応に重要なCaの調節についてよくわかりました

それでは、続いて骨のもう１つの重要な働きの説明をしよう

身体を支える「丈夫な骨」を維持するためのお話ですね

骨が常に“新しく再生”を続けるためのお話だよ

コラム

過換気症候群と助産師の手

極度の不安や緊張などにより激しく息を吸ったり吐いたりする過呼吸の状態が続くと、テタニーと呼ばれる手足のしびれや、筋肉のけいれんや硬直（収縮して固まる症状）が出現し、時には手をすぼめたような形の“助産師の手”と呼ばれる筋硬直が観察される場合があります。

このようなテタニー症状は、低Ca血症で出現する症状の１つです。ところが、過換気症候群の時には血中のCa濃度は大きく減少していないにもかかわらず、Ca^{2+}イオンが減少しています。過換気によって血中のCO_2が減少しpHがアルカリ性に傾く（呼吸性アルカローシス）と、生体は代償性に代謝性アシドーシスにすることで酸塩基平衡を保とうとします。その際、血中のタンパクはH^+を離して血中pHを酸性側に戻そうとします。すると血中タンパクは電位的に陰性となり（＋を離したので－になる）Ca^{2+}と結合しやすくなります。その結果、Caのイオン型低Ca^{2+}血症が発生し、低Ca血症で認められる種々の症状や兆候が認められるのです。

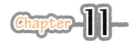

骨を再生するしくみ

本Chapterの冒頭で、骨は「スクラップ＆ビルド（scrap & build）」すなわち「壊してはつくり直す」を繰り返すことで常に新しい状態を維持すること（再生：骨リモデリング）が重要であると説明しました。この“骨の再生”に重要な働きをする細胞が2つあります。骨を作る際（build：骨形成）に重要な「骨芽細胞（osteoblast）」と壊す際（scrap：骨吸収）に重要な「破骨細胞（osteoclasts）」です。この2つの細胞の連携がうまくいかないと疾患が生じます。特に骨の破壊が優位になると、骨の重要な構成要素のCaは血中に移行していき（骨吸収が発生）どんどん骨は棄弱になっていきます。その結果、高Ca血症が生じたり、骨が弱くなることで身体のさまざまな場所での病的な骨折が生じたりする、骨粗しょう症（osteoporosis）の発症に進行する危険性が高まります。

骨の新陳代謝の調整

生体内のさまざまな因子が、この2つの細胞の働きを調整しています。

骨は骨芽細胞により新たに生成され新しくなります。骨芽細胞はPTHの刺激によって前駆細胞から分化・成熟します。この骨芽細胞の分化・成熟には、活性型ビタミンDやカルシウムのほか、ビタミンKも促進的に働くため、骨粗しょう症での骨量を増やすための治療薬として用いられています。

一方で、骨芽細胞の前駆細胞の表面上に発現したRANKリガンド（Receptor Activator of NF-κB Ligand：RANKL、リガンドとは受容体に結合する物質のことを言う）と破骨細胞の前駆細胞が細胞表面上にもつRANK受容体が結合すると、破骨細胞は前駆細胞から分化・成熟をします。成熟した破骨細胞は古くなった骨を壊していきます。壊された骨から得られたカルシウムやコラーゲンは、骨芽細胞によって新しい骨を生成する際の材料として再利用されます。このような破骨細胞と骨芽細胞の連係プレーによって、骨は新しい状態を保ち続けることが可能になるのです（**図11-5**）。

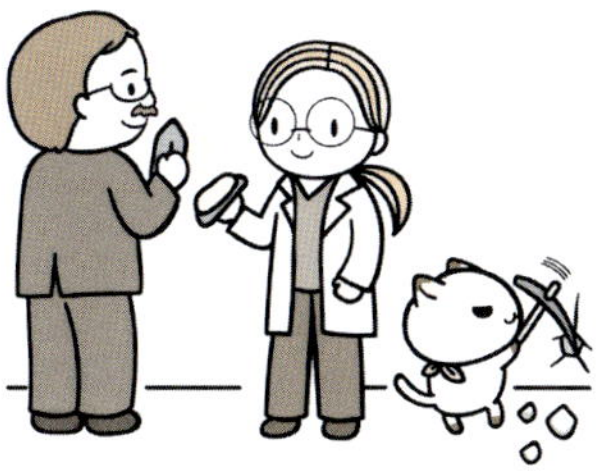

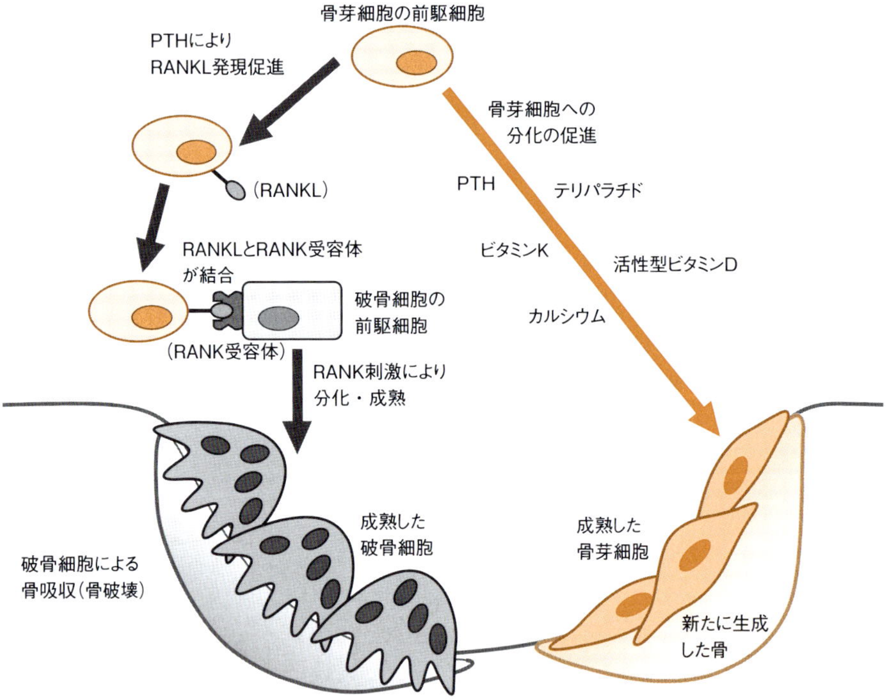

図11-5　骨の新陳代謝の調整

骨粗しょう症の治療薬

骨粗しょう症は、骨の新陳代謝の調整に不具合が生じることで発症します。すなわち骨の「生成と破壊」のバランスが「破壊優位」になることで、骨がどんどん弱くなっていくのが骨粗しょう症の主な病態です。

その治療法には2つの戦略があります。1つは骨の生成を活発にすることです。これは先ほど説明した「骨の新陳代謝の調整」のなかで、右の赤い矢印で示した“骨芽細胞”による新たな骨の生成を活発にすることです。そのために有効な薬物の代表的なものを示します（**表11-1**）。

表11-1　骨生成を促進する薬

主な薬物	主な商品名
遺伝子組み換えヒト副甲状腺ホルモン	
テリパラチド	フォルテオ皮下注®
ビタミンK	
ビタミンK製剤	ケイツー®、グラケー®、ケーワン®、カーチフ®
活性型ビタミンD	
カルシトリオール	ロカルトロール®
アルファカルシドール	アルファロール®、ワンアルファ®
エルデカルシトール	エディロール®
ファレカルシトリオール	ホーネル®、フルスタン®
カルシウム製剤	
グルコン酸カルシウム水和物	カルチコール
L-アスパラギン酸カルシウム	アスパラーCA錠200

もう1つの戦略は、骨の破壊（骨吸収）を起こしている破骨細胞の働きを制御して、過剰な骨吸収を抑制し骨の再生バランスを改善させる方法です。現在、臨床現場で用いられている骨粗しょう症の主な治療薬は、破骨細胞の機能抑制を作用機序として有しています。

それでは代表的な骨粗しょう症治療薬の作用機序を説明していきましょう。

・ビスホスホネート

ビスホスホネートは薬の化学的な分子構造が骨組織と親和性が高い性質をもっているため、投与されると骨の表面に沈着します。骨の表面で骨吸収（骨の破壊）を行っている破骨細胞は、骨表面に沈着したビスホスホネートを細胞に取り込むと自らはアポトーシス（細胞死）を起こしてしまいます。この結果、骨吸収が抑制され、骨の新陳代謝のバランスは、骨形成が優位となる方向に改善されます（図11-6）。

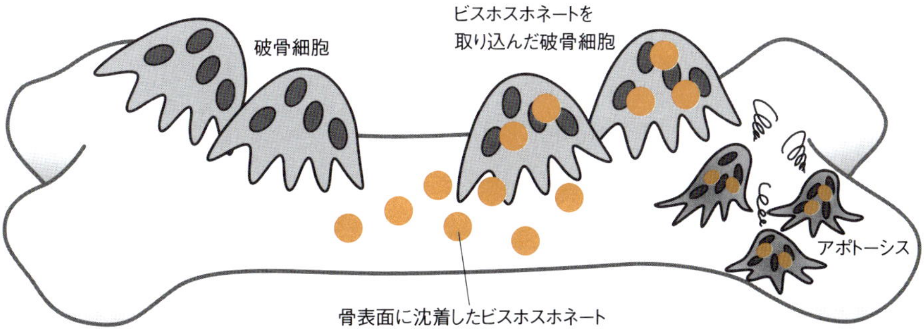

図11-6　ビスホスホネートの作用機序

・選択的エストロゲン受容体モジュレーター（SERM）

エストロゲンは骨の新陳代謝では骨量増加（破骨細胞の抑制による）にかかわっています。女性が閉経を迎えて体内からのエストロゲンの分泌が急激に減少すると、抑制されていた破骨細胞の活動が亢進するため骨吸収が優位となり、骨粗しょう症となる危険性が高くなります。そこで以前は、エストロゲンがホルモン補充療法（hormone replacement therapy；HRT）として骨粗しょう症の治療に用いられていました。

一方で、エストロゲンは骨以外に子宮や乳腺にも作用することが知られています。エストロゲンを単独で投与することにより、乳がんや子宮内膜がんの危険性を高めたり、脳卒中や静脈血栓症、冠動脈疾患などの心血管イベントのリスクを高めたりしてしまうことがわかってきました。

このような新しい知見をふまえて、骨に対してはエストロゲン“作動薬”として働き、乳腺や子宮内膜に対してはエストロゲン“拮抗薬”として働く薬物が開発されました。エストロゲン受容体に対する作用を部位毎に分けて（選択的に）調整する薬であることから“選択的エストロゲン受容体モジュレーター（Selective Estrogen Receptor Modulator；SERM、選択的エストロゲン受容体調節薬）”と呼ばれています。

・抗RANKL抗体

骨吸収を行う破骨細胞が分化・成熟するためには、さまざまな生体内の因子による刺激が重要です。**図11-5**骨の新陳代謝の調整をもう一度見てください。破骨細胞の前駆細胞の表面に発現しているRANK受容体に骨芽細胞の前駆細胞の表面上に発現したRANKリガンド（RANKL）が結合すると、破骨細胞は前駆細胞から分化・成熟することを説明しました。この破骨細胞の分化・成熟のシグナルをブロックするのが抗RANKL抗体です（**図11-7**）。

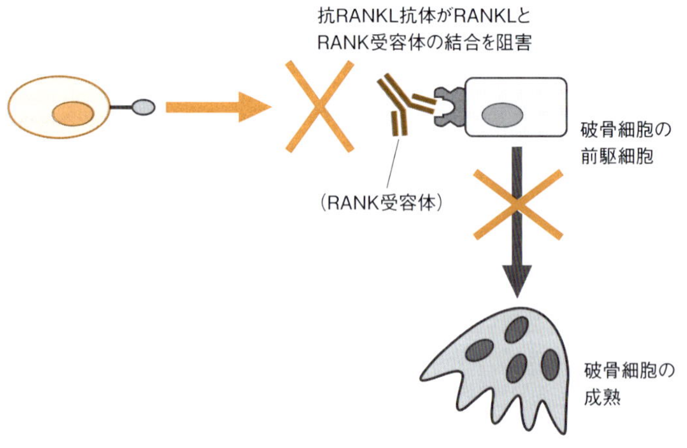

図11-7　抗RANKL抗体の作用機序

・カルシトニン

先ほど、血中Ca濃度の調節因子のところでも説明したカルシトニンは、血中Ca濃度を低下させる作用を有するホルモンです。破骨細胞に存在しているカルシトニン受容体にカルシトニンが結合すると、破骨細胞の働きが抑制されます。その結果、骨吸収が抑制されるため骨粗しょう症の治療に用いられています。その際、骨吸収によるCaの血中への移行も抑えられる結果、血中Caは低下します。

カルシトニンは骨吸収抑制作用のみならず、骨形成促進作用をもつことに加えて、抗侵害受容作用を有しています。そのため、骨粗しょう症を原因とする疼痛（侵害）に対しても抑制的に働くため、鎮痛目的に用いられる場合もあります。

代表的な骨吸収を抑制（破骨細胞の抑制）する薬を示します（**表11-2**）。

表11-2　骨吸収を抑制する薬

主な薬物	主な商品名
ビスホスホネート	
ミノドロン酸水和物	経口剤：ボノテオ®、リカルボン®
リセドロン酸ナトリウム水和物	経口剤：アクトネル®、ベネット®
エチドロン酸二ナトリウム	経口剤：ダイドロネル®
イバンドロン酸ナトリウム水和物	経口剤・静注剤：ボンビバ®
アレンドロン酸ナトリウム水和物	経口剤・静注剤：フォサマック®、ボナロン®
ゾレドロン酸水和物	静注剤：ゾメタ®、リクラスト®
パミドロン酸二ナトリウム水和物	静注剤：パミドロン酸二Na®
選択的エストロゲン受容体モジュレーター（SERM）	
ラロキシフェン	エビスタ錠®
バゼドキシフェン	ビビアント錠®
カルシトニン	
サケカルシトニン	カルシトラン注®
エルカトニン	エルカトニン注®、アデビロック注®
抗RANKL抗体製剤	
ディノスマブ	プラリア皮下注®
イソフラボン誘導体	
イピリフラボン	オステン®

看護についてのワンポイント

加齢に伴う骨の新陳代謝の変化が原因で、骨粗しょう症の発生や進行の危険性が高まることを完全に防ぐことはできませんが、日ごろの心がけによって発症や進行を遅くすることは可能です。適切な食事によって骨形成を助ける要素（ビタミンDやカルシウム）をしっかりと摂取する。あるいは適度な運動によって骨に刺激を与えることは、骨形成を促すことにつながります。さらには日光を適度に浴びることが、ビタミンDの産生に重要であることも説明しました。結局、食事と運動が大事だということに尽きます。

そうは言っても、加齢による筋力低下や閉経後の身体の変化が原因で生じた骨粗しょう症を、生活様式だけで治療するには限界があります。その場合には薬の助けを借りることが必要となります。せっかく薬の助けを借りるのですから、正しく使ってできるだけ副作用の発現は避けなくてはなりません。

骨粗しょう症で使用されるいくつもの医薬品のなかで、使用上の注意事項が厳密に決められているものがあります。それはビスホスホネートです。

ビスホスホネートは骨に吸着する性質があると説明しましたが、特にミネラル（カルシウムやマグネシウム）と結合しやすい性質があるので、服用するときには空腹時に必ず水で（できればミネラルの多い硬水は避ける）服用することが重要です。また消化管粘膜への障害を起こしやすいので、十分な量の水分で服用して確実に胃腔内に薬が移行するように服用することが必要です（150～180mL）。

さらに、服用した後は横になってはいけません。座位を30分以上（イバンドロン酸ナトリウム水和物：商品名ボンビバ錠は60分以上）維持するようにしなければなりません。骨粗しょう症の患者さんは比較的年齢の高い方が多いため、服用後に横になりたがったり、合併している他の疾患の併用薬があったりする場合が多いので、薬の飲み方が複雑になりがちです。正しい薬の飲み方を理解し守ってもらうためには、なぜその飲み方が必要であるのか、しっかり理由を説明し理解してもらうことが近道です。

服薬の説明は薬剤師や医師の「服薬指導」として行われますが、患者さんの具合を一番近くで知ることができる看護師さんから「どのくらいのお水で飲んでいますか？」「飲んだ後すぐに横になってはダメですよ」と、さりげなくやさしい言葉で確認してあげてください。

引用・参考文献

1）Miyauchi et. al., Journal of Nutritional Science and Vitaminology, 59, 257-263, 2013.

Chapter

12

悪性腫瘍

がんと戦うための調節

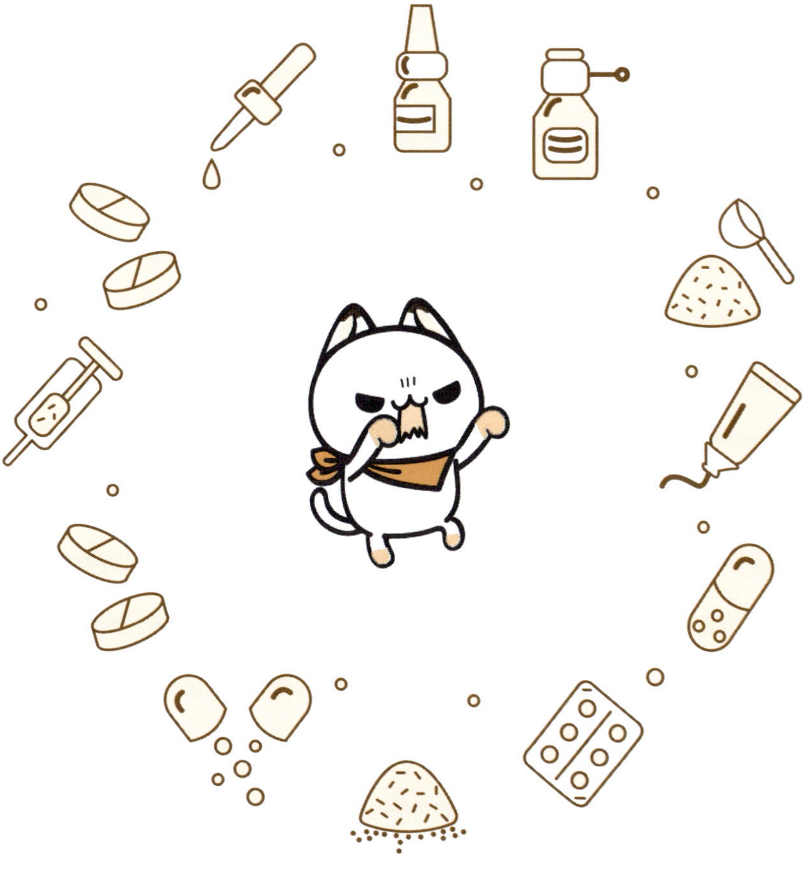

Chapter 12

悪性腫瘍
がんと戦うための調節

がんの治療

日本人は一生のうちに２人に１人は何らかのがんになるといわれています。がんの治療は、研究の成果や医療技術の進歩により目まぐるしく変わっています。がんの標準的な治療法には、「手術による外科的治療」、「放射線治療」、「薬物治療」の３つがあります。がんの薬物治療は、がん細胞の増殖を抑える目的で行われます。薬物治療には化学療法（抗がん剤治療）、ホルモン療法（内分泌療法）、分子標的治療、分化誘導療法などがあります。抗がん剤治療は外来での治療も最近では積極的に行われています。

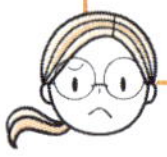
がんの治療薬って、たくさん種類があって混乱しちゃいます…

抗がん剤は開発がさかんに行われていて、患者さんの治療に貢献しているよ。ここでは、基本的な薬と気をつけなければいけない副作用（看護のポイント）について学んでおこう！
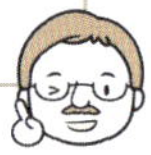

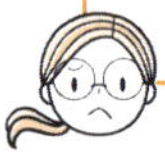
でも抗がん剤は副作用もたくさんありますよね…

しっかり整理すれば大丈夫だよ！　さっそくみてみよう
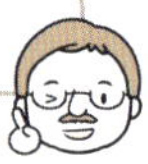

がんに対する薬物治療

がんは、早期であれば発生した部位にとどまっていますが、しだいに全身に広がり（転移）、全身的な病気になります。外科的治療では、全身に散らばったがん細胞のすべてを取ることはできません。

化学療法は、化学物質（抗がん剤）を用いてがん細胞の分裂を抑え、がん細胞を破壊する治療法です。抗がん剤を投与すると、薬剤が血液中に入り、全身をめぐって体内のがん細胞を攻撃します。抗がん剤はたくさんの種類がありますが、それぞれの長所を生かし、いくつかを組み合わせて併用することで手術の不可能な進行がんも治療できるようになりました。投与方法もさまざまで注射薬だけでなく、内服薬もあります。

細胞障害性抗がん剤と分子標的治療薬

抗がん剤は大きく「細胞障害性抗がん剤」と「分子標的治療薬」の２つに分類されます（図12-１）。

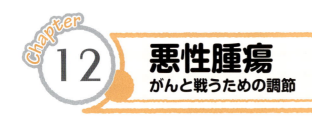

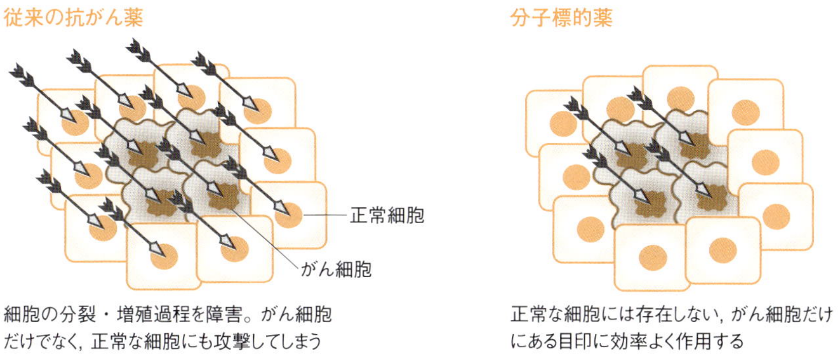

従来の抗がん薬
正常細胞
がん細胞
細胞の分裂・増殖過程を障害。がん細胞だけでなく，正常な細胞にも攻撃してしまう
分子標的薬
正常な細胞には存在しない，がん細胞だけにある目印に効率よく作用する

図12-1　細胞障害性抗がん剤と分子標的治療薬

「細胞障害性抗がん剤」はそれ自身ががんを殺す能力をもったものです。いずれの薬剤もある一定の濃度に達すると効果を発揮します。このとき、がん細胞だけでなく正常な細胞にも攻撃してしまいます。後ほど詳しい薬の作用について説明しますが、細胞障害性抗がん剤は細胞増殖の過程のいずれかを止めてしまいます（**図12-2**）。

正常な細胞まで攻撃されてしまうというデメリットを回避するための研究が進み、がん細胞には、正常な細胞には存在しないがん細胞だけにある目印があることがわかりました。この目印がある細胞に効率よく作用する薬が分子標的治療薬です。現在では分子標的治療薬が優れた治療効果を発揮しています。

細胞の増殖の過程をしっかり復習しておこう！

有糸分裂期（M期）に細胞分裂が起こります

その通り！　他にどんなステップを踏むのか確認しよう

DNA合成準備期（G_1期）→DNA合成期（S期）→細胞分裂準備期（G_2期）→有糸分裂期（M期）ですね。G_0期ってどんな状態ですか？

G_0期は、細胞分裂を休止している状態だよ

・・・　ぐーぐー（眠っている）

この状態はG_0期の状態ですね！

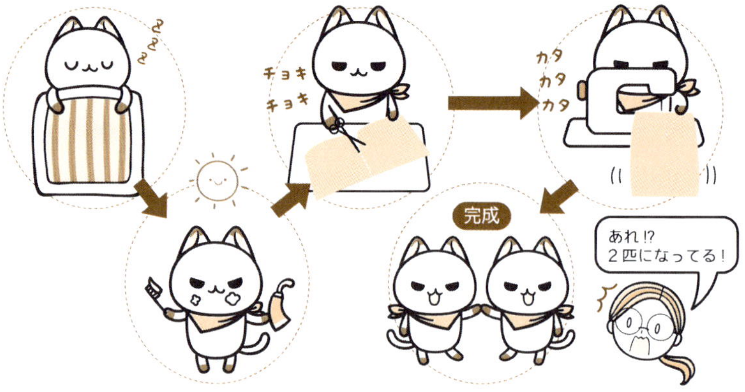

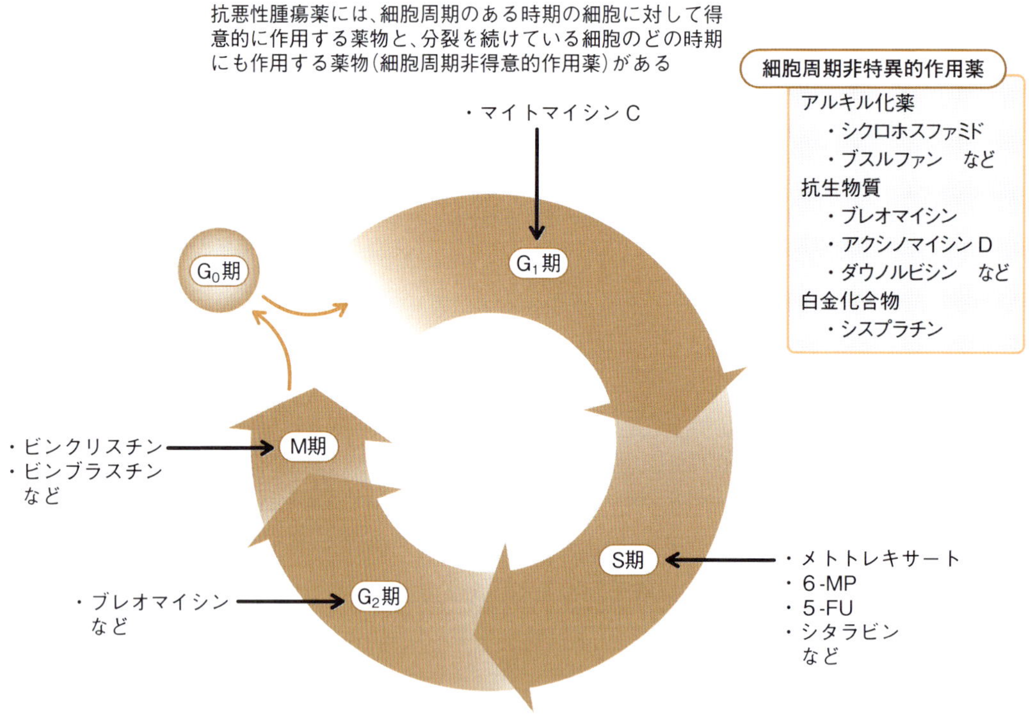

G_0期（静止期）	増殖のための準備スタート地点
G_1期（DNA合成準備期）	DNA合成の準備期間 DNA（遺伝子）には、がん細胞の情報が入っている
S期（DNA合成期）	がん細胞を増やすためにDNAを複製する
G_2期（細胞分裂準備期）	DNAが複製された後、細胞分裂の準備をする
M期（細胞分裂期）	細胞分裂がはじまる 同じDNAをもったがん細胞が複製される

図12-2　腫瘍細胞の周期と抗悪性腫瘍薬の作用

● 細胞障害性抗がん剤（図12-３）

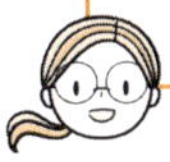

細胞障害性抗がん剤は、たくさん薬がありますね。

抗がん剤は薬によって、作用する場所が違うんだ

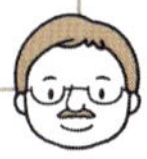

❶ 代謝拮抗剤

DNA合成に必要な酵素を特異的に作用し、DNAの合成を阻害してがん細胞の増殖を抑えます。DNA合成に必要な酵素は、がん細胞以外の正常な細胞にも存在しているので、正常な細胞にもダメージを与えることになります。代謝拮抗薬はがん細胞が分裂するときに効果を発揮します。

主な薬剤

メトトレキサート（メソトレキセート®）、ペメトレキセド（アリムタ®）、フルオロウラシル（５-FU®）、テガフール（ティーエスワン®）、カペシタビン（ゼローダ®）、シタラビン（キロサイド®）、ゲムシタビン（ジェムザール®）、メルカプトプリン（ロイケリン®）など

❷ アルキル化剤

毒ガスの研究から開発された薬で、DNAに直接作用します。

DNAは通常、２本の鎖がらせん状に絡みあう二重らせん構造をとり、生体内に存在しています。アルキル化剤は、２本のDNAの間に強力で異常な結合をDNAとの間につくります。DNAに含まれる遺伝子の情報が正しく伝わらないばかりでなく、DNAそのものもダメージを受けます。アルキル化剤が結合した場所でDNAがちぎれてしまうため、がん細胞が分裂・増殖するタイミングでがん細胞が死滅します。

主な薬剤

シクロフォスファミド（エンドキサン®）、ブスルファン（ブスルフェクス®）など

❸ 抗がん性抗生物質

抗生物質のペニシリンはカビが産生する物質の１つで、病原菌の増殖を抑制します。抗がん性抗生物質も土壌に含まれる微生物が産生する物質由来のもので、細胞分裂を停止させ細胞を死滅させます。作用機序はそれぞれの抗生物質により異なります。

主な薬剤

ブレオマイシン（ブレオ®）、ドキソルビシン（アドリアシン®）、マイトマイシンC（マイトマイシン®）など

❹ 微小管作用薬

細胞分裂で重要な役割を担う微小管の働きを止めることにより、がん細胞を死滅させます。微小管は細胞分裂以外にも、神経細胞の軸索でタンパクなどを運ぶ役割も担っています。抗がん剤が微小管に作用することにより、手足のしびれなどの神経障害が副作用としてあらわれることがあります。

主な薬剤

ビンクリスチン（オンコビン®）、パクリタキセル（タキソール®）など

❺ 白金製剤

DNAの二本鎖に白金が結合して橋をかけ（架橋形成）、DNAの複製を阻害することによって、がん細胞を自滅させます。

代表的な薬剤

シスプラチン（ブリプラチン®、ランダ®）、カルボプラチン（パラプラチン®）、オキサリプラチン（エルプラット®）など

❻ トポイソメラーゼ阻害剤

DNAは二重らせん構造をとっているのは前述したとおりです。DNAの複製のときに二重らせんが巻かれたり、ほどかれたりするとDNA全体にひずみが生じます。２本のDNAのうちの１本を一時的に切断し、もう片方のDNAを通過させ再び切断点を結合することによりDNAのひずみをほどきます。

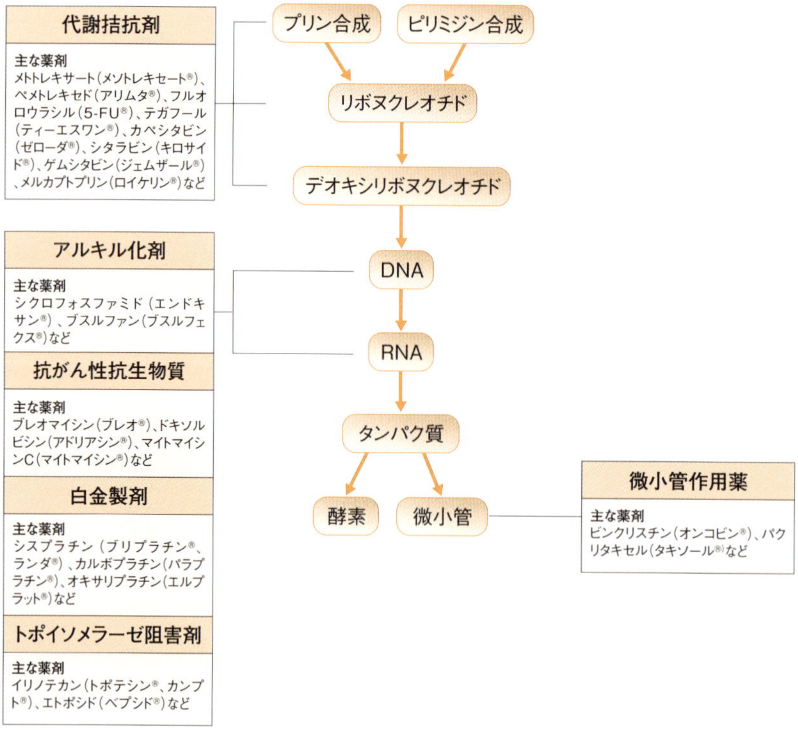

図12-3　細胞障害性抗がん剤の作用機序

トポイソメラーゼ阻害剤は、切断されたDNAが再び結合することができないようにしてしまいます。このため、DNAが切れたままの状態となってしまうため、がん細胞が死滅します。

主な薬剤

イリノテカン（トポテシン®、カンプト®）、エトポシド（ベプシド®）など

分子標的治療薬

1980〜1990年代にかけて、がんの分子生物学の研究が進みました。がん細胞の増殖や転移には、がん細胞だけに特異的に存在する（またはがんで過剰に発現している）異常なタンパク質や酵素があることがわかってきました。

分子標的薬は、がん細胞の増殖にかかわる特定の分子を狙って作用します。がん細胞だけに存在して正常細胞に存在しない、がんの増殖にかかわる分子をターゲットにします。細胞増殖にかかわる一連のシグナル伝達を阻害することによって抗腫瘍効果を破棄します。分子標的薬では副作用が発現する確率が低く、効果が大きいと期待されています。

細胞膜上に存在するチロシンキナーゼ活性がある増殖因子の受容体は受容体型チロシンキナーゼがあり、がん細胞の増殖に深く関与しています。特に、EGFRと呼ばれる上皮増殖因子受容体、HER 2と呼ばれるヒト上皮成長因子受容体2型、VGFRと呼ばれる血管内皮増殖因子受容体などが有名です。これらの受容体は分子標的薬のターゲットになっています。

EGFR（epidermal growth factor receptor；上皮増殖因子受容体）

HER2（human epidermal growth factor receptor type2；ヒト上皮成長因子受容体2型）

VGFR（vascular endothelial growth factor receptor；血管内皮増殖因子受容体）

❶ EGFRチロシンキナーゼ阻害薬

EGFR遺伝子が変異すると、細胞増殖や浸潤血管新生がさかんになります。EGFRチロシンキナーゼ阻害薬は、細胞内のチロシンキナーゼを特異的に阻害することによって、がん細胞内のシグナル伝達を抑制し、抗腫瘍効果を示します。EGFR遺伝子に変異が起こっているかどうかは、遺伝子検査によって確認することができます。EGFR遺伝子変異が陽性の非小細胞肺がんに、ゲフィチニブ（イレッサ®）が使用されています。他に、エルロチニブ（タルセバ®）、マファチニブ（ジオトリフ®）、オシメルチニブ（タグリッソ®）があります。

❷ HER 2阻害薬

細胞膜上に存在するHER 2受容体に薬剤が特異的に結合します。HER 2受容体に結合した薬剤に免疫細胞が集まって、がん細胞を攻撃します。

代表的な薬剤にトラスツマブ（ハーセプチン®）があり、HER 2が細胞膜表面上に認められた乳がんや胃がんで使用されています。

コラム

免疫チェックポイント阻害薬

私たちの身体の中で、自分の身体の細胞でないものは異物として排除するしくみが「免疫機能」です。実は、免疫は常に一定の強さ保たれているわけではなく、異物を排除するためにアクセルがかかったり、弱めたりしながら調整されています。

しかし、何らかの原因で免疫の力が弱くなってしまったり、がん細胞が免疫から逃れる術を身につけてしまったりすると、がんを異物として排除することができなくなります。

免疫チェックポイント阻害剤はがん細胞が免疫にブレーキをかける仕組みにはたらきかけることによって、免疫細胞を活性化させ抗腫瘍効果を示します。現在使用可能な薬剤に、ニボルマブ（オプジーボ®）、ペムブロリズマブ（キイトルーダ®）、イピリムマブ（ヤーボイ®）があります。

抗がん剤の副作用

抗がん剤にはたくさんの副作用がありますね

抗がん剤の副作用は、抗がん剤が正常な細胞にもダメージを与えることによって起こるよ

そうなんですね。でも、あまりイメージがわかないです

抗がん剤の副作用が問題になるのは、増殖がさかんな細胞なんだ。増殖がさかんな細胞ってどこにあるかわかるかな？

増殖がさかんっていうことは細胞分裂が活発な臓器ですね。どこだろう…

血液中の細胞成分や胃腸の粘膜、毛根は細胞分裂が活発だよ

髪の毛は目に見えるからなんとなくわかるけど、血液の細胞ってよくわからないです

血液中の細胞成分には何があったかな？

赤血球、白血球、あと血小板です

正解！　赤血球は100～120日、白血球は３～５日、血小板は10日くらいの寿命と言われていて、どんどん古いものが壊されて、新しいものがつくられているよ

そうなんですね！　じゃあ、抗がん剤の影響を受けるとどうなるのかな？

赤血球の数が減ると、貧血になってしまうよね。じゃあ、血小板が減ると、どうなる？

傷口で血液を凝固させられなくなってしまうから、出血傾向ですか？

正解！　では、白血球が少なくなったら？

白血球は細菌を貪食して殺します。もし白血球が少なくなってしまったら、感染症にかかりやすくなるんですか？

大正解！　抗がん剤治療中は感染症にかかりやすくなることがあるから、注意が必要だよ

血液のChapter10を見直しておこう！

生殖細胞も抗がん剤の影響を受けるよ

抗がん剤治療による副作用で多いものは、大きく分けて（1）吐き気、（2）脱毛、（3）白血球減少の３つです。副作用の起こりやすさは抗がん剤の種類によって異なるほか、個人差があります。抗がん剤の副作用は**表12-1**に示したように、時間経過で変化します。投与日だけでなく、抗がん剤の投与後もしっかり患者さんの状態を観察しましょう。

表12-1　抗がん剤投与後の時間経過の副作用の変化

時間	起こり得る副作用
投与日	アレルギー反応 嘔気・嘔吐 血管痛 発熱 血圧低下
投与後２～７日	倦怠感 食欲不振 嘔気・嘔吐 下痢
投与後７～14日	口内炎 下痢 食欲不振 胃もたれ 白血球減少に伴う易感染状態 血小板減少に伴う出血傾向
投与後14～28日	脱毛 皮膚の角化、しみ 手足のしびれ 膀胱炎 赤血球減少に伴う貧血

❶ 嘔気・嘔吐

抗がん剤によって嘔吐中枢が刺激されるために起こります。投与中～投与後１日目までに起こることが多く、予防的に制吐剤を使用することもあります。

❷ 下痢

消化管の粘膜も細胞増殖がさかんです。このため、抗がん剤の投与によって細胞増殖が抑えられると下痢が起こります。抗がん剤によっては薬剤そのものが直接腸管粘膜を刺激するともあります。通常、抗がん剤投与後２～10日目頃に起こります。

❸ 感染症

抗がん剤投与後７～14日目に最も白血球数が減少し、感染症にかかりやすい状態になります。

白血球数が減少すると、いろいろな部位（口、肺、皮膚、尿路、腸、肛門、性器など）で感染症を起こす可能性が高くなります。

抗がん剤治療中の白血球（とくに好中球）減少が起こっているときに発熱すると、急速に重症化して死に至る危険が高いとされ、このような状態を発熱性好中球減少症（febrile neutropenia；FN）といいます。計画しているがん薬物療法でFNの発症リスクが高い場合には、G-CSFの予防投与が推奨されています。G-CSFについてはChapter 10（血液）を参照してください。

❹ 脱毛

抗がん剤投与後しばらくしてから起こります。体毛・眉毛・陰毛など、髪以外の部分も脱毛します。髪は、抗がん剤治療が終われば、３～６か月後には再び生えてきます。

Chapter

13

感染症

細菌とウイルスと戦うための調節

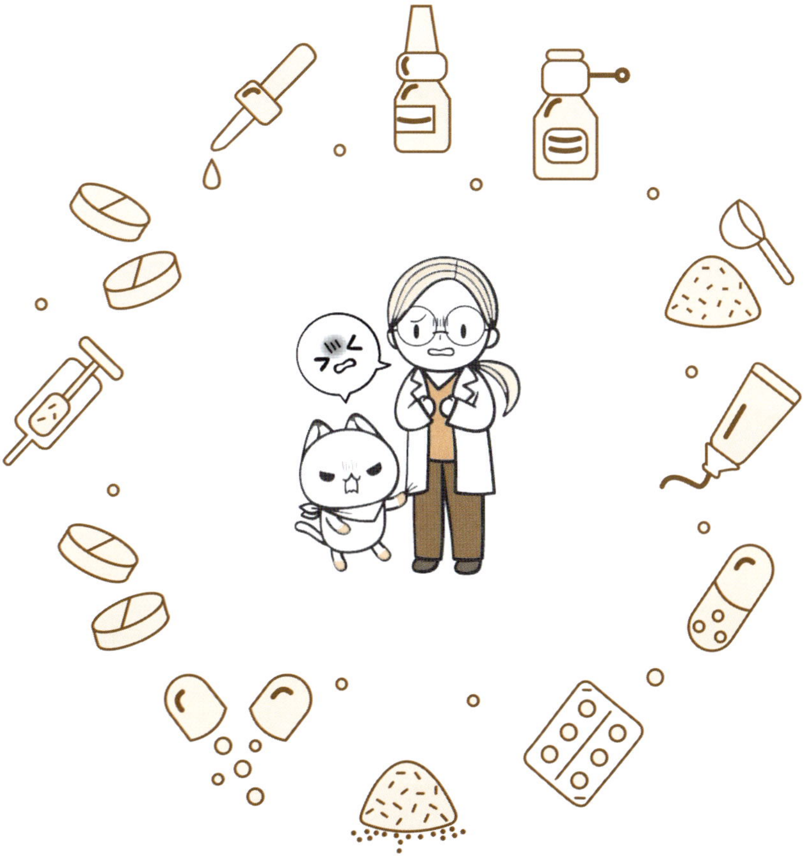

Chapter 13

感染症

細菌とウイルスと戦うための調節

感染症とは

感染症とは、病原体となる微生物が身体の中に侵入して症状が起こる病気です。感染症を引き起こす病原体微生物は細菌のほか、ウイルス、真菌、寄生虫などがあります。病原体が身体に侵入しても、症状が現れる場合と症状が現れない場合があります。感染症が発症するかどうかは、病原体の感染力と身体の免疫力のバランスで決まります。

細菌感染症

私たちの身体は免疫の力で病原微生物への感染を防御しているため、容易に感染症にかかることはありません。しかし、小児や高齢者などの免疫力が弱い人は感染症への注意が必要です。また、皆さんのようにふだん健康にしていても、夜更かしが続いたり、栄養が十分摂れなかったりすると、免疫力が落ちて細菌に抵抗する力が弱まります。

体内に侵入した細菌は身体の中で増殖し、感染症を発症します。細菌感染症は、身体の抵抗力が正常であれば適切な治療によって回復しますが、細菌の種類や重症度によっては死に至ることもあります。

● 細菌とは

細菌は目で見ることはできない小さな生物です。ヒトは約40兆の細胞で構成されているといわれていますが、細菌は１つの細胞で構成される単細胞生物です。細菌は栄養源さえあれば自分と同じ細菌をどんどん複製して増えていきます。納豆菌など人類の生活に有用な細菌もありますが、ヒトに感染して病気を起こすことがある細菌を本章では紹介します。

ヒトに感染して病気を起こす細菌として、大腸菌、黄色ブドウ球菌、肺炎球菌、結核菌などがあります。これらの細菌を退治するための薬が抗菌薬（抗生物質、抗生剤ともいいます）です。

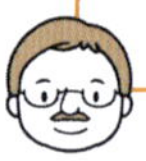

細菌はヒトの細胞と違う点がいくつもあるよ

細菌の特徴を書き出してみました（図13-１）

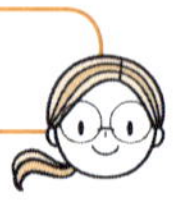

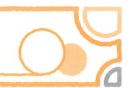

この違いをしっかり押さえておくと、抗生物質の作用機序が理解しやすくなるよ！　葉酸は細胞増殖に欠かせない物質と覚えておこう

なるほど。それでは、さっそく抗生物質について教えてください！

GOGO！！

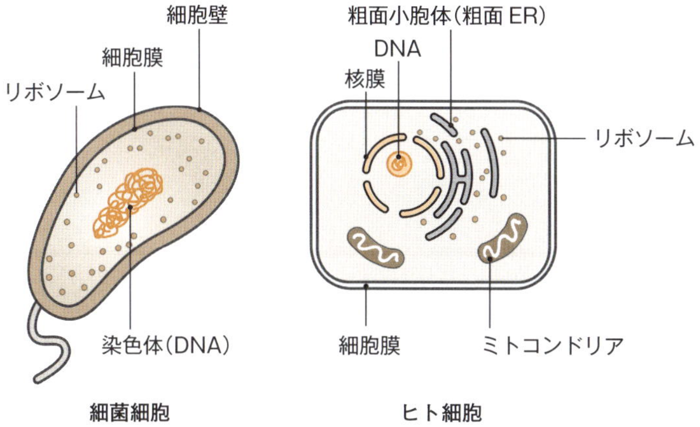

細胞壁	あり （マイコプラズマはなし）	なし
細胞小器官 ミトコンドリア、小胞体、ゴルジ体など	なし	あり
核	なし	あり
リボソーム	70Sリボソーム	80Sリボソーム
葉酸	合成する	合成しない （外部から吸収）

図13-１　細菌細胞とヒト細胞の比較

● 細菌感染症の治療薬：抗生物質

抗生物質は、細菌が増殖するプロセスのいずれかを邪魔することによって、細菌の増殖を抑えます。先ほど述べたヒトの細胞と細菌の相違点を活用することで、抗生物質の人体への影響を低減しています。

抗生物質にはたくさんの薬剤がありますが、細菌が増殖するプロセスのどこを邪魔するか（作用機序）によって、いくつかの種類に分類されます（**図13-2**）。

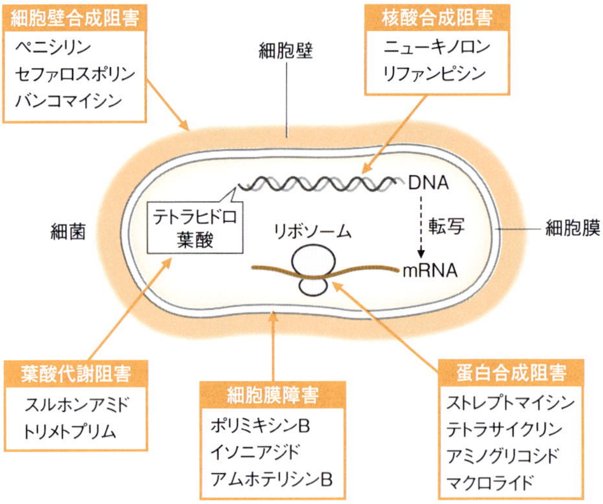

図13-2　抗生物質の作用点

（安原一：Qシリーズ新薬理学．第6版、p171、日本医事新報社、2015.）

❶ 細胞壁合成阻害薬

ヒトの細胞と細菌の大きな違いは、細菌は細胞膜の外側に細胞壁をもっていることです。細胞壁合成阻害薬は細菌の細胞壁を構成しているペプチドグリカンの合成を阻害します。細胞壁合成の段階に特異的に作用すれば、ヒトに対する毒性が低減できます。

細胞壁に作用する薬には、ペニシリン系、セフェム系、β-ラクタム系、カルバペネム系など多くの種類があります。ここではペニシリン系、セフェム系、カルバペネム系について説明します。

・ペニシリン系抗生物質

ペニシリンGはアレキサンダー・フレミング博士が発見した抗生物質です。フレミング博士は、細菌の培養を行っていた培地の上に偶然増殖した青カビの周囲だけ細菌が生育していないことに気がつきました。なんと青カビがつくる特殊な化学物質が細菌の増殖を妨げていたのです。青カビの名前をとって、この物質はペニシリンGという名前が付けられました。

ペニシリンGは酸に弱く、胃で分解されてしまうため、経口投与することができません。また、ペニシリンに感受性のある細菌が少ないことが問題でした。ペニシリンGでカバーできない細菌にも効果がある薬剤の開発が進められ、アンピシリンなどの「広域ペニシリン」と呼ばれる薬剤が発売されています。

ペニシリンGを含むペニシリン系の薬剤に共通した副作用に、アナフィラキシーショックあります。ペニシリンGやアンピシリンで起こりやすく、処置を誤ると致死的なこともあるので、薬剤投与開始後から患者さんの容態を注意深く観察することが大切です。

代表的な薬剤

ペニシリンG（ペニシリン®）、アンピシリン（ビクシリン®）、アモキシシリン水和物（サワシリン®、オーグメンチン®）

・セフェム系抗生物質

ペニシリン系に近い抗生物質です。抗菌スペクトルが広く、さまざまな病原菌に有効です。安全性が高く適応症も多いのでさまざまな領域でよく使用されています。セフェム系抗生物質には飲み薬のほか注射薬もあります。

セフェム系抗生物質の副作用は少ないといわれていますが、発疹や下痢などがあります

セフェム系抗生物質は開発時期や抗菌力の差によって、第1～第4世代に分類されます。それぞれの世代によって薬剤の特徴が異なります（**表13-1**）。

表13-1　セフェム系抗生物質の世代ごとの特徴

薬　剤	特　徴
第一世代セフェム	グラム陽性菌とグラム陰性菌の一部に有効。ペニシリンを分解する黄色ブドウ球菌、レンサ球菌、肺炎球菌に有効だが、MRSA、腸球菌には無効。淋菌、大腸菌、サルモネラ、赤痢菌などにも有効。インフルエンザ菌、セラチア、エンテロバクター、緑膿菌には無効
第二世代セフェム	グラム陰性桿菌の産生するβ-ラクタマーゼに安定。大腸菌、クレブシェラ、プロテウスに対する抗菌力が増強された。インフルエンザ菌、髄膜炎菌、嫌気性菌、エンテロバクターなどにも有効。緑膿菌には無効
第三世代セフェム	グラム陰性菌に広く強い抗菌力を示す。セラチア、エンテロバクター、プロテウスなどに抗菌力が拡大された。緑膿菌に抗菌力が及ぶものもある
第四世代セフェム	グラム陽性菌に対する抗菌力が増強された。緑膿菌にも有効であるが、嫌気性菌に対する抗菌力は弱い

代表的な薬剤

セファレキシン（ケフレックス®）、ケフラール（セファクロル®）、セフカペンピボキシル塩酸塩水和物（フロモックス®）、セフジトレンピボキシル（メイアクト®）、セフジニル（セフゾン®）、セフォチアム塩酸塩（パンスポリン®）、セフポドキシムプロキセチル（バナン®）、セフメタゾール（セフメタゾン®）など

・カルバペネム系抗生物質

細菌の細胞壁の合成を阻害し、抗菌作用を示します。抗菌薬の作用範囲が非常に幅広いので、さまざまな細菌に対して抗菌作用をもちます。しかし、MRSAやレジオネラ、クラミジア、マイコプラズマなどにはカルバペネム系抗生物質は抗菌作用をもちません。

カルバペネム系抗生物質の副作用には、下痢、嘔吐などの消化器症状、急性腎不全などの腎機能障害が出現することがあります。

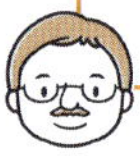

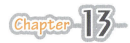

カルバペネム系抗生物質とバルプロ酸との併用によって、バルプロ酸の血中濃度が低下することがあります

バルプロ酸を内服中の患者さんで血中濃度が低下したら、てんかん発作が起こることもあるので、気をつけなくっちゃ

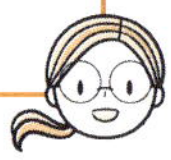

代表的な薬剤

テビペネムピボキシル（オラペネム®）、メロペネム（メロペン®）、ドリペネム（フィニバックス®）など

❷ タンパク質合成阻害薬

細菌のリボソームに結合し、タンパク質の合成を阻害します。タンパク質合成阻害薬はヒトのリボソームへの親和性が低く、細菌にのみ効果を発揮します（**図13-3**）。

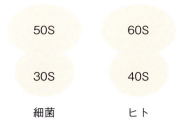

図13-3　細菌とヒトのリボソームのちがい

タンパク質合成阻害薬にはマクロライド系、テトラサイクリン系、アミノグリコシド系などの薬剤があります。

・マクロライド系抗生物質

マクロライド系抗生物質はグラム陽性菌を中心に抗菌作用を発揮します。百日咳や嫌気性菌などの一部のグラム陰性菌にも有効です。クラリスロマイシンは胃潰瘍の原因菌であるヘリコバクター・ピロリの除菌にも使用されます。マクロライド系の薬剤の一番の特徴は、マイコプラズマやクラミジアにも有効ということです。

また、慢性副鼻腔炎、滲出性中耳炎などに、エリスロシンやクラリスロマイシンなどの薬剤を通常処方する用量よりも少ない量を長期間処方することがあります。これを「マクロライド長期少量投与療法」といいます。しかし、近年ではマクロライド系抗生物質への耐性菌が増えていることが問題となっています。

※　マイコプラズマやクラミジアは細菌の仲間ですが、一般的な細菌と性質が異なるため、ペニシリン系やセフェム系の抗生物質は効果を示しません

マクロライド系抗生物質の副作用は少ないといわれていますが、長期間の使用することによって肝機能障害が出現することがあります

副作用の早期発見のために定期的な血液検査が必要ですね

そうだね。マクロライド系抗生物質は、肝臓での薬剤の代謝を阻害するので、相互作用が問題になることがあるから注意しよう！

代表的な薬剤

ゲンタマイシン（ゲンタシン®）、エリスロマイシン（エリスロシン®）、クラリスロマイシン（クラリス®）、アジスロマイシン（ジスロマック®）など

・テトラサイクリン系抗生物質

テトラサイクリン系抗生物質に対する耐性菌が増えたことや、使い勝手のよいセフェム系抗生物質の開発が進んだことにより、一般的な細菌感染症ではテトラサイクリン系抗生物質を処方するケースが減ってきました。しかし、クラミジアやマイコプラズマなどにはよく効くので、現在も使用されています。

テトラサイクリン系抗生物質の副作用として、嘔気、嘔吐、食欲不振、下痢などの消化器症状のほか、歯に関連するものがあります。歯牙の着色、エナメル質形成不全などが起こることがあり、原則として８歳未満の小児には原則として使用を避けます。

また、アルミニウムやマグネシウムといったミネラル含有製剤や食品とテトラサイクリン系抗生物質を併用することにより、テトラサイクリン系抗生物質の作用が減弱する可能性があるので、服用時間をずらして内服する必要があります。

お薬だけでなく、食品にも注意が必要ですね

たとえば牛乳はカルシウムを含んでいるから、注意が必要だよ！

のりちゃんは毎日ヨーグルト食べているけど大丈夫かな…

ヨーグルトもカルシウムが多いから、お薬を飲む時間に注意が必要だね

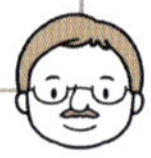

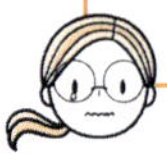

…

代表的な薬剤

ミノサイクリン（ミノマイシン®）、ドキシサイクリン（ビブラマイシン®）、テトラサイクリン（アクロマイシン®）など

・アミノグリコシド系抗生物質

細菌のタンパク質合成を阻害することによって、抗菌作用を発揮します。アミノグリコシド系の抗生物質の副作用に腎機能障害や難聴、耳鳴り、知覚異常などの第Ⅷ脳神経障害があります。

> 注意！
> アミノグリコシド系は副作用が特徴的なので、しっかり覚えておこう

代表的な薬剤

ストレプトマイシン（硫酸ストレプトマイシン®）、カナマイシン（硫酸カナマイシン®）、ゲンタマイシン（ゲンタシン®）、アルベカシン（ハベカシン®）など

❸ 核酸合成阻害薬

細菌の遺伝情報を含むDNAの合成を阻害します。核酸合成阻害薬にはキノロン系抗生物質があります。

・キノロン系抗生物質

細菌の増殖には、遺伝情報を担うDNAが複製されることが必要です。DNAの複製にはDNAジャイレースやトポイソメラーゼという酵素が必要ですが、キノロン系抗生物質はこれらの酵素を阻害することによって抗菌作用を発揮します。

> DNAジャイレース
> 　細菌がもつDNA鎖を切断して、DNA鎖を回転させ、ねじれをとる酵素
> トポイソメラーゼ
> 　2本鎖DNAの片方または両方を切断し再結合する酵素

1960年代に開発されたナリジクス酸は大腸菌などのグラム陰性菌に有効で、尿への移行も良好であったことから膀胱炎に使用されていました。ところが、1984年にノルフロキサシンが登場したことによって、キノロン系の薬剤の感染症治療への位置づけが大きく変わりました。グラム陽性菌や緑膿菌を含むグラム陰性菌に抗菌力が強くなり、組織への移行性が高いことから、適応菌種と適応症が各段に広がりました。ノルフロキサシン以降に開発されたキノロン系抗生物質を「ニューキノロン系抗生物質」と呼びます。

キノロン系抗生物質の副作用に下痢、嘔気、食欲不振などの消化器症状以外に、まれな副作用ですが重要な副作用がいくつかあります（**表13-2**）。

表13-2　キノロン系抗菌薬の重大な副作用

中枢神経障害	けいれんなどが起こることがあります
循環器症状	QT延長症候群が起こることがあります。心電図の変化に注意しましょう
血糖異常	低血糖、高血糖が起こることがあります

このほかのキノロン系抗生物質の副作用に光線過敏症があり、日光に当たった皮膚が赤くなることがあります。

また、キノロン系抗生物質と飲み合わせに注意が必要な薬がいくつか知られています。非ステロイド性抗炎症薬（NSASIDs）との併用で、けいれんを起こすことがあります。てんかんの患者さんや、けいれん発作の既往のある患者さんでの使用は避けます。また、カルシウムやアルミニウム、マグネシウムを含む薬剤や食品との併用によって消化管からの薬剤の吸収が低下しますので、服用時間をずらすなど対応が必要になります。

代表的な薬剤

レボフロキサシン（クラビット®）、シプロフロキサシン（シプロキサン®）、トスフロキサシン（オゼックス®、トスキサシン®）、ノルフロキサシン（バクシダール®）、ガレノキサシン（ジェニナック®）など

❹ 葉酸合成阻害薬

DNA複製には葉酸が不可欠です。ヒトは食事などから葉酸を摂取しますが、細菌は葉酸を取り込む能力をもたないため、パラアミノ安息香酸などから葉酸を合成し、DNAの原料とします。

葉酸合成阻害薬に分類される薬剤にサルファ剤があります。サルファ剤はパラアミノ安息香酸と拮抗し、細菌の増殖を阻止します。

サルファ剤はペニシリンなどの抗生物質よりも昔から使われていたよ

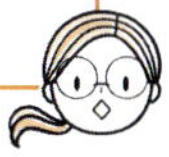
へえ！　そんなに昔から使用されていたのですね

しかし、サルファ剤を乱用したことによって耐性菌が出現してしまったのだ。それに加えて、サルファ剤以外に多くの抗生物質が開発されたこともあって、現在では使用頻度が激減しているんだ

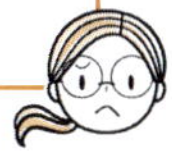
残念ですね…

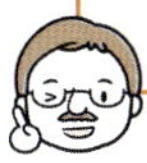
でも、スルファメトキサゾールとトリメトプリムの合剤は現役で使用されている薬だから、確認しておこうね！

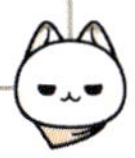
内田先生にもまだまだ現役で働いてもらわなくちゃねー

現在用いられている薬剤で、スルファメトキサゾールとトリメトプリムの配合剤（ST合剤）はニューモシスチス肺炎の治療薬として使用されます。スルファメトキサゾールが葉酸を合成する酵素を阻害し、トリメトプリムが葉酸を活性化する酵素を阻害することによって細菌のDNA複製を阻害します。ST合剤は真菌であるニューモシスチスにも抗菌作用をもつため、免疫抑制のある患者さんで発症しやすいニューモシスチス肺炎の治療や予防に使用します。

ST合剤の副作用として、発疹、掻痒感、紅斑、水疱などの皮膚症状、食欲不振、嘔気・嘔吐などの消化器症状、顆粒球減少症、無顆粒球症などがあります。

代表的な薬剤

スルファメトキサゾール・トリメトプリム（バクタ®、バクトラミン®）

ウイルスとは

ウイルスは細菌よりもさらに小さい（50分の1程度の大きさ）、細菌とはまったく別の微生物です（**図13-4**）。ウイルス単独では生き延びることができず、他の生物の細胞内だけでしか増殖できません。したがって、ウイルスには抗生物質は無効です。

表13-3　細菌とウイルスのちがい

	細菌	ウイルス
大きさ	約1 μm	0.02～0.3 μm
自己増殖	可能	不可能
核酸	DNAとRNA	DNAまたはRNA
細胞壁	あり	なし
タンパク合成	する	しない

ウイルスの種類や性質はさまざまです。身近なウイルスとして、風邪の原因となるライノウイルスやコロナウイルスのほか、インフルエンザウイルス、麻疹ウイルス（はしか）、風疹ウイルス（三日はしか）、ポリオウイルス（小児まひ）、おたふくかぜウイルス、日本脳炎ウイルス、肝炎ウイルス、ヘルペスウイルス（水疱瘡）、アデノウイルス、サイトメガ　ウイルス、エイズウイルスなどが知られています。

ヒトの身体の中にウイルスが侵入すると、ヒトの細胞の中に入ってウイルスのコピーをつくらせます。ウイルスに感染した細胞が破裂すると、ウイルスに感染した細胞内につくられたウイルスのコピーが多量に飛び出します。飛び出したウイルスがほかの細胞に入り込むことによって、さらにウイルスが増殖していきます（**図13-4**）。

ウイルスは細菌と異なるので抗生物質は効果がありません。ウイルス感染の治療には抗ウイルス薬を使用されます。抗ウイルス薬はウイルスの種類によって使い分けます。本Chapterではインフルエンザ、肝炎、HIVについて述べます。

吸着	ウイルスが細胞表面に接着する過程
侵入	細胞表面に吸着したウイルスが細胞内に入り込む過程
脱殻	感染細胞内でウイルスゲノムがカプシドから放出される過程
ゲノム複製と遺伝子発現	ウイルスゲノムの複製とウイルスタンパク質の合成
組み立て	ウイルスの構成要素であるゲノムと構造タンパク質からなるウイルス粒子形成
放出	ウイルス粒子の細胞外流出

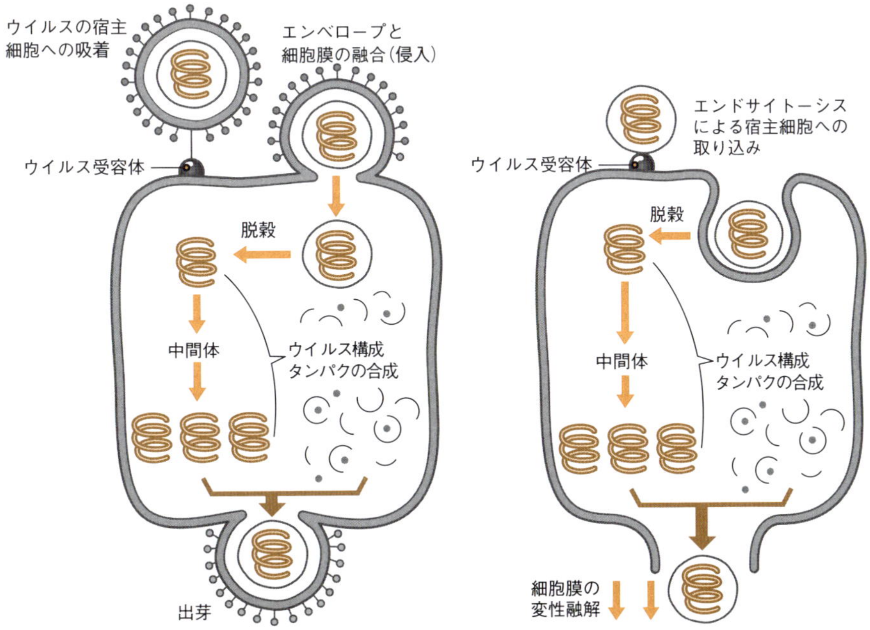

図13-4　ウイルス感染のしくみ

ウイルス感染症の治療薬

ウイルスが増殖するプロセスを邪魔することで、からだの中のウイルスの量を減らします。

● 抗インフルエンザ薬（ノイラミニダーゼ阻害薬）

インフルエンザ感染症はインフルエンザウイルスが原因となって、38℃以上の発熱や関節痛を引き起こす病気です。インフルエンザウイルスは遺伝情報をRNAに入れています。

インフルエンザウイルスはヒト細胞の中に侵入した後、インフルエンザウイルス自身がもつRNAの情報を細胞内に放出します。新しいウイルスをつくり出すために必要な遺伝子やタンパク質を合成し、その後新たなウイルスがつくられ細胞の外に放出されます。このプロセスを繰り返すことにより、インフルエンザウイルスの増殖・拡散されます。新たにつくられたインフルエンザウイルスが細胞表面から放出される際に、ノイラミニダーゼという酵素が必要です（**図13-5**）。

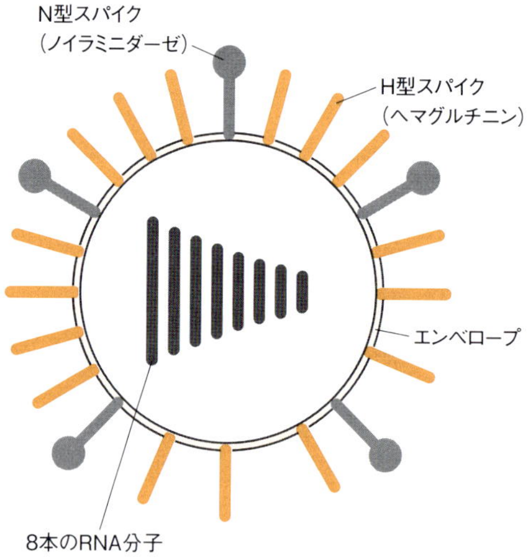

図13-5　インフルエンザウイルスの構造

ノイラミニダーゼ
　インフルエンザウイルスの表面に存在します。宿主の細胞内で増殖したウイルス粒子が細胞膜から離脱して別の細胞に感染するのに重要な役割を果たします

ノイラミニダーゼ阻害薬はノイラミニダーゼを阻害することによって、インフルエンザウイルスに感染したヒト細胞からのウイルス放出を阻害し、ウイルスが体内で拡散したり、増殖したりすることを抑制します。現在使用可能なノイラミニダーゼ阻害薬には、内服薬、外用薬（吸入薬）、注射薬がありますので、病状によって使い分けが可能です。

ノイラミニダーゼ阻害薬による治療で大切なことは、できるだけ早期に使用を開始することです。発病後48時間以内に投与開始することが望ましいとされています。その理由として、感染初期に使用することでインフルエンザの増殖が抑えることによって有熱期間が短縮されます。

ノイラミニダーゼ阻害薬の副作用に、嘔気、下痢、口内炎などの消化器症状のほか、めまい、頭痛、不眠などの精神神経系症状などがあります。また、ノイラミニダーゼ阻害薬投与後の異常行動が起こることが知られています。薬剤との因果関係はまだ完全に解明されていませんが、特に未成年については薬剤投与後に一人にしないなどの配慮が必要です。

インフルエンザでは高熱が出るため、抗インフルエンザ薬と一緒に解熱鎮痛剤が処方されることが少なくありません。アスピリン、ジクロフェナクナトリウム、メフェナム酸などの一部の解熱鎮痛薬はインフルエンザ脳炎・脳症を引き起こす危険があるため、インフルエンザの患者さんへの処方は禁忌となっています。インフルエンザ罹患時の解熱鎮痛剤としてはアセトアミノフェンが推奨されています。

代表的な薬剤

オルセタミビル（タミフル®）、ザナミビル（リレンザ®）、ラニナミビル（イナビル®）、ペラミビル（ラピアクタ®）

コラム

新しいインフルエンザウイルス治療薬　ゾフルーザ

ゾフルーザ®（バロキサビル）は2018年３月に発売された新しい作用機序の抗インフルエンザ薬です。キャップ依存性エンドヌクレアーゼを阻害し、インフルエンザウイルスの増殖そのものを抑えます。

● 肝炎ウイルス治療薬

肝臓の病気はお酒ばかりが原因で発症するというわけではありません。肝炎は、さまざまな原因によって肝臓に炎症が生じている病態です。肝炎の原因には、ウイルス、アルコール、自己免疫、薬剤などがあります。ここではウイルス性肝炎の治療について説明します。

ウイルス性肝炎では、とくにB型肝炎ウイルス（Hepatitis B Virus；HBV）とC型肝炎ウイルス（Hepatitis C Virus；HCV）の持続的な感染による慢性肝炎が問題となります。慢性肝炎になると、よくなったり悪くなったりを繰り返しながら、肝硬変へ進展し、さらに肝癌を発症してしまいます。したがって、肝炎の治療では、一連の病気の流れを絶つことが治療の目標となります。近年、新しいタイプのインターフェロンや優れた抗ウイルス薬が次々開発され、慢性肝炎の治療は大きく前進しています。

❶ インターフェロン製剤

インターフェロン（Interferon；IFN）は身体の中でウイルスなどの病原体や腫瘍細胞などの異物に対して産生されるサイトカインの１つです。IFNにはいくつかの種類があり、INF-α、INF-β、INF-γなどがあります。IFN-αとIFN-βはよく似た化学構造で、抗ウイルス作用、細胞増殖や免疫応答の調節作用などをもちます。

肝炎の治療においてIFN製剤は、B型肝炎とC型肝炎で選択されます。B型慢性肝炎の治療では、IFNを単独で投与する以外に、ほかの抗ウイルス薬とIFNの併用療法があります。ほかの抗ウイルス薬とIFNを併用することによって、INFの効果が強くなること期待しています。また、C型慢性肝炎の治療では、C型肝炎ウイルスを消滅させ治癒に導くことが期待されています。IFNの投与期間はウイルスの型やその量、また治療目的によって変わります。

IFNはさまざまな副作用があることも知られています。IFNは投与初期には、

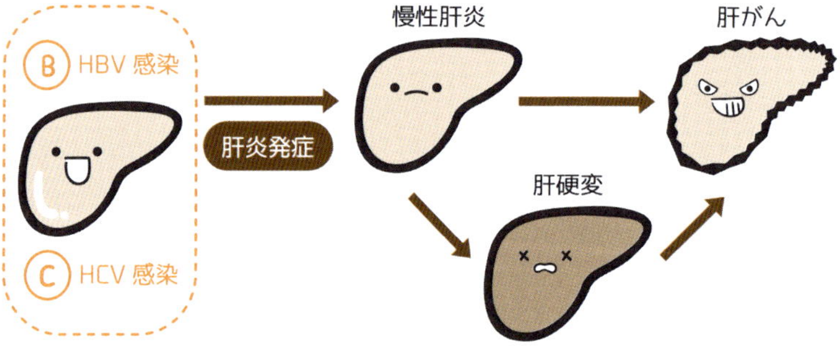

頭痛、発熱などのインフルエンザのような症状がみられます。特に注意が必要な副作用として、投与開始後数週間後に生じる抑うつ、自殺企図のほか、間質性肺炎があります。

代表的な薬剤

インターフェロンα（スミフェロン®）、インターフェロンα-2b（イントロン® A）、インターフェロンβ（フェロン®）など

インターフェロンと小柴胡湯の併用

過去に、インターフェロン製剤と漢方薬の小柴胡湯の併用によって間質性肺炎が現れた症例が報告されており、これらの薬剤の併用は禁忌とされています。

看護のポイント

IFN製剤の治療開始の前に、患者さんの精神疾患など、既往歴もしっかり確認しておきましょう。

コラム

ペグインターフェロン（PEG-IFN）

新タイプの持続型IFNです。従来のIFNは毎日もしくは週３回の注射が必要でしたが、PEG-IFNの登場で週１回の皮下注射で済むようになりました。PEG-IFNは、B型慢性肝炎、C型慢性肝炎のいずれにも使用可能です。副作用については、前述したIFNとほぼ同じです。

代表的な薬剤

ペグインターフェロンα-2a（ペガシス®）、ペグインターフェロンα-2b（ペグイントロン®）

❷ 核酸アナログ製剤

B型肝炎は、B型肝炎ウイルス（HBV）の感染によって起こる病気です。大人になって感染する急性B型肝炎と、母子感染などによる患者が多い慢性B型肝炎に大別されます。慢性B型肝炎では肝硬変や肝がんになりやすいため、抗ウイルス療法が積極的に行われます。

Ｂ型肝炎の治療薬はIFN製剤と核酸アナログ製剤の２種類に分類されます

IFN製剤を使用するのか、核酸アナログ製剤を使うのかどうやって決めているのかしら？

IFN製剤、核酸アナログ製剤のどちらを使用するかは、これまでの肝炎の治療経過や、肝炎ウイルスの量、肝臓の線維化の状態、年齢などを総合的に判断して決めているよ

ところで、アナログってなんですか？

ここでいうアナログは、「analogy」に由来する言葉で、「類似の」という意味だよ

核酸アナログといことは、核酸の構成成分に類似しているという意味なんですね

大正解！！

デジタルの反対語かと思ったよ…

HBVは増殖するために肝細胞に侵入し、ウイルスを複製するための情報を含むDNAを放出します。肝細胞内のDNAにウイルスDNAが取り込まれ、ウイルスの複製・増殖が行われます。新しいウイルスDNAをつくるためにDNAポリメラーゼという酵素が必要になります。核酸アナログ製剤はHBVの合成に必要なDNAポリメラーゼを阻害することにより、HBVの増殖を抑えます。

IFN注射による初回治療で十分な効果が得られない慢性肝炎あるいはIFNが副作用などで使いにくい場合、すでに肝硬変に進展している場合に核酸アナログが適用となります。

核酸アナログ製剤の副作用に、腎機能障害がありますが、比較的安全性が高いといわれています。

代表的な薬剤

ラミブジン（ゼフィックス®）、アデホビル（ヘプセラ®）、エンテカビル（バラクルード®）、テノホビル（テノゼット®、ベムリディ®）

ラミブジン
耐性ウイルスが出現しやすいという問題点があります。耐性株が出現した場合には、急性増悪を起こすことがあるので注意して病状を観察する必要があります

❸ C型肝炎ウイルス治療薬

C型肝炎はC型肝炎ウイルス（HCV）に感染によって発症します。C型肝炎もB型肝炎と同様に、肝細胞が壊され慢性化すると肝硬変や肝がんへ進行します。C型肝炎の治療には、IFNや抗ウイルス薬による治療が中心となります。

C型肝炎って、B型肝炎と何が違うの？

B型肝炎ウイルスとC型肝炎ウイルスでは遺伝情報がどこに存在するかが大きく違うんだ。実は、B型肝炎ウイルスでは、DNAの中に遺伝情報が含まれているけれど、C型肝炎ウイルスではRNAの中に遺伝情報を含んでいるんだ

それじゃあ、ウイルスの増殖の方法も違いそうですね

その通り！　HCVが増殖するためには肝細胞に侵入した後、遺伝情報を含むRNAをコピーして、複製する必要なんだ。RNAの複製にはRNAポリメラーゼという酵素が必要なんだよ

RNAポリメラーゼはRNAのコピー機のような役割を果たすんですね

コピーされたRNAから今度はウイルスタンパクをつくるんだ

なんだか複雑ですね…

頑張って！！　HCVの複製に必要なRNAやタンパクなどをつくるために形成される複合体のことをHCV複製複合体と呼びます。HCV複製複合体は抗ウイルス薬の作用メカニズムで重要な役割を果たすので、覚えておいてね

C型肝炎ウイルスは遺伝子配列の違いから、1型～6型の遺伝子型（ジェノタイプ1～6）に分類されます。日本人に多い1型は、かつて難治とされ、IFN単独療法による治療効果は限定的でした。しかし、PEG-IFNや直接作用型抗ウイルス薬による併用療法が次々と開発され、C型慢性肝炎の治療成績は飛躍的に向上しています。

・リバビリン

リバビリンはHCVのRNAポリメラーゼを阻害し、RNAの複製を阻害します。

リバビリン単独では、十分な効果が期待できないのですが、IFNとの併用によって治療効果が高まります。

代表的な薬剤

リバビリン（レベトール®、コペガス®）

・NS３/４Aプロテアーゼ阻害薬

シメプレビルは、HCVの増殖に必須の酵素であるNS３/４Aプロテアーゼを選択的に阻害し、HCVの増殖を抑えます。IFN＋リバビリン＋シメプレビルの３剤併用療法は、C型慢性肝炎の難治例や再治療例に対しても高い有効率を示します。

代表的な薬剤

シメプレビル（ソブリアード®）、アスナプレビル（スンベプラ®）

・NS５A複製複合体阻害薬

HCV複製複合体を阻害します。特にHCVの複製に必須のタンパクである非構造タンパク５A（nonstructural protein ５A）の機能を阻害することによって、HCVの増殖を抑えます。

ダクラタスビルとアスナプレビルの２剤を併用することにより、抗ウイルス活性が高まり、HCV体内から排除できる可能性が高まります

代表的な薬剤

ダクラタスビル（ダクルインザ®）

・NS５Bポリメラーゼ阻害薬

HCV複製に関わる非構造タンパク５B（nonstructural protein ５B；NS５B）のRNAポリメラーゼを阻害することによって、HCVの増殖を抑えます。

代表的な薬剤

ソホスブビル（ソバルディ®）

コラム

NS５A複製複合体阻害薬＋NS５Bポリメラーゼ阻害薬（ハーボニー®配合錠）

NS５A阻害薬のレジパスビルと、NS５Bポリメラーゼ阻害薬のソホスブビルを含有する薬剤がハーボニー® です。それぞれの薬剤がウイルス増殖にかかわる特定のタンパクを阻害します。２つの薬剤の相加的な抗ウイルス作用により、優れた治療効果を発揮しています。

ヒト免疫不全ウイルス（HIV）の薬

ヒト免疫不全ウイルス（human immunodeficiency virus；HIV）は、免疫の中心的な役割を担うリンパ球（主にCD４陽性リンパ球）に感染し、免疫系を徐々に破壊することにより、HIV感染症を引き起こします。HIVは宿主細胞に侵入した後、自身のRNA遺伝子を脱殻後、DNAに変換（逆転写反応）させて、宿主の染色体に組み込むことで感染を成立させます（**図13-６**）。

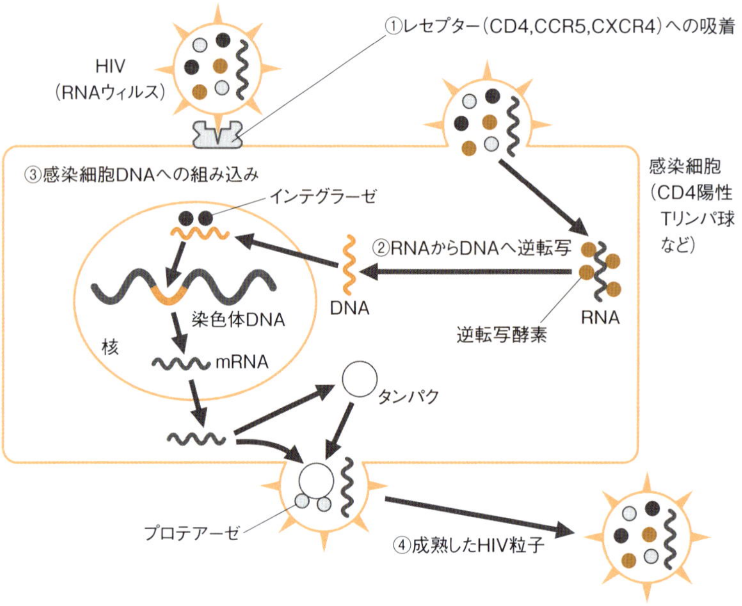

図13-６　HIVの増殖サイクル

（鯉渕智彦：抗HIV治療薬、ウイルス、63（２）、p.200、2013.）

抗HIV薬は作用機序によって、核酸系逆転写酵素阻害薬（Nucleoside Analogue Reverse Transcriptase Inhibitor；NRTI）、非核酸系逆転写酵素阻害薬（Non - nucleoside reverse transcriptase inhibitor：NNRTI）、プロテアーゼ阻害薬（Protease inhibitor：PI）、インテグラーゼ阻害薬（integrase strand transfer inhibitor：INSTI）などに分類されています。現在、初回治療として推奨されているのは、２種類の核酸系逆転写酵素阻害薬をベースとして、キードラッグとなる非核酸系逆転写酵素阻害薬、プロテアーゼ阻害薬と低用量リトナビル、またはインテグラーゼ阻害薬のいずれかを加える治療法です。このように、抗HIV薬を３剤以上併用した強力な多剤併用化学療法をHAART（Highly Active Anti-Retroviral Therapy）といいます。HAARTによりHIV感染症の予後は改善しました。薬剤選択は、治療効果だけでなく、薬剤耐性の有無や副作用などを考慮しています。

HAARTを略してARTと呼ぶことがあります

❶ 核酸系逆転写酵素阻害薬

核酸系逆転写酵素阻害薬は、HIVの遺伝情報を担うRNAをDNA変換する酵素である「逆転写酵素」を阻害することによってウイルスの複製を阻止します。患者さんのアドヒアランス向上を目的とした配合剤が広く利用されています。

核酸系逆転写酵素阻害薬の副作用に、吐き気や下痢、腹痛、嘔吐などの消化器症状、頭痛、めまい、不眠などの精神神経症状、発疹、掻痒感などの皮膚症状、骨密度の減少のほか、乳酸アシドーシスや肝機能障害などがみられます。

看護のポイント

乳酸アシドーシスの発現頻度は低いとされていますが、女性や肥満患者、長期内服患者では発症しやすいので、注意が必要です。初期症状に倦怠感、食欲不振、急な体重減少などがあります。

代表的な薬剤

ラミブジン（エピビル® ［3TC］）、ジドブジン（レトロビル® ［AZT］）、ジダノシン（ヴァイデックス® ［ddI］）、ジドブジン・ラミブジン（コンビビル® ［AZT/3TC］）など

❷ 非核酸系逆転写酵素阻害薬

非核酸系逆転写酵素阻害薬は、逆転写酵素に直接結合してHIVを不活化させます。基本的な作用は核酸系逆転写酵素阻害薬と同じです。

非核酸系逆転写酵素阻害薬の副作用には、頭痛、めまい、不眠、悪夢、抑うつ気分などの精神神経系症状、吐き気、腹痛などの消化器症状、発疹などの皮膚症状、肝機能障害があらわれることがあります。皮膚障害は薬剤によっては重度の発疹や多形紅斑などの重篤な症状が現れることがあるため、十分注意して患者さんの状態を観察しましょう。

代表的な薬剤

エファビレンツ（ストックリン® ［EFV］）など

❸ プロテアーゼ阻害薬

HIVは標的となる細胞に感染し、ウイルス粒子を産生することで増殖します。ウイルス粒子産生に必要な機能タンパクをつくるために、プロテアーゼという酵素が必要となります。プロテアーゼの働きによって、活性化され感染性をもつウイルス粒子が産生されます。プロテアーゼ阻害薬は、プロテアーゼに結合して、この働きを阻害することによって、HIVに対する抗ウイルス作用を発揮します。

代表的な薬剤

リトナビル（ノービア® ［RTV］）、ダルナビル（プリジスタ® ［DRV］）など

❹ インテグラーゼ阻害薬

HIVは宿主細胞に自身の遺伝子を組み込むことによって感染を成立させます。この遺伝子の組み込み操作に必要な酵素がインテグラーゼです。インテグ

ラーゼ阻害薬はインテグラーゼを阻害することによって、HIVの増殖を阻止します。

代表的な薬剤

ラルテグラビル（アイセントレス® [RAL]）、ドルテグラビル（テビケイ® [DTG]）など

Chapter

14

新薬の開発

よりよい薬を世に送り出すためのシステム

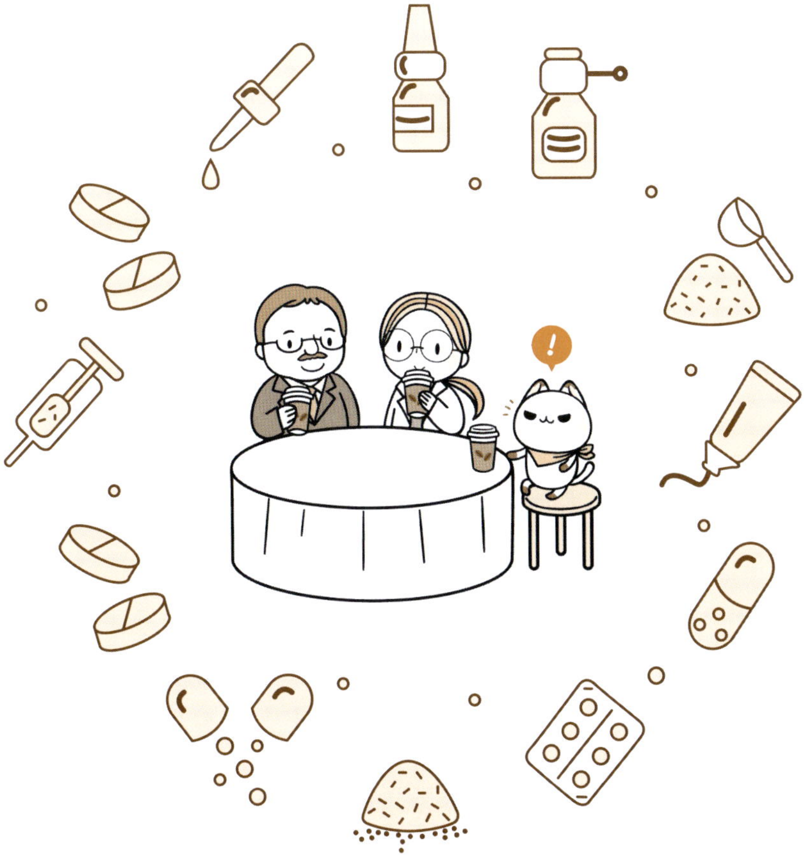

Chapter 14

新薬の開発

よりよい薬を世に送り出すためのシステム

医療の現場では、本書で取り上げた薬物以外にも多くの薬が使われています。人類は何千にも及ぶ薬を開発することで医療を飛躍的に発展させ、これまでにとても多くの命を救ってきました。薬を開発し世に送り出すためには、非常に多くの実験や研究が繰り返され、ヒトに使用することへの安全性と有効性が確認されなければなりません。そして最終的に「薬」として医療の現場で使用されるためには、多くの場合「国（行政）」から製造・販売に関する承認が必要です。

本Chapterでは、Chapter 1から13までに勉強してきた多くの医薬品が、どのような過程を経て世に送り出されてきたかを説明していきます。長い時間と多くの苦労を経て生まれてきた貴重な「薬」を大切に使うため、最後の章でその“生い立ち”を学んでいきましょう。

求められる新しい薬

新しい薬はどうして必要なの？

現在、多くの疾患や症状の治療にとても高い治療効果を示す薬が使われています。一方で、世の中には治療法がない疾患や、十分な治療効果が得られない疾患があります。そのような疾患・症状に有効な治療として「新薬」が求められています。新薬開発には「社会的なニーズ」が4つがあると言われています。1つずつ説明していきましょう（**図14-1**）。

① 新たな有効性
　既存の治療薬がない疾患・症状の改善

② より高い効果
　新規の作用機序

③ より高い安全性
　安全域拡大（少量で有効、大量でも無毒）

④ より高い経済性
　ジェネリクス医薬品（安い製造コスト）

図14-1　新薬開発の社会的ニーズ

新たな有効性

胃潰瘍は胃壁に対する「攻撃因子」の1つである胃酸分泌をコントロールする治療が行われます。ぜひ、今一度Chapter 6（消化器疾患）を見直して復習してみてください。

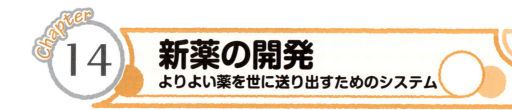

胃酸分泌は迷走神経による刺激によって亢進するため、かつては「迷走神経切除」という外科的な治療方法が行われることがありました。現在では、副交感神経系である迷走神経から分泌されるアセチルコリン刺激の阻害薬（抗コリン薬）をはじめとするさまざまな薬物により良好な治療効果が得られるため、ほとんどの症例において内科的に治療が行われるようになりました。特にヒスタミン２受容体阻害薬（H_2ブロッカー）の発明により、強力な胃酸分泌抑制効果が得られたことにより、胃潰瘍の治療は大きく変わることになりました。

このように今までなかったまったく新しい有効性をもつ薬は、治療が行うことができなかった疾患の薬物療法の在り方を大きく変えることにつながります。

新薬開発の社会的なニーズの１つとして、効果的な薬物療法が存在しなかった疾患領域（Class）において初めて（First）有効な薬物を生み出す「First in Class」な開発が求められています。

より高い効果

胃潰瘍の治療を例に２つ目の社会的ニーズを説明しましょう。H_2ブロッカーの登場で胃潰瘍の治療は劇的に変化し、多くの症例で内科的治療による治癒が得られるようになりました。しかしながら、H_2ブロッカーは副作用の発現や薬物投与を中止した時のリバウンドによる胃酸の過剰分泌が問題としてありました。一方で、胃酸を分泌するプロトンポンプを直接阻害するプロトンポンプ阻害薬が新薬として発明され、臨床の現場で広く用いられることにより、これまでのH_2ブロッカーよりも効果的に胃酸分泌を抑制することが可能になり、副作用やリバウンドが少ない高い治療効果が得られることになりました。

胃酸分泌抑制という薬理作用（Class）のなかで、今ある治療薬よりもさらによいもの（Best）を目指した「Best in Class」な医薬品の開発が「社会的ニーズ」の２番目にあるのです。

より高い安全性

薬は血中濃度が上がることによって治療効果を発現しますが、濃度が上がりすぎると中毒症状が発現します。薬物治療では中毒作用が発現しないように有効血中濃度を維持することが重要ですChapter 1（**図１−７**）。

薬には、十分な薬理作用が発現する投与量と中毒作用が発現する投与量との幅（安全域）が狭い薬物が存在します。Chapter 1（**図１−８**）で「治療係数」という言葉を学びました。このような治療係数が狭い薬物は、臨床現場では使いにくいため、より安全に使える薬が求められています。

少しの量でも効果が得られて、多くの量でも安全な薬。すなわち「より高い安全性」というのが新薬開発の社会的ニーズの３番目にあげられています。

より高い経済性

医療にはとてもお金がかかります。患者さん個人の医療負担ももちろんですが、わが国では、医療保険で認められる治療費の約7割を国が負担しているので、年々国の医療費負担額は増大しています。

このような状況では、十分な治療効果を有する安い薬が求められます。これまで説明してきた3つの社会的ニーズのような「新薬」ではありませんが、後発医薬品（ジェネリック医薬品）と呼ばれる「薬価が安い」医薬品の開発は、「社会的ニーズ」の4番目にあげられます。Chapter14の最後にこの後発医薬品の開発について説明します。

新しい薬を世に送り出すために

薬の製造販売承認

わが国では薬に関するさまざまな規制を「医薬品、医療機器等の品質、有効性及び安全性の確保等に関する法律（薬機法と略します）」という法律で定めています。薬機法では、製薬会社などが医薬品を製造したり販売したりする場合には、事前に厚生労働大臣から製造・販売承認を得ることを求めています。医薬品の製造販売承認を得るためには、その医薬品の成分に関するさまざまなデータを提出することが求められています。国は製薬会社などから提出されたたくさんの情報をもとに申請された薬（の候補）の安全性や有効性を科学的に審査し、薬として製造販売することを承認していきます（**図14-2**）。

薬機法施行規則

第四十条　法第十四条第三項（同条第九項において準用する場合を含む。）の規定により第三十八条第一項又は第四十六条第一項の申請書に添付しなければならない資料は、次の各号に掲げる承認の区分及び申請に係る医薬品、医薬部外品又は化粧品の有効成分の種類、投与経路、剤型等に応じ、当該各号に掲げる資料とする。

一　医薬品についての承認　次に掲げる資料
- イ．起原又は発見の経緯及び外国における使用状況等に関する資料
- ロ．製造方法並びに規格及び試験方法等に関する資料
- ハ．安定性に関する資料
- ニ．薬理作用に関する資料
- ホ．吸収、分布、代謝及び排泄せつに関する資料
- ヘ．急性毒性、亜急性毒性、慢性毒性、遺伝毒性、催奇形性その他の毒性に関する資料
- ト．臨床試験等の試験成績に関する資料
- チ．法第五十二条第一項に規定する添付文書等記載事項に関する資料

図14-2　承認申請書に添付すべき資料等

新薬開発の流れ

発見・発明した薬の候補（新規物質の創製）が医薬品として安全に有効に使えることを証明するためには、たくさんの研究を長い年月をかけて行っていくことが必要です。薬の候補を見つけてから厚生労働大臣に製造販売の承認を得るまで10年以上の年月が必要だといわれています。

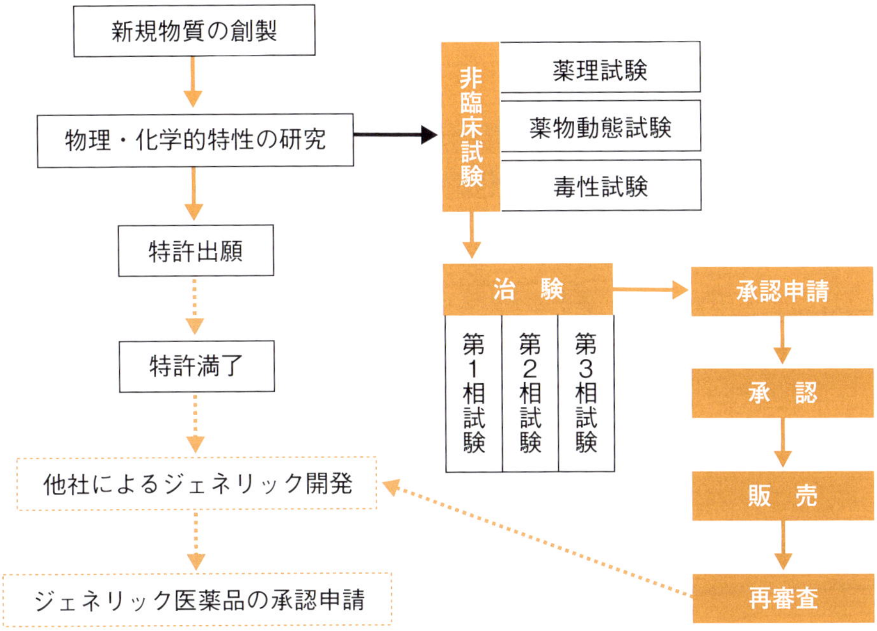

図14-3　新薬開発の流れ

医薬品は製造販売が承認されて、多くの患者さんに使用したときの有効性や安全性の情報が、申請されたときのデータと大きく変わらないことを確認するための「再審査」を必ず受けます。一方、医薬品を開発する製薬会社は、新しい医薬品候補を発明・発見した時に特許を出願します。

特許権が約20年で満了となると、別の製薬会社が元の製薬会社の薬（先発医薬品といいます）の有効成分を独自に製造して、同じ適応疾患への自社の薬として製造販売するための承認申請をすることができます。これがジェネリック医薬品（後発医薬品）というものです。

ジェネリック医薬品は、先発医薬品の再審査が終了していないと申請することができませんが、再審査によって先発医薬品の有効性や安全性が多くの患者さんで確認されることにより、治療への貢献が明らかなものとなります。そのため広く用いられている医薬品には、多くの後発医薬品の会社がジェネリック医薬品の申請を行うため、非常にたくさんのジェネリック医薬品が誕生することになります。

● 製剤学的試験（物理・化学的特性の研究）

新しく医薬品の候補化合物が創製されると、その候補化合物の物理的・化学的特性を確認する試験（製剤学的試験）が行われます。合成された化合物が光を浴びたり水に溶けるとすぐに分解してしまうなど、物理的・化学的に不安定なため投与する前に壊れてしまっては医薬品として役には立ちません。また、極めて強い酸性を示したり、アルカリ性が強かったりした場合は、内服や静脈投与するには非常に危険です。こうした候補化合物の製剤学的特性は、医薬品の開発のために行われる数多くの検討の最初に行われます（**図14-3**）。

● 非臨床試験（培養細胞、動物などを用いて実施）

製剤学的試験によって候補化合物の安定性が確認されると、いよいよ「医薬品」としての有効性や安全性を確認する検討が行われます。実際に患者さんで効果を確認する試験を行う前に、培養細胞や動物などを用いた試験が行われます。ヒト（臨床）を対象にして行う検討（試験）ではないので“非臨床”試験と呼ばれます。非臨床試験にはさまざまな目的で多くの試験が行われます。

〈薬理試験〉

・薬効薬理試験（効力を裏付ける試験）

候補化合物の医薬品としての有効性を裏付けるために行われる試験を「薬効薬理試験」と言います。例えば、糖尿病の治療薬を開発しているのであれば、高血糖を示す糖尿病モデルラットなどを用いて血糖降下作用の確認をします。

・一般薬理試験（副次的薬理試験）

薬は目的とする主作用と共に副次的な作用（副作用）を有していることがほとんどです。Chapter 1で「No Drug has a single action」という言葉を紹介しました（「薬の効き目を考える」主作用・副作用）。候補化合物の開発目的としている主作用のみならず、副次的な薬理作用としてどのようなものがあるかを確認するために行われる試験が「一般薬理試験」と呼ばれるものです。この一般薬理試験によって複数の異なる薬理作用が確認されることにより、臨床使用上の副作用の予見や新たなメリット（将来的に異なる疾患に対する治療薬として開発を進めることが可能になるかもしれない付加価値）が見つかる場合もあり、製薬会社にとっては重要な意味のある試験になります。

・安全性薬理試験

候補化合物が生体にとって安全であることは、医薬品開発において絶対に必要なことです。そのため、その候補化合物が生体の重要な機能に対する影響を確認する試験は、医薬品開発においては必須の項目です。血糖は下がったが不整脈が発現した、あるいは胃酸分泌を抑制するとともに、呼吸も抑制した。そんな医薬品は危険で使えません。「安全性薬理試験」と呼ばれるこの試験には、「中枢」「循環器系」「呼吸器系」の重要な3つの領域に対する薬理作用の有無や程度を確認します。

・**その他の試験（薬力学的薬物相互作用試験、他）**

現在、医療においては、複数の医薬品が同時に投与される多剤併用が行われることが多いため、いわゆる「薬の飲み合わせ」すなわち薬物相互作用の有無に関する情報は医薬品開発においては重要です。非臨床試験の薬理試験では、「その他の薬理試験」として薬物相互作用の確認、特に発現する薬理作用（薬力学）の増強や減弱を確認する「薬力学的薬物相互作用試験」が行われます。

〈薬物動態試験（吸収・分布・代謝・排泄）〉

薬物療法が計画した治療戦略通りに行なわれるためには、医師（治療者）はその薬物の体内の動きを正しく理解していることが重要です。非臨床試験では、候補化合物の吸収・分布・代謝・排泄に関する詳細な検討を、「薬物動態試験」として実施します。通常、この薬物動態試験は複数の動物で行われる*in vivo*試験とともに、生体から抽出された薬物代謝酵素などを用いて試験管内などで行なう*in vitro*試験などがあります。

臨床現場で医薬品はさまざまな投与経路で用いられています。薬物動態試験では、異なる投与経路（例えば経口投与と静脈投与、経皮吸収の情報など）での血中濃度の推移の比較・検討が行われます。加えて、臨床現場では医薬品を単回（頓用）投与で用いるものもあれば、反復投与を行うものもあります。単回投与の血中濃度の推移のみならず、反復投与による血中濃度の情報（蓄積性の有無など）は、実際の臨床現場では重要な情報です。また、動物でこのような情報を取得していくことは、この後で実施するヒトを対象にした試験（臨床試験：治験）を安全に実施するためにも重要な情報を提供します。

医薬品が生体内で特殊な臓器にどのような移行を示すかといった情報は、その候補化合物の臨床使用で重要になる場合があります。例えば妊婦や授乳中の患者さんで使用する場合の胎盤や乳汁への移行、脳脊髄液や血球への移行性などです。このような情報も、動物をもちいた*in vivo*試験や試験管内の血球などを用いた*in vitro*試験などで確認していきます。

〈毒性試験（一般毒性・特殊毒性）〉

ヒトの命を救うために用いられる医薬品によって害が起きることは許されません。開発している候補化合物の安全性は十分に検討・評価されなくてはなりません。そのために「毒性試験」が行われます。毒性試験には「一般毒性試験」と「特殊毒性試験」があります。

・**一般毒性試験**

複数の動物（げっ歯類と非げっ歯類）で候補化合物の単回投与と反復投与による毒性発現の有無が確認されます。それぞれの試験では候補化合物の投与量を徐々に上げていく複数の試験が行われ、投与された動物で観察された毒性症状や投与後に解剖を行って組織学的所見をからの毒性確認も併せて行われます。

・**特殊毒性試験**

候補化合物の遺伝子への影響や発癌性の有無を確認する試験を行います。加えて、妊娠の成立・維持、胎児の発生（催奇形性）や発育、授乳や保育、児の成長など生殖・発生などへの影響についても確認します。

・皮膚刺激性試験

ヒトに投与した際、皮膚障害が起きたり、強い刺激性があっては医薬品として安全に使用できません。皮膚（塗布・貼付剤や経皮投与）への投与や点眼など局所に投与する医薬品の候補化合物に対しては、皮膚への刺激性の有無を確認する試験が行われます。

治験（ヒトを対象として実施する試験）

人の治療を目的とした新薬の開発は最終的にヒトでその有効性と安全性が確認されることが必須です。医薬品の開発において、ヒトを対象として実施し最終的に厚生労働省での医薬品の製造販売承認の申請資料として提出されることを目的として実施する試験（臨床試験）を「治験」と呼んでいます[注]。

注）「臨床試験」には製造販売承認を目的とせずに、医薬品の適正使用への情報を提供する（エビデンスの発信）目的で行なわれる一般的な試験もあり、「治験」とは区別されています

治験は3つの段階（相）から成り立っていて、それぞれの試験を段階的に進むことで実際の疾患治療への有効性と安全性の情報が蓄積されていきます。治験の各相での試験対象と入手・確認される主な内容を以下にまとめます。

・第Ⅰ相（健康成人）

－ヒトでの薬物動態を知る（単回投与、反復投与）
－最大耐用量（ヒトでどのくらいまで安全に投与できるか）
－食事の影響（空腹投与と食後投与での吸収の違いの有無）

・第Ⅱ相（少数の患者）：探索的に評価

－用量設定試験（どのくらい投与量がちょうどいい量か）
－評価項目、パラメータの検討

・第Ⅲ相（多数の患者）：検証的に評価

－プラセボとの優越性や既存薬との非劣性
－長期使用の安全性

細かな試験内容の説明は、他の教科（臨床薬理学）に譲るとして、ここでは「超ざっくり」と治験の進め方を説明します。上述の治験各相の評価内容と治験の進め方のイメージ図を見ながら「ざっくり説明」を読んでください（**図14-4**）。

仮に、あなたは新たな医薬品の開発を進めている製薬会社（サイオ薬品）の新薬開発チームの一員として以下の話を読んでください。

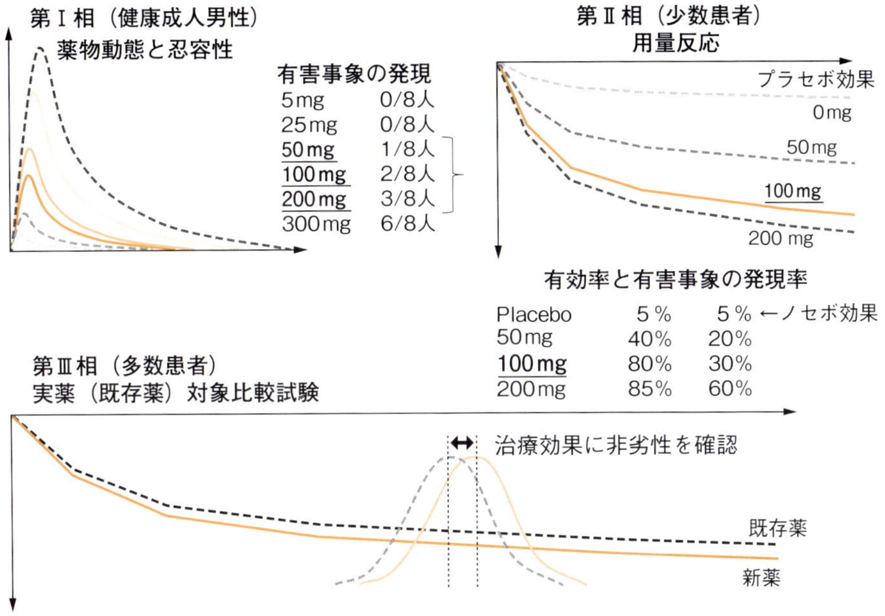

図14-4　治験の進め方のイメージ（超ざっくり）

　サイオ薬品で新規に合成した化合物は、新規の医薬品の候補化合物として種々の試験で良好な結果を示し、ついに最終段階の治験までたどり着きました。これまでに行った細胞での実験や動物疾患モデルでの検討で、治療効果が十分に得られる濃度はわかっています。しかしながら、ヒトという動物種で、いったいどのくらいの投与量で候補化合物を投与したら目的の血中濃度になるかわかりません。これまで検討してきたラットやイヌより吸収がいいかもしれないし、悪いかもしれない。吸収がよすぎた場合、動物より血中濃度が高くなりすぎて危険だし、逆に悪かった場合、同じ投与量では効き目が弱い可能性もあります。それを確認するため、治験（第Ⅰ相）を行うことになりました。

　第Ⅰ相では始めてヒトに候補化合物を投与します。何が起きるか未知なので、健康な男性被験者の協力を得て治験は行われます。また、安全な投与量からはじめる必要があるので、非臨床の毒性試験で毒性が認められなかった最大投与量よりはるかに少ない量をヒトでの初回投与量（5mg）に設定しました[注]。

注）ガイドラインでは60分の1以下から投与することが求められています

　5mg、25mgと投与量を増やしていくと徐々に血中濃度も高くなり、50mgでようやく有効血中濃度にヒトでは到達することがわかりました。それもまだギリギリ下限の濃度だったため、さらに100mg、200mgと投与量を増やしていくと300mgでは投与した8人中6人に有害事象が発現したため、ヒトで安全に投与できる量（最大耐用量）は200mgと判断しました。単回投与の後で引き続き実施した反復投与（仮に2週間とします）でも200mgの反復投与で安全性に問題は認めなかったので、有効血中濃度になる最小投与量の50mgから200mgを用いて第Ⅱ相試験に移行することにしました。

第Ⅱ相試験では少人数の患者さんに治験に参加してもらい、実際の治療効果を確認します。この段階ではヒトで有効血中濃度に到達することが確認された投与量の50～200mgを用いる３つのグループ（投与群）を設定するとともに、有効成分が入っていないプラセボ（０mg）を投与する群も設けて比較し、「ちょうどいい投与量（至適投与量）」を決定する「用量設定試験」を行うことになります。

プラセボ投与群で、若干（５％）の改善（グラフ下方向への推移）が認められました。有効成分が入っていないにもかかわらず、心因的な理由により改善を認める「プラセボ効果」です。逆に、成分が入っていないのに治験薬を飲んだという“不安感”から不調を訴える患者さんが５％に認められました（ノセボ効果）。

有効成分50mgが投与されるとプラセボよりはるかに改善（40％改善）が認められ、100mgではさらに80％の改善効果を認めました。200mgでは改善効果は増えたものの、わずか５％の増加に留まる一方で、有害事象発現が100mgの30％から60％へ倍増しています。開発チームで協議をした結果、100mgが至適投与量だと判断し、第Ⅲ相試験に進むことを決定しました。

第Ⅲ相試験では、さらに多くの患者さんに協力していただき、すでに臨床現場で使用されている治療薬（既存薬）に対するサイオ薬品の新規化合物100mgとの治療効果が“負けてない（非劣性）”であることを証明します。加えて、患者さんに比較的長い期間治験薬を服用してもらった際の安全性の検討も併せて行います。

その結果、既存薬との非劣性が確認できたため、厚生労働省から「○○疾患治療のためサイオ薬品の新規化合物100mgの製造販売承認の申請」を行うことになりました。

さて、非常にざっくりとした治験の進め方の説明でしたが、実際には他にもたくさんの治験が行われています。例えば、新薬の製造販売が承認されて、医療現場で広く使用されることになると、治験では被験者として組み入れられなかった肝機能や腎機能に障害がある患者さんや、高齢の患者さんも新薬を使用するかもしれません。

腎機能や肝機能は薬物の血中濃度の推移（薬物動態）に深く関与しています。また、高齢者においても腎機能や肝機能に加齢性の変化が生じます。これらの機能障害の有無や程度によって薬物動態に差が生じるのか否かは、適切な医薬品の使用には重要なことです。このような状況の患者さんの薬物使用が想定される候補化合物の場合には、影響の有無を確認しておく必要があるため、承認申請までに「特殊患者集団」の薬物動態の確認を目的とした治験実施が求められる場合があります。

その他の特殊な場合として、外用薬などの開発で行われる皮膚への刺激性の確認試験があります。皮膚刺激性試験は治験の初期の段階（第Ⅰ相試験）に行われます。非臨床試験でも動物を用いた検討で皮膚への刺激性を確認する試験が行われていましたが、ヒトの皮膚は動物のものとは異なりますのでヒトでの確認は必須です。

● 製造販売承認の申請と審査・承認

新しい医薬品としての候補が見つかり、10年以上の年月をかけてさまざまな研究が繰り返し行われた結果、新薬としての有効性と安全性に問題がないことが確認されると、製薬会社は国（厚生労働大臣）にその化合物を「医薬品」として製造・販売の許可を取得するための申請をします。この製造・販売承認申請は、厚生労働省に直接行なわれるのではなく、独立行政法人 医薬品医療機器総合機構（Pharmaceuticals and Medical Devices Agency；PMDA）が行うことが薬機法に明記されています（薬機法 第14条「機構への申請」)。PMDAでは提出された医薬品開発のために行われたすべて試験の内容を詳細に確認し、候補化合物の医薬品としての有効性や安全性などを、さまざまな領域にまたがる多くの専門家で構成される「審査チーム」において時間をかけて評価していきます。審査の結果は厚生労働省内の新薬承認を所管している部署に「審査結果報告書」の形で通知・報告されます。厚生労働省では、審査結果報告書を省内で所管している審議会（薬事・食品衛生審議会）に製造・販売承認の可否を諮問します。審議会の答申をもって最終的に厚生労働大臣が承認決定をします（**図14-5**）。

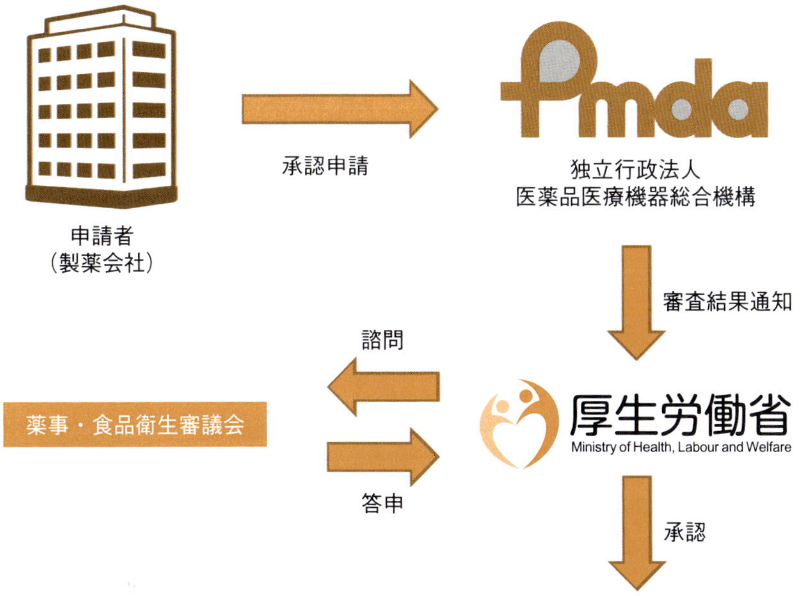

図14-5　新薬の承認審査の流れ

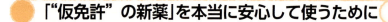

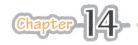

「"仮免許"の新薬」を本当に安心して使うために

治験の限界

新薬の開発は10年以上かけて行われ、最終段階のヒトを対象として行われる「治験」では、多くの患者さんの協力のおかげで適応疾患への有効性や安全性の評価が行われていきます。とても手間と時間がかけられた治験ですが、残念ながら実際の医療と比較すると、治験から得られる情報には限界があります。

できるだけ早く患者さんのもとに新しい薬を届けるため、治験にあまり長い時間や手間はかけられません。そのため、治験では参加する患者さんの数は限定されるとともに、あまり長い時間の経過観察は行いません。また、多くの合併症を有していたり、併用薬の多い患者さんや経過が複雑な患者さんは、薬物相互作用危険性や結果への他の治療のノイズ混入が懸念されるため治験の対象にはなりません。さらに治験に参加する患者さんの年齢も比較的中央（高度の高齢などは入りません）の年齢層が多いため、参加する患者さんの背景も限定的になります。このように治験を実際の臨床現場での医療状況と比べると「５つのtoo（とても…）」があると言われています（**表14-１**）。

表14-１　治験の５つの"too"

5 toos	治験
Too Few	とても少ない 治験に参加する患者数
Too Brief	とても短期間 治験での投与期間は短い（長くても１年程度）
Too Simple	とても単純 実臨床に比べて治験は設定状況が単純
Too Narrow	とても狭い 治験に参加する患者背景は限定的
Too Median-aged	とても中間的な年齢層 治験では若年者や高齢者に対しては行われない

十分な情報の収集

治験が非常に限定された状況（患者背景や人数）で行われる一方で、ひとたび製造販売承認が得られて「医薬品」として医療現場で使用されるようになると、非常に多くの患者さんが日々その「新薬」を使うようになります。**表14-２**に「治験と製造販売承認後の違い」をまとめました。

国はこのような治験と製造販売承認後の使用状況の違いから、承認取得後にさまざまな「宿題」を与えています。治験中の第Ⅰ相～第Ⅲ相試験を受けて「第Ⅳ相試験」と呼ばれることもあります。

第Ⅳ相試験では、多くの患者さんで広く新薬を使用したときに発現する副作用の頻度や内容・程度の情報を収集していきます。「市販直後調査」は新薬の販売開始後６か月間、副作用の情報を集中的に収集して、治験での少ない投与経験（投与患者数）ではわからなかった低い頻度で発現する危険性の有無を確

表14-2　治験と製造販売承認後の違い

	治験	製造販売承認後
患者数	少ない（合計1,000人以下）	多い（1日に数1,000人が使用）
患者背景	限られている 安全性への配慮や有効性確認のため参加に適格基準を設定	多様 小児や高齢者を含む 併用薬や合併症を有する、他
副作用	頻度が低いものは起こらない 重篤化する前に投与中止	未知の副作用が起こる可能性 重篤化の危険性が大きい （患者の観察頻度が治験より少ない）
医療環境	当該疾患領域の専門医が投与	専門医とは限らない医師が使用
情報の入手方法	製薬企業から治験実施医療機関にくまなく提供	医療従事者が自主的に入手することが求められる

認します。

また、治験中のように併用薬や年齢、合併症の有無など投与に制限を設けず“普通に”その薬を使った患者さんでの有効性や安全性（副作用）情報を収集する「使用成績調査」や、治験では投与しなかった特殊な医療状況（高齢や肝・腎機能障害があるなど）を有する患者さんでの「特定使用成績調査」などを行います。

このような「製造販売後調査」に加えて、治験中では検討できなかった有効性や安全性の情報を取得するため、新たに臨床試験を厚生労働省からの指導を受けて実施したり、製薬会社の自己判断で実施する場合もあります。それらは「製造販売後臨床試験」と呼ばれています。

仮免許返上：安心して使える薬へ

新薬の製造販売承認は、限られた期間と治療での投与対象となった患者さんから得られた限られた有効性・安全性情報に基づいているため、いわば「仮免許」を与えられたようなものです。承認後に厚生労働省からの「宿題」により、実際の臨床現場でその新薬を使用した“リアル”な情報が収集されます。集められた宿題の情報は再びPMDAにより詳細な内容確認が行われ、最終的に厚生労働省による「再審査」が行われます。再審査は承認8年後に行なわれます[注)]。この再審査では最初の承認申請で提出された情報（治験の結果）と実際のリアルな医療現場での使用状況（有効性・安全性）が大きく違わないことが確認されます。再審査では「承認取り消し」という重たい決定が出されることもありますが、再審査を無事にクリアすることで新薬は「仮免許」が取れて医療現場での信頼を得た「真の医薬品」となるのです。

注）再審査までの期間は、患者数が極めて少ない「希少疾病用医薬品」では10年。また既存の医薬品の新たな適応追加などの場合には8年を超えない期間で再審査期間が設定される。

できるだけ早く患者さんのもとに新薬を届けるため、スピード感は重要だけど実際の医療現場でのリアルな使われかたとのギャップは重要だね

時間をとるか、十分な情報をとるかですね

製造販売承認した後の情報収集には、さまざまな人たちが協力しているんだ

先生たちだけじゃないの？

貴重な副作用の情報収集は、医師や薬剤師のみならず患者さん本人からも広く行われているんだよ

治験とのギャップを埋めるため、みんなで薬の情報を集めているんですね

集められた情報のおかげで、危険な副作用が広がることを防ぐことができた事例は、これまでにいくつもあるんだよ

どうやってみんなに知らせるの？

「緊急安全性情報（イエローレター）」や「安全性速報（ブルーレター）」という通知が出されることで、広く国民や医療関係者に情報が伝えられるんだ

みんなの大事なお薬、安全に使わないとね

そう、薬には治験で「創薬」をするだけじゃなくて、市販された後の「育薬」も大事なんだよ

薬ってみんなの宝なんだな、大事に育ててあげないとね

医療費高騰を救う救世主か？　それとも？？

後発医薬品（ジェネリック医薬品）

本Chapterの冒頭で新薬開発の社会的ニーズを説明しました。厳密には“新薬”ではありませんが、医療費が年々高騰しているわが国では、薬価（薬の値段）が安い後発医薬品（ジェネリック医薬品）の普及による医療費削減が政策として進められています。

一方で、テレビのコマーシャルなどでも耳にする後発医薬品ですが、先発医薬品との違いや生い立ちについてはあまり詳しく講義を受けることは無いようです。

薬に関する多くのことを説明してきたこの本書の最後に、後発医薬品について解説しましょう。

先発医薬品と何が違うの？

先発医薬品の開発では、たくさんの試験が長い年月をかけて行われていることを説明しました。後発医薬品の開発は、先発医薬品の開発過程の一番はじめに行われる「特許申請」により守られる“特許”が“切れる（満了となる）”ところから始まります。

前述した**図14-3**にあるように、特許満了になると別の会社が“その医薬品”の合成が可能となります。加えて先発医薬品の再審査が終了すると、その医薬品と同じ適応に対して同じ用量が含まれた医薬品を独自に合成し、後発医薬品としての製造販売承認の**申請をすること**が可能となります。多くの試験を繰り返し行い、膨大な有効性・安全性の情報を製造販売承認申請のためにPMDAに提出してきた先発医薬品と異なり、後発医薬品では限られた一部の試験のみで製造販売承認の申請が可能です。

先発医薬品が承認申請のためにPMDAに提出し、詳細に確認された“その化合物”の“医薬品として”の有効性や安全性の情報や、承認後に行われる再審査期間までに収集された医療現場での“リアルな”有効性・安全性の情報を、“同じ化合物を同じ量”含有する後発医薬品は“活用”することで、大部分の試験の重複実施が回避できます。そのため、後発医薬品の開発には時間も費用もかかりません。

国は後発医薬品では開発経費が節約されていることを考慮し、薬の価格（薬価）を安く設定します。薬価が低い（値段の安い）薬が広く普及することで医療費節約（患者さんと国の双方にとって）が期待できるという理由から、後発医薬品使用が政策で推奨されています（**図14-6**）。

・医薬品としての特許が切れることによって、その化合物を用いた医薬品を製造販売許可の**申請をすることができる**ようになる
・**限られた試験のみ**で製造販売申請が可能
　ー製剤の物理・化学的特性に関する試験
　ー製剤の安定性に関する試験
　ー溶出試験
　ー生物学的同等性試験（BE試験）
・先発医薬品の販売経験から、有効性、安全性の情報がある程度担保されている（活用できる）
・新規医薬品の開発には20年弱、数百億円〜1,000億円超
　一方後発品は３〜５年、数千万〜１億円程度

図14-６　後発医薬品とは

先発医薬品との差

先発医薬品と比較して、後発医薬品の開発では多くの試験の重複実施が回避されていると説明しましたが、必ず実施が求められている試験もあります。後発医薬品の製造販売承認申請において提出が求められている試験の主なものを説明します。

・製剤の物理・化学的特性に関する試験

後発医薬品は同じ成分が同じ含有量で含まれていることが求められます。そのため、後発医薬品として新たに製造した剤型内の有効成分の量、不純物の内容や量、物理的・化学的な特性について先発医薬品に対して求められていた状態との差を確認します。これにより新たに開発された後発医薬品の剤錠内の成分に化合物としての差がないことが担保されることになります。

・製剤の安定性に関する試験

医薬品は製薬会社の工場で製造された後、さまざまな流通経路を経て患者さんのもとに届きます。その流通期間中に品質が変わらないことの証明は、先発・後発を問わず、医薬品が安全に供給されるためには必須のことです。後発医薬品についても、製剤の安定性に関する確認が求められています。

加速試験は、40℃、湿度75％の条件で６か月間貯蔵を行い、医薬品の劣化の有無を確認する試験です。通常よりもより劣悪な保存環境（高温・多湿）に保存することで品質の劣化を“加速”させています。医薬品の有効成分の含有量や不純物量の変化の程度が規格の範囲内であることを確認します。これにより通常の保存条件下で３年間安定であると推定できるといわれています。

長期間保存した場合の品質の劣化は、25℃、湿度60％での保存を12か月以上行って確認します。この条件で確認された期間が、その医薬品の長期保存に耐えうる期間として認められます。

一部の薬には、必要に応じて苛酷試験というものが実施されます。保存中の環境に光、湿度、温度条件をさらに苛酷にして調査するものです。

・**溶出試験**

医薬品を経口投与した際、胃内で薬物は剤型が崩壊・溶解して腸内に移行します。薬物の吸収において薬剤の溶解性は重要な意味をもつため、先発医薬品と後発医薬品との溶解性の類似性は重要な情報となります。胃内のさまざまな状況での溶解性を比較するため、異なるpHの水溶液（約37℃、900mL）を用いて溶解性の類似性が確認されます。

・**生物学的同等性試験（BE試験）**

後発医薬品の開発においては、最終的に実際にヒトでの薬物動態の類似性が確認されます。生物学的同等性試験（Bioequivalent試験；BE試験）とは、先発医薬品と後発医薬品を、同一被験者（通常は健康成人男性志願者）に時期を変えて投与するクロスオーバーデザインを用いて両薬物の薬物動態（吸収、分布、代謝、排泄）が類似していることを確認するための臨床試験です[注)]。薬物動態学的パラメータのC_{max}とAUCの同等性を比較しますが、薬効は確認しません。これは分子量400程度の低分子の化学合成化合物が、同じ血中濃度で推移するのであれば、その先（受容体結合→薬理作用発現→臨床効果）は大きく異なることはないだろうとの仮説に基づき、有効性は先発医薬品の使用実績をそのまま当てはめるという考えによるものです。

注）ガイドラインではクロスオーバーデザインが推奨されているが、薬の消失半減期が長い場合などでは、別の試験デザインを用いる場合もある

コラム

バイオシミラー

低分子化合物の後発医薬品では薬効（有効性）は確認しませんが、抗体薬など生物製剤といわれる医薬品では、治療効果の同等性の確認により後発医薬品の製造販売承認が行なわれます。そのため生物製剤の後発医薬品は「ジェネリック医薬品」とは呼ばず、「バイオシミラー」と呼ばれます。シミラー（similar）は“同様の”との意味で“生物学的に同様”の有効性を示す物の意味からきています。生物製剤では薬効を示す主タンパク構造以外の修飾構造物（糖鎖など）が先発・後発医薬品で異なる場合があり、化学合成物質のように全く同じ構造物ではないことが薬理作用（有効性）に影響が出る可能性があるため、実際の患者さんで使用した治療効果での同等性を確認する必要があるためです。

1）渡邊康裕編：カラーイラストで学ぶ 集中講義薬理学．第２版、メジカルビュー社、2015.
2）笹栗俊之他編：ベッドサイドの薬理学．丸善出版、2018.
3）安原一監：新薬理学．第６版、日本医事新報社、2015.
4）石川和宏：絵でまるわかり分子標的抗がん薬．南山堂、2016.
5）木澤靖夫：いちばんやさしい薬理学．成美堂出版、2018.
6）鈴木正彦：新訂版 クイックマスター薬理学．第２版、サイオ出版、2017.
7）増田敦子：新訂版 解剖生理をおもしろく学ぶ．サイオ出版、2015.

さくいん

欧文

1, 25（OH）2D……177
5-HT3拮抗薬……112
5-FU®……193
α-グルコシダーゼ……128
α-グルコシダーゼ阻害薬……128
α：アドレナリンα受容体……43
α/β受容体遮断薬……76
α1受容体遮断薬……77
α2受容体……47
α2受容体作動薬……76
α2受容体遮断薬……77
α受容体……44
αメチルドパ……76
ACE……74
ACE阻害薬……75, 77, 80
Ach：アセチルコリン……43
Ad：アドレナリン……43
AIP……152
ANP……83
AQ2……156
ARB……75, 80
ARB（アンギオテンシンⅡ受容体拮抗薬……84
ATⅢ……172
β：アドレナリンβ受容体……43
$β_2$受容体……98
β細胞……124
β-ブロッカー……73, 74
β1受容体……73
β1受容体動作薬……81,82
β刺激薬……26
β遮断薬……22, 73, 80, 84
β受容体……44
β受容体作動薬……84
β受容体作動薬・ホスホジエステラーゼⅢ（PDE3）阻害薬……82
β受容体遮断薬……88, 89
β受容体阻害薬……22
βブロッカー……26
Ca^+チャンネル……65
Ca^+チャンネルの抑制……65
Ca^{2+}……74
Ca^{2+}チャンネル遮断薬……89
cAMP……82, 156
Caチャンネル遮断薬……88
Cl^-……61, 149
COMT……53
COX……144
COX-1……144
COX-2……144
COX-2選択的阻害薬……145
CTZ……111
CYP……16
CYP2C19……17, 106
CYP2D6……17
D-ソルビトール……117
D-マンニトール……157
D2受容体……66
DCAC……174
DDS……16, 55
DNA……214
DNA合成……193
DNA合成期……192
DNA合成準備期……192
DNAジャイレース……206
DNAポリメラーゼ……213
DOAC……174
DPP-4……127
DPP-4阻害薬……127
ECL細胞……104
ED50……19
EGFR……195
EGFRチロシンキナーゼ阻害薬……195
EM……17
G-CSF……167
G0期……192
G1期……192
G2期……192
GABA……61, 65
GABA作動性抑制性神経伝達の増強……64, 65
GABA受容体……65
GERD……105
GIP……127
GLP-1……127
Go on yo shock at……35
$H^{++}HCO_3^-$……150
H_2CO_3……150
H2ブロッカー……221
HAART……216
HBV……211
HCO_3^-……158
HCV……211, 214
HCV複製複合体……215
HDL……130
HDL-コレステロール……130
HER2……195
HER2阻害薬……195
HIV……216
HIV感染症……216
HMG-CoA還元酵素阻害薬（スタチン系薬）……131
HPO_4^-……158
HRT……186
IBAT……118
IFN……211
IgE抗体……139
IM……17
Ⅰ型アレルギー……138
K^+……31, 149, 151
K^+チャンネル……32
K^+チャンネル遮断薬……89
KN補液1A……159
KN補液3A……159
Kチャンネル遮断薬……88
L-アスパラギン酸カルシウム……185
L-グルタミン・アズレン合剤……110
L-ドパ……51
L-ドパ……53, 54
LD50……19
LDL……130
LDL-コレステロール……130
M：ムスカリン受容体……43
M1受容体拮抗薬……105
M3受容体拮抗薬……105
MAOI……59
MARTA……67
Mg-Al合剤……105
MRSA……203
M期……192
N：ニコチン受容体……43
Na^+……31, 149
Na^+-K^+ポンプ……31
Na^+/Ca^{2+}交換体……82
Na^+/Cl^-共輸送体……152
Na^+/K^+-ATPアーゼ（Na^+/K^+ポンプ）……86
Na^+/K^+ATPアーゼ……82
Na^+チャンネル……65
Na^+チャンネル遮断薬……89
Na^+濃度……154
NAd：ノルアドレナリン……43
Naチャンネル遮断薬……86
NS3/4Aプロテアーゼ阻害薬……215
NS5A複製複合体阻害薬……215
NS5Bポリメラーゼ阻害薬……215
NSAIDs……102, 135, 144, 207
NSAIDsの作用機序……144
On-off現象……55
PDE3……82
PEG-IFN……212
PKA……156
PM……17
PMDA……229
PTH……177
PTHの作用……178
RAA系……74, 79
RAA系抑制薬……77
RANKL……183
RANKリガンド……183, 186
RNA……214
RNAポリメラーゼ……214
SGLT2……129
SGLT2阻害薬……129
SJS……65
SNRI……57, 58, 59
SO_4^-……158
SSRI……56, 58, 59
SV2A……65
S期……192
TD50……19
V2受容体拮抗薬……157
Vaughan Williams分類……89
VGFR……195
wearing off……55
Ⅹ因子……171
γ-アミノ酪酸……61

和文

あ

アイセントレス®……218
アイソトニック……162
赤色皮膚線条……142
アカルボース……128
アクアポリン2……156
悪性腫瘍……190
悪性貧血……166
悪玉菌……115
アクトス®……128
アクトネル®……187
アクロマイシン®……206
アゴニスト……20
アザセトロン……112
アジスロマイシン……205
アスパラーCA錠200……185
アスピリン……145, 172, 210
アセタゾラミド……156
アセチルコリン……36, 43, 46, 51, 58, 103
アセチルコリンエステラーゼ……36, 38, 47
アセチルコリン作動性……42, 44
アセチルコリン受容体……36
アセチルコリン遊離……114
アセチルシステイン……95
アセトアミノフェン……145
アセナピン……67
アゼルニジピン……77
アゾセミド……84, 156
圧覚……35
アデニル酸シクラーゼ……156
アデノウイルス……208
アテノロール……76, 89
アデビロック注®……187
アデホビル……213
アテローム血栓性脳梗塞……131

アドソルビン®……115
アトピー性皮膚炎……138
後負荷の増加……80
アドリアシン®……193
アトルバスタチン……131
アドレナリン……22, 23, 34, 73
アドレナリン作動性……42, 44
アドレナリンのβ作用阻害……72
アドレナリンα１受容体……67
アドレナリンβ阻害薬……74
アトロピン……38
アトワゴリバース……41
アナフィラキシー……33, 97, 124, 140
アナフィラキシーショック……202
アピドラ®……125
アプルウェイ®……129
アブレーション……86
アポトーシス……185
アポモルヒネ……54
アマリール®……126
アマンタジン……53, 54
アミオダロン……89
アミティーザ®……117
アミド型……33
アミド結合……33
アミトリプチリン……59
アミノグリコシド系抗生物質……206
アムリノン……82, 84
アムロジピン……77
アモキシシリン……109
アモキシシリン水和物……202
アリスキレン……74, 77
アリピプラゾール……67
アリムタ®……193
アルキル化剤……193
アルギン酸ナトリウム……110
アルサルミン®……110
アルダクトン®……157
アルデヒド……11
アルドステロン……74, 80
アルドステロン拮抗薬（カリウム保持性利尿薬）……152, 157
アルドステロン受容体……152
アルドステロン誘導タンパク……152
アルファカルシドール……185
アルファロール®……185
アルブミン……15
アルプラゾラム……62
アルベカシン……206
アルミニウム……205
アルミニウム製剤……105
アルロイドG®……110
アレギサール……143
アレグラ®……140
アレステン®……157
アレルギー……138
アレルギー症状……138
アレルギー性疾患の治療薬……140
アレルギー性鼻炎……99
アレルギー反応……98
アレンドロン酸ナトリウム水和物……187
アロエ……117
アロカ®……110
アロキシ静注®……112
アロプリノール……136
アンギオテンシンⅡ受容体拮抗薬……75, 77, 80
アンギオテンシン変換酵素（ACE）阻害薬……80, 84
アンジオテンシノーゲン……74
アンジオテンシンⅠ……74
アンジオテンシンⅡ……74
アンジオテンシン変換酵素……74
安全域……20
安全性薬理試験……224
アンタゴニスト……22
アンチトロンビンⅢ……172
アンピシリン……202
アンブロキソール……95
アンモニア……109

い

イオン……31
イオンチャンネル……31
イオンポンプ……157
閾値……88
イグザレルト®……174
胃酸……102
胃酸分泌……102
維持液……159
意識消失……64
胃食道逆流症……104,105
イスラジピン……77
イソソルビド……157
イソバイド……157
イソフラボン誘導体……187
１型糖尿病……124
１号液……159
一次止血……170
一次性高血圧……70
一回拍出量……71
一般毒性……225
一般毒性試験……225
一般薬理試験……224
遺伝子組み換えヒト副甲状腺ホルモン……185
遺伝多型……17
イナビル®……211
イバンドロン酸ナトリウム水和物……187, 188
イピリフラボン……187
イピリムマブ……196
異物……93
異物除去……93
胃部不快感……127, 136
イブプロフェン……145
イプラグロリフロジン……129
イミダプリル……77, 84
イミプラミン……59
イリノテカン……195
医療費負担額……222
イルソグラジン……110
イレッサ®……195
陰イオン……158
インジセトロン……112
インスリン……124, 127
インスリン抵抗性……122, 127
インスリン皮下注射……12
陰性症状……66
インターフェロン……211
インターフェロン製剤……211
インターフェロンα……212
インターフェロンα-2b……212
インターフェロンβ……212
インタール……143
インダパミド……157
インテグラーゼ……217
インテグラーゼ阻害薬……217
インテバン®……135
インドメタシン……135
イントロン®A……212
インフルエンザA……53
インフルエンザウイルス……208
インフルエンザ様症状……60

う

ヴァイデックス®……217
ウイルス……200, 208
ウイルス感染……167
ウイルス感染症の治療薬……209
ウイルス粒子産生……217
ウインタイミン®……112
右心室……78
うつ病……56
ウラリット®……136
ウリアデック®……136
ウレアーゼ……109
運動失調……65
運動神経……30, 46
運動の調節……50
運動療法……126

え

エイジツ……117
エカベトナトリウム……105, 110
エスシタロプラム……59
エステル型……33
エステル結合……33
エストロゲン……131, 186
エスモロール……76
エゼミチブ……133
エソメプラゾール……105
エタクリン……84
エチゾラム……62, 63
エチドロン酸二ナトリウム……187
エディロール®……185
エトスクシミド……65
エトポシド……195
エナメル質形成不全……205
エナラプリル……77, 84
エビスタ錠®……187
エピネフリン……34
エピビル®……217
エファビレンツ……217
エプレレノン……76, 77, 84, 157
エリスロシン®……205
エリスロマイシン……205
エルカトニン……187
エルカトニン注®……187
エルゴカルシフェロール……177
エルデカルシトール……185
エルプラット®……194
エルロチニブ……195
エロビキシバット……117, 118
遠位尿細管……152
塩化マグネシウム……117
炎症……138
炎症性メディエーター……135
塩素イオン……61
エンタカポン……53, 54
エンテカビル……213
エンドキサン®……193
エンパグリフロジン……129

お

オイグルコン®……126
嘔気……198, 208
黄色ブドウ球菌……200
嘔吐……60, 140, 198, 208
嘔吐中枢……111
横紋筋融解症……131, 132
オーグメンチン®……202
オータコイド……103
オーバーシュート……88
オキサゾラム……62
オキサリプラチン……194
オシメルチニブ……195
悪心……60
オステン®……187

オゼックス® … 207
おたふくかぜウイルス … 208
オノン® … 99, 140
オピオイド … 118, 119
オピオイド化合物 … 114, 115
オピオイド誘発性便秘症治療薬 … 117
オプジーボ® … 196
オメプラゾール … 17, 105
オラペネム® … 204
オランザピン … 67
オルセタミビル … 211
オルノプロスチル … 110
オルプリノン … 82, 84
オルメサルタン … 77, 84
オレキシン … 63
オンコビン® … 194
温覚 … 35
オンダンセトロン … 112

か

カーチフ® … 185
開始液 … 159
外傷 … 64
回腸末端部 … 118
カイトリル® … 112
外用剤 … 141
化学受容器引き金帯 … 111
化学伝達物質 … 144
化学療法 … 190
過換気症候群 … 182
核 … 201
核酸アナログ製剤 … 212, 213
核酸系逆転写酵素阻害薬 … 216
核酸合成阻害薬 … 206
拡張機能不全 … 78
架橋形成 … 194
過剰抑制 … 65
加水分解 … 16
ガス交換 … 78
ガストリン … 103
ガストローム® … 110
ガスロン® … 110
風邪 … 92, 113
カゼイ菌 … 115
褐色細胞腫 … 70
活性型ビタミンD … 177, 185
活性型ビタミンDの作用 … 179
活性型ビタミンDの生成 … 178
活性炭 … 27
活動電位 … 32, 65
活動電位の発生頻度減少 … 89
家庭麻薬 … 94
カテコール-O-メチルトランスフェラーゼ … 53
カテコールアミン … 82
カナグリフロジン … 129
カナグル® … 129
カナマイシン … 206
ガバペンチン … 65
カビ … 95
花粉症 … 138
壁細胞 … 102
カペシタビン … 193
カベルゴリン … 53, 54
カマ® … 117
カリウム … 31, 158
カリウムイオン競合型アシッドブロッカー … 107
カリウムイオン競合型アシッドブロッカー(P-CAB) … 105
カリウム保持系利尿薬 … 76, 84
カリウム保持性利尿薬 … 152
顆粒球減少 … 65
顆粒球減少症 … 208
顆粒球コロニー刺激因子 … 167
カルシウム … 158, 176
カルシウム（Ca^{+}）チャンネル … 64
カルシウムイオン … 74
カルシウム拮抗薬 … 74, 77
カルシウム製剤 … 185
カルシウムチャンネル阻害薬 … 74
カルシウム調節 … 177
カルシウム濃度 … 177
カルシトニン … 177, 180, 181, 187,
カルシトニン受容体 … 180, 187
カルシトニンの作用 … 180
カルシトラン注® … 187
カルシトリオール … 185
カルチコール … 185
カルバペネム系抗生物質 … 203
カルビドパ … 53, 54
カルベジロール … 76, 84
カルペリチド … 84
カルボキシメチルセルロースNa … 117
カルボシステイン … 95
カルボプラチン … 194
ガレノキサシン … 207
がん … 190
肝炎ウイルス … 208
肝炎ウイルス治療薬 … 211
肝機能障害 … 131, 140
還元 … 16
感作 … 139
肝細胞 … 214
緩衝作用 … 161
感情の調節 … 50
乾性咳 … 93
感染 … 143
完全アゴニスト … 20
感染症 … 168, 198, 200
肝臓 … 124
カンデサルタン … 77, 84
冠動脈 … 45
冠動脈疾患 … 131, 186
カンプト® … 195
カンレノ酸カリウム … 84, 157

き

キイトルーダ® … 196
期外収縮 … 86
気管支収縮 … 140
気管支喘息 … 73, 92, 95
気管支喘息の治療薬 … 95
気管挿管 … 37
キサンチンオキシダーゼ … 135
キシロカイン … 34
偽性コリンエステラーゼ … 38
寄生虫 … 200
偽性副甲状腺機能低下症 … 181
拮抗薬 … 22
基底核 … 51
気道 … 93
気道粘液修復薬 … 95
気道粘液溶解剤 … 95
気道分泌促進薬 … 95
気道平滑筋 … 98, 140
キナプリル … 77, 84
キニジン … 89
機能的拮抗 … 26
キノロン系抗生物質 … 206
キプレス® … 99, 140
吸収 … 10, 12
急性心不全 … 81
急性腎不全 … 132
急性痛風発作治療薬 … 135
吸着 … 209
吸入ステロイド薬 … 98
境界型糖尿病 … 122
凝固因子 … 170
競合的拮抗作用 … 38
競合的阻害 … 22
凝固のカスケード … 176
凝集 … 168
狭心症 … 130,131
強心薬 … 79, 81
局所麻酔の作用機序 … 32
局所麻酔の種類 … 33
局所麻酔の副作用 … 33
局所麻酔薬 … 31, 32
極量 … 19
巨赤芽球性貧血 … 166
起立性低血圧 … 68, 164
キレート … 108
キレート形成 … 26
キロサイド® … 193
近位尿細管 … 136, 149
筋強直 … 51
筋拘縮 … 40
筋弛緩中和薬 … 38
筋弛緩薬 … 36, 37
筋収縮 … 37
筋肉細胞内 … 176
筋肉痛 … 128

く

グアシル酸シクラーゼC（GC-C）受容体作動薬 … 117
グアシル酸シクラーゼC受容体アゴニスト … 117
クアゼパム … 63
グアニル酸シクラーゼC（GC-C）受容体 … 117
グーフィス®錠 … 117, 118
クエチアピン … 67
クエン酸カリウム … 136
クエン酸第一鉄ナトリウム … 165
クエン酸ナトリウム … 136
クエン酸マグネシウム … 117
クッシング症候群 … 70
クッシング徴候 … 143
グラクティブ® … 127
グラケー® … 185
グラニセトロン … 112
クラビット® … 207
クラビット錠® … 108
クラミジア … 203, 204
グラム陽性菌 … 204
クラリス® … 205
クラリスロマイシン … 109, 204, 205
グラン® … 167
グリクラジド … 126
グリコーゲン合成 … 44
グリコーゲン分解 … 44
グリコピロニウム … 99
グリセオール® … 157
グリセリン … 117
グリベンクラミド … 126
グリミクロン® … 126
グリメピリド … 126
グルカゴン … 123
グルコース … 122, 148
グルココルチコイド … 131
グルコバイ® … 128
グルコン酸カルシウム水和物 … 185
グルタミン酸 … 65
くる病 … 179
グルファスト® … 127
グレープフルーツジュース … 28
クレストール® … 131

クロール 158
クロザピン 67
クロチアゼパム 62
クロニジン 77
クロピドグレル 172
クロピドグレル硫酸塩 172
クロモグリク酸ナトリウム 143
クロライド（Cl⁻）チャネル 117
クロライドチャネルアクチベーター 117
クロルジアゼポキシド 62
クロルタリドン 76, 157
クロルプロマジン 67, 112

け

経口血糖降下薬 126
経口投与 12
ケイ酸アルミニウム 114, 115
ケイツー® 185
経皮吸収薬 53
経皮投与 12
けいれん 64, 140
ケーワン® 185
外科的治療 190
血圧上昇 122
血圧低下 140
血液 70
血液凝固機構 168
血液疾患 164
血液のポンプ 70
結核菌 200
血管拡張 140
血管収縮 169
血管神経性浮腫 124
血管透過性亢進 140
血管内皮増殖因子受容体 195
血管平滑筋 74
月経 164
月経過多 164
結合型 15
血小板 170
血小板減少 140
血清 159
血清カルシウム濃度 177
血栓 85, 168
血栓塞栓症の治療薬 172
血中Ca濃度 177
血中Ca濃度異常の治療 181
血中濃度 12
血糖値 123
解熱鎮痛剤 210
ゲファニール® 110
ゲファルナート 110
ゲフィチニブ 195
ケフラール 203
ケフレックス® 203
ケミカルメディエーター 143
ケミカルメディエーター遊離抑制薬 143
ゲムシタビン 193
下痢 113, 198
ケルナック® 110
幻覚 66
嫌気性菌 204
ケンゴシ 117
倦怠感 60, 128
ゲンタシン® 205, 206
ゲンタマイシン 205, 206
幻聴 66
原発性アルドステロン症 70, 75
原発性脂質異常症 131

こ

高Ca血症 181
抗HIV薬 216
抗RANKL抗体 186
抗RANKL抗体製剤 187
降圧効果 73
降圧薬 71
抗アルドステロン 77
抗アルドステロン薬 75
抗アルドステロン薬（カリウム保持性利尿薬） 84
抗アレルギー作用 141
広域ペニシリン 202
後遺症 40
抗インフルエンザ薬 210
抗インフルエンザ薬（ノイラミニダーゼ阻害薬） 209
抗ウイルス薬 214
抗炎症作用 141
抗ガストリン薬 105
口渇 68, 99
高カリウム血症 136
抗がん剤 111, 190
抗がん剤の副作用 196
交感神経 30, 35
交感神経系 42, 44
交感神経遮断薬 72
交感神経節 43
交感神経抑制薬 77
抗がん性抗生物質 193
交換ポンプ 150
抗凝固薬 172
抗菌スペクトル 203
抗菌薬 200
口腔カンジダ 97
抗けいれん作用 60
攻撃因子 103
高血圧 70, 122
高血圧治療ガイドライン 70
抗血小板薬 172
高血糖 122, 143
抗原 139
膠原病 142
抗コリン薬 53, 54, 99, 105, 114
高脂血症 23, 130
甲状腺機能低下症 131
抗侵害受容作用 187
抗生剤 200
抗精神病薬 67
抗生物質 200, 201
酵素活性欠損者 17
酵素活性保有者 17
酵素反応 150
好中球減少症 166
抗てんかん薬 65
高尿酸血症治療薬 135
抗パーキンソン病治療薬 53
後発医薬品 223, 233
紅斑 208
抗ヒスタミン薬 24, 140
抗不安 62
抗不安作用 60
後腹膜線維症 53
抗不整脈薬 86
高プロラクチン血症 68
興奮 31
興奮状態 46, 61
興奮性グルタミン酸作動性 64
興奮性グルタミン酸作動性の神経伝達の抑制 65
興奮性神経 65
抗ペプシン薬 105
抗利尿ホルモン 155
呼吸器 92
呼吸器カンジダ症 97
呼吸器症状 138
呼吸中枢 161
黒質 51
黒色便 165
骨格筋 45, 74
骨粗鬆症 143
骨粗しょう症 183
骨粗しょう症の治療薬 184
骨代謝 176
コデイン 94
コベガス® 215
コルヒチン 135
コレキサミン® 134
コレステロール 130
コレステロール吸収阻害薬 133
コレステロール合成 133
コロナウイルス 208
コロネル®錠/細粒 117
コントローラー 96
コンビビル® 217
コンプロマイズド・ホスト 168

さ

サイアザイド系 84
サイアザイド系利尿薬 76, 80
再吸収 149
細菌感染症 95, 200
細菌細胞 201
サイクリックAMP 82, 156
催下薬 115
ザイザル® 140
最小有効量 19
再審査 223
再生不良性貧血 65, 166
最大耐用量 19
サイトカイン 211
サイトテック® 110
サイトメガ ウイルス 208
サイトメガロウイルス感染症 168
再取込機能 47
再分極 32
細胞外液補充液 158
細胞周期非特異的作用薬 192
細胞障害性抗がん剤 190, 193
細胞小器官 201
細胞増殖 191
細胞分裂期 192
細胞分裂準備期 192
細胞壁 201
細胞壁合成阻害薬 202
細胞膜 31, 158
催眠 62
ザイロリック® 136
サクシニルコリン 38
サケカルシトニン 187
左心室 78
左心房 78
嗄声 97
ザナミビル 211
ザファテック® 127
サプリメント 27, 28
サムスカ® 157
作用の中和 39
サルタノール® 100
サルファ剤 207
サルブタモール 100
サロベール® 136
サワシリン® 202
酸塩基平衡 182
酸化 16
酸化マグネシウム 117

三環系抗うつ薬……58, 59
3号液……159
産生過剰……135
酸性物質……160
酸素……164
酸素の運搬能……165
酸素不足……164
散瞳……44

し

ジアゼパム……62, 63
C型肝炎……211
C型肝炎ウイルス……211, 214
C型肝炎ウイルス治療薬……214
C型慢性肝炎……211, 214
シーブリ®……99
ジェニナック®……207
ジェネリック医薬品……223, 233
ジェムザール®……193
ジオクチルコハク酸ナトリウム……117
ジオトリフ®……195
歯科治療……34, 173
ジギタリス……80
ジギタリス中毒……80
ジギタリス配糖体……82, 84
シグナル伝達……195
シグモイド……21
シクロオキシゲナーゼ……144, 172
シクロオキシゲナーゼ-1……144
シクロオキシゲナーゼ-2……144
ジクロフェナクナトリウム……145, 210
シクロフォスファミド……193
刺激……31
刺激性催下薬……115, 117
止血……168
思考……56
思考障害……66
ジゴキシン……82, 84
次サリチル酸ビスマス……114, 115
脂質……130
脂質異常症……130
脂質代謝異常……122
止瀉薬……114
視床下部……155
シスプラチン……194
ジスロマック®……205
持続型インスリン……125
シタグリプチン……127
ジダノシン……217
シタラビン……193
シタロプラム……59
ジドブジン……217
シナプス……36, 43, 51
シナプス間隙……46
シナプス小胞……46
シナプス小胞体タンパク2A……65
シナプス前オピオイド受容体……114
支配筋肉……43
支配臓器……46
ジヒドロコデイン……94
ジヒドロピリジン系……77
ジフェノキシレート……115
ジフェンヒドラミン……24
ジフェンヒドラミン塩酸塩……140
シプロキサン®……207
シプロフロキサシン……207
ジベトス®……128
脂肪肝……122
シメチジン……105
シメプレビル……215
ジャディアンス®……129
ジャヌビア®……127
シュアポスト®……127
臭化ブチルスコポラミン……105
収縮……50
収縮機能不全……78
重炭酸緩衝系……160
収斂薬……114, 115
縮瞳……44
主細胞……102
主作用……24
出血傾向……173
術後回復液……159
腫瘍随伴症候群……181
受容体……22
受容体型チロシンキナーゼ……195
受容体結合……20
受容体結合部位……22
受容体作動薬……20
受容体阻害薬……20, 22
循環器の症状……138
循環血液量……71
消化管粘膜……114
消化管用吸着剤……114, 115
消化器……102
消化器疾患……102
消化器症状……138
消化性潰瘍……102, 110, 143
消化性潰瘍治療薬……17, 104, 109
消化不良……99
硝酸薬……90
消失半減期……62
脂溶性……15
使用成績調査……231
脂溶性領域……33
小腸コレステロールトランスポーター……133
小腸上皮細胞……28
上皮機能変容薬……116
上皮機能変容薬……117
上皮小体……177
上皮増殖因子受容体……195
上皮ナトリウムチャンネル遮断薬
(カリウム保持性利尿薬)……152, 157
小胞体……176, 201
情報の統合処理……56
静脈血……78
静脈血栓症……186
静脈血栓塞栓症……168
静脈麻酔……62
静脈麻酔薬……62
上腕二頭筋……50
初回通過効果……12
食事療法……126
食中毒……113
食物－薬物相互作用……28
食物アレルギー……138
食物の吸収……102
食物の消化……102
食欲不振……208
触覚……35
ショック……33, 34, 73
徐放製剤……53
徐脈……39
徐脈性不整脈……86
自律神経……30, 42, 111
ジルチアゼム……77, 89
心機能亢進……82
腎機能障害……203
真菌……200
心筋梗塞……123, 131, 168
心筋収縮力……46
シングレア®……99, 140
神経下垂体系……155
神経過敏……60
神経細胞……31
神経刺激……43
神経終末……46
神経症……60
神経障害……194
神経症状……138
神経筋接合部……36
神経筋接合部……43
神経伝達物質……36
神経伝達物質……46
腎血管性高血圧……70
心室性不整脈……80
滲出性中耳炎……204
浸潤性下剤（軟化剤）……117
真正コリンエステラーゼ……38
腎性貧血……166
シンセロン錠®……112
振戦……51
心臓……70
身体的依存……63
伸展……50
進展受容器……94
浸透圧……151, 158
浸透圧性下剤……116, 117
浸透圧性利尿薬……157
浸透圧利尿薬……154
侵入……209
心拍出量……70, 71
心拍数……46, 70, 71
シンバスタチン……131
深部静脈血栓症……168
心不全……78
心不全の重症度分類……79
心房……85
心房細動……85
心房性ナトリウム利尿ペプチド……83
蕁麻疹……138, 140
新薬開発……223

す

水牛様肩……142
水酸化アルミニウム……114, 115
膵臓ランゲルハンス島β細胞……126
錐体外路症状……68
水分欠乏……159
水疱……208
睡眠……24
睡眠改善薬……24
睡眠障害……56, 62
水溶性……15
水溶性領域……33
スインプロイク®錠……117
スーグラ®……129
スガマデクス……39
スキサメトニウム……38
スクラルファート……105, 110
スターシス®……127
頭痛……60
スティーブンス・ジョンソン症候群……65
ステロイド薬……141
ストックリン®……217
ストレス……56, 64
ストレプトマイシン……206
スピリーバ®……99
スピロノラクトン……76, 77, 84, 157
スミフェロン®……212
スルトプリド……67
スルピリド……67, 112
スルファメトキサゾール・トリメトプリム 208
スルホニルウレア受容体（SU受容体）……126
スルホニル尿素薬……126
スルホニル尿素薬（SU剤）……126

せ

製剤学的試験 224
制酸剤 105
静止期 192
静止膜電位 31, 32
精神疾患 66
精神症状 143
製造販売後調査 231
製造販売後臨床試験 231
製造販売承認 222
製造販売承認の申請 229
生体内のカルシウム調節 176
生体内利用率 13
生体反応 32
生体膜 154
整腸薬 115
制吐薬 111
生物学的同等性試験（BE試験） 235
セイブル® 128
生理活性 140
生理活性物質 103
生理食塩液 158, 159
咳 92
咳中枢 94
咳の治療薬 93
咳反射 93
セクレチン 105
ゼチーア® 133
舌下投与 14
赤血球 164
絶対禁忌 73
セファクロル® 203
セファレキシン 203
ゼフィックス® 213
セフェム系抗生物質 203
セフォチアム塩酸塩 203
セフカペンピボキシル塩酸塩水和物 203
セフジトレンピボキシル 203
セフジニル 203
セフゾン® 203
セフポドキシムプロキセチル 203
セフメタゾール 203
セフメタゾン® 203
セララ® 157
セルトラリン 59
セルベックス® 110
セレギリン 53, 54
セレコキシブ 145
セレコックス® 145
セレネース® 112
ゼローダ® 193
セロトーン® 112
セロトニン 56
セロトニン・ノルアドレナリン再取込阻害薬 57
セロトニン5-HT3受容体 111
セロトニン機能 60
セロトニントランスポーター 56
線維症 53
繊維束れん縮 37
前駆細胞 183, 186
前駆物質 54
線条体 51
全身症状 138
喘息発作 95
選択的エストロゲン受容体モジュレーター 186
選択的エストロゲン受容体モジュレーター（SERM） 186, 187
選択的弛緩薬結合薬 39
選択的セロトニン再取込阻害薬 56
選択的β1受容体遮断薬 76
蠕動運動 113
蠕動抑制 114
センナ 117
センノシド 117
先発医薬品 233
繊毛運動 93
前立腺肥大 99

そ

早期覚醒 56, 62
掻痒感 208
増量性催下薬 115
即時型アレルギー 139
塞栓 168
組織修復促進薬 110
ソタロール 89
即効型インスリン分泌促進薬（グリニド薬） 126
ゾニサミド 54
ソバルディ® 215
ゾフラン® 112
ソホスブビル 215
ゾメタ® 187
ソリタT1号 159
ソリタT3号 159
ソルダクトン® 157
ゾルピデム 63
ソルメドロール® 100
ゾレドロン酸水和物 187

た

第Ⅲ相（多数の患者） 226
第Ⅱ因子 171
第Ⅱ相（少数の患者） 226
第Ⅳ相試験 230
第Ⅸ因子 171
第Ⅰ相（健康成人） 226
第Ⅶ因子 171
ダイアート® 156
ダイアモックス® 156
体液欠乏 159
ダイオウ 117
第三世代セフェム 203
代謝 10, 16, 122
代謝拮抗剤 193
代謝酵素 47
代謝性アシドーシス 182
代謝速度 33
耐性発現 63
第一世代セフェム 203
大腸菌 200
ダイドロネル® 187
第二世代セフェム 203
大脳 64
代表的な薬剤 143
第四世代セフェム 203
ダオニール® 126
タキソール® 194
ダクラタスビル 215
タグリッソ® 195
ダクルインザ® 215
多元受容体標的化抗精神病薬 67
多剤耐性緑膿菌 168
多剤併用化学療法 216
脱殻 209
脱水 148, 159
脱水状態 157
脱水補給液 159
脱炭酸酵素 51
脱分極 31, 88
脱分極性筋弛緩薬 37
脱力感 128
ダニ 95
多尿 123
ダパグリフロジン 129
ダビガトラン 174
タミフル® 211
多毛 142
タリペキソール 54
タルセバ® 195
ダルナビル 217
痰 92
単細胞生物 200
炭酸水素ナトリウム 162
炭酸脱水酵素 149, 150
炭酸脱水酵素阻害薬 156
炭酸複合体 117
短時間作用型β_2刺激薬 99, 100
胆汁 11
胆汁酸 118
胆汁酸トランスポーター 118
胆汁酸トランスポーター阻害薬 117, 118
タンナルビン® 115
タンニン酸アルブミン 115
痰の治療薬 95
タンパク 15
タンパク質合成阻害薬 204
タンパク質性陰イオン 158
タンパク分解酵素 102

ち

チアジド（サイアザイド）系利尿薬 152, 156
チアジド系利尿薬 157
チアジド類似系利尿薬 157
チアゾリジン系 127, 128
チオトロピウム 99
チオペンタール 63
知覚異常 64, 206
知覚神経 30, 32
チキジウム臭化物 105
チクロピジン 172
チクロピジン塩酸塩 172
治験 226
致死作用 20
チトクロームP450 16, 27, 33
チャンネル 31
中央中毒量 20
中央有効量 20
中心性肥満 142
中枢 155
中枢作用性降圧薬 76
中枢作用性降圧薬 77
中枢神経 30
中枢神経 50
中枢神経 56
中枢性鎮咳薬 94
中枢性疾患 47
中性脂肪 130, 133
中途覚醒 62
中毒 19, 34
中毒作用 20
中毒症状 19
中毒性表皮壊死症 65
中脳 51
中脳皮質系 66
中脳辺縁系 66
中和 41
腸管運動 102
腸管運動抑制薬 114
腸管輸送能 117
腸肝循環 18
腸クロム親和性細胞様細胞 104
長時間作用型β_2刺激薬の吸入 98
長時間作用型β_2刺激薬 98

ネフローゼ症候群……131, 142
粘液……93, 102
粘液分泌……93
粘膜潤滑薬……95
粘膜障害……114
粘膜保護薬……110

の

ノイアップ®……167
ノイトロジン®……167
ノイラミニダーゼ……210
脳関門……53
脳血管関門……53
脳血管疾患……131
脳梗塞……40, 123, 168
脳性まひ……40
脳卒中……186
濃度勾配……39
脳内ドパミン……54
ノービア®……217
ノスカピン……94
ノバミン®……112
ノボ・ヘパリン®……172
ノボラピッド®……125
飲み合わせ……25
ノルアドレナリン……46, 47, 56, 76, 59
ノルフロキサシン……207
ノルモナール®……157
ノロウイルス……119

は

パーキンソン病……50
ハーセプチン®……195
ハーボニー®配合錠……215
バイアスピリン®……172
肺うっ血……92
肺炎……92
肺炎菌……200
バイオアベイラビリティ……13
バイオシミラー……235
バイカロン®……157
ハイグロトン®……157
肺水腫……95
排泄……10, 18
排泄低下……135
肺塞栓症……168
排尿困難……59, 99
ハイポトニック……162
ハウスダスト……95
白金製剤……194
バクシダール®……207
バクタ®……208
バクトラミン®……208
パクリタキセル……194
破骨細胞……183, 186
バゼドキシフェン……187
バソプレシン……155
バソプレシンV 2 受容体……156
バゾプレッシン……81
バゾプレッシン阻害薬……84
麦角系……53
白血球……166
白血球減少症……166
白血球減少症の治療……167
発疹……208
パッチ剤……53
発熱性好中球減少症……198
パナルジン®……172
バナン®……203
パノロセトロン……112
ハベカシン®……206
パミドロン酸二Na®……187
パミドロン酸二ナトリウム水和物……187
パラアミノ安息香酸……207
バラクルード®……213
パラソルモン……177
パラプラチン®……194
パリペリドン……67
バルコーゼ®……117
バルサルタン……77, 84
バルビツール系……65
バルビツール酸化合物……61, 62
バルプロ酸……65
パルモディア®……133
パロキセチン……59
ハロペリドール……67, 112
パンクロニウム……38
パンスポリン®……203
半透膜……154

ひ

B型肝炎……211
B型肝炎ウイルス……211
B型慢性肝炎……211
ビーマスS®……117
ピオグリタゾン……128
ビオフェルミン®……115
皮下出血……142
皮下投与……12
非競合的阻害……22
ビグアナイド系……127
ビクシリン®……202
鼻腔……93
非構造タンパク５A……215
非構造タンパク５B……215
ピコスルファート……117
ビサコジル……117
非刺激性催下薬……115, 116
非刺激性催下薬（増量性催下薬）……117
非ジヒドロピリジン系……77
微小管……194
微小管作用薬……194
非小細胞肺がん……195
ヒス束……85
ヒスタミン……58, 103, 139, 140
ヒスタミン２受容体阻害薬……221
ヒスタミンH２受容体拮抗薬……105
ヒスタミンH１受容体……140
ヒスタミンH１受容体拮抗薬……143
非ステロイド性抗炎症薬……144, 207
非ステロイド性消炎鎮痛薬……102
ビスホスホネート……181, 185, 187
ビスマス製剤……114, 115
非選択性β受容体遮断薬……76
ピソプロロール……84, 89
非脱分極性筋弛緩薬……37, 38
ピタバスタチン……131
ビタミンD２……177
ビタミンK……172, 185
ビタミンK依存性凝固因子……171, 173
ビタミンK製剤……185
左心不全……78
非定型抗精神病薬……66, 67
ヒト型抗PCSK９モノクローナル抗体……133
ヒト細胞……201
ヒト上皮成長因子受容体２型……195
ヒト免疫不全ウイルス……216
ヒト免疫不全ウイルス（HIV）の薬……216
ヒドロクロロチアジド……76, 84, 156
ヒドロフルメチアジド……84
非麦角系……53
ビビアント錠®……187
皮膚・粘膜症状……138
ビフィズス菌……115
ビフィズス菌製剤……115
ビフィダー®……115
皮膚刺激性試験……226
皮膚粘膜眼症候群……65
ビブラマイシン®……206
ピペリデン……54
被膜形成……114
ひまし油……117
非麻薬性中枢性鎮咳薬……94
肥満細胞……139
ピモベンダン……82, 84
百日咳……204
病原生物……113
日和見感染症……168
びらん……103
非臨床試験……224
ピルジカイニド……89
ビルダグリプチン……127
ピルビン酸……160
ピレタニド……84
ピレンゼピン……105
ビンクリスチン……194
貧血……164

ふ

ファーストパス・エフェクト……12
ファスティック®……127
ファモチジン……105
ファレカルシトリオール……185
不安症……60
フィズリン®……157
フィニバックス®……204
フィブラート系薬剤……133
フィブリノーゲン……170
フィブリン……170
フィブリン……176
フィルグラスチム……167
風疹ウイルス……208
フェカリス菌……115
フェノチアジン系……66
フェノチアジン誘導体……112
フェノフィブラート……133
フェブキソスタット……136
フェブリク®……136
フェロ・グラデュメット®……165
フェロジピン……77
フェロミア®……165
フェロン®……212
不応答……86
フォーシガ®……129
フォサマック®……187
フォルテオ皮下注®……185
不感蒸泄……157
副交感神経……30, 46, 103, 111
副交感神経系……42, 44
副交感神経遮断薬……114, 115
副交感神経節……43
副甲状腺……181
副甲状腺機能亢進症……181
副甲状腺機能低下症……181
副甲状腺ホルモン……177
副作用……24
副腎……44
副腎皮質ホルモン薬……96, 98, 100
腹痛……113
服薬遵守率……60, 77
浮腫……80, 148
浮腫の発現……27
ブスルファン……193
ブスルフェクス®……193
不整脈……85
ブチリルコリンエステラーゼ……38

へ

ほ

ま

み

む

無顆粒球症 208
ムコスタ® 110
ムスカリン受容体 37, 103
ムチン 95
無動症 51

め

メイアクト® 203
メイロン® 159, 162
メキシレチン 89
メソトレキセート® 193
メタボリックシンドローム 122
メチクラン 157
メチルセルロース 114, 115
メチルドパ 77
メチルノルアドレナリン 76
メチルプレドニゾロン 100, 143
メトグルコ® 128
メトクロプラミド 112
メトトレキサート 193
メトプロロール 76, 89
メトホルミン 128
メドロール® 100
メドロール 143
メトロニダゾール 109
メニレット® 157
メバロチン® 131
メピバカイン 33
メプチン® 100
メフルシド 157
メラトニン 63
メルカプトプリン 193
メロペネム 204
メロペン® 204
免疫チェックポイント阻害薬 196
免疫反応 138

も

妄想 66
モザイク説 70
モザバプタン 157
モニラック® 117
モノアミンオキシターゼB 51
モノアミンオキシダーゼ阻害薬 59
モンテルカスト 99
モンテルカストナトリウム 140
門脈 14

や ゆ よ

ヤーボイ® 196
薬機法 222
薬物作用学 10
薬物相互作用 25
薬物送達システム 55
薬物代謝酵素 12, 33
薬物治療 190
薬物動態 10
薬物動態学 10
薬物動態学的相互作用 25, 27
薬物動態試験 225
薬物投与量 19
薬物療法 24
薬用炭 27, 115
薬理学的活性 16
薬理学的拮抗 26
薬力学的相互作用 25, 26
薬力学的薬物相互作用試験 225
薬理作用 26
薬価 233
薬効薬理試験 224
有糸分裂期 191
有効量 19
誘発 139
遊離型 15
遊離脂肪酸 130
輸液 157
輸液製剤 159
輸液治療 72
輸液の種類 158
ユベラ® 134
ユリノーム® 136
陽イオン 158
溶血性貧血 166
葉酸 201
葉酸合成阻害薬 207
溶出試験 235
陽性症状 66
抑制性神経 61, 65
四環系抗うつ薬 58, 59
予防薬 96
4号液 159

ら

ライノウイルス 208
ラキソベロン® 117
ラクツロース 117
ラクテック 159
ラクテックG 159
ラサギリン 54
ラシックス® 156
ラックビー® 115
ラニチジン 105
ラニナミビル 211
ラピアクタ® 211
ラベタロール 76
ラベプラゾール 105
ラミブジン 213, 217
ラメルテオン 63
ラモセトロン 112
ラルテグラビル 218
ラロキシフェン 187
ランゲルハンス島 123, 124
ランソプラゾール 105
ランダ® 194
ランタス® 125

り

リエントリー 86
リカルボン® 187
リクラスト® 187
リシノプリル 77, 84
リスペリドン 67
リセドロン酸ナトリウム水和物 187
リドカイン 33, 89
リトナビル 217
リナグリプチン 127
リナクロチド 117
利尿 148
利尿作用 76, 152
利尿薬 71, 80, 148
リバーロキサバン 174
リバビリン 214
リバロ® 131
リピディル® 133
リピトール® 131
リボソーム 201, 204
リポタンパクリパーゼ 133
リポバス® 131
硫酸カナマイシン® 206
硫酸ストレプトマイシン® 206
硫酸鉄 165
リリーバー 96, 99
リレンザ® 211
リンゲル液 158, 159
リン酸コデイン 119
リン脂質 130
臨床試験 226
臨床用量 19
リンゼス® 117
リンデロン 143

る れ ろ

ループ系 84
ループ系利尿薬 76, 151, 156
ルセオグリフロジン 129
ルセフィ® 129
ルネトロン® 156
ルビプロストン 117
ルプラック® 156
レジオネラ 203
レシカルボン®坐薬 117
レスタミン® 140
レトロビル® 217
レニン 74
レニン－アンギオテンシン－アルドステロン系 74, 79
レニン－アンジオテンシン－アルドステロン系抑制薬 74
レニン阻害薬 77
レニン阻害薬・レニン分泌抑制 74
レニン分泌亢進 44
レノスチグラム 167
レパグリニド 127
レバミピド 110
レベチラセタム 65
レベトール® 215
レベミル® 125
レボドパ 51, 53, 54
レボブピバカイン 33
レボフロキサシン 108, 207
レボミルナシプラン 59
レボメプロマジン 67
ロイケリン® 193
ロイコトリエン 98, 139
ロイコトリエン受容体 98
ロイコトリエン受容体拮抗薬 98, 140
労作時呼吸困難 80
ロートエキス 105, 115
ロカルトロール® 185
ロキソニン® 145
ロキソプロフェンナトリウム 145
ロクロニウム 38
ロサルタン 77, 84
ロスバスタチン 131
ロチゴチン 54
ロノック® 110
ロピニロール 53, 54
ロピバカイン 33
ロペミン® 115
ロペラミド 115
ロラゼパム 62

わ

ワルファリン 172
ワンアルファ® 185

薬理学をおもしろく学ぶ

執筆者	内田直樹（ウチダナオキ）、肥田典子（ヒダノリコ）
発行人	中村雅彦
発行所	株式会社サイオ出版 〒101-0054 東京都千代田区神田錦町 3-6 錦町スクウェアビル７階 TEL 03-3518-9434 FAX 03-3518-9435
カバーデザイン	株式会社メデューム
DTP	株式会社メデューム
本文イラスト	黒はむ、日本グラフィックス
印刷・製本	株式会社朝陽会

2019 年 4 月 5 日　第 1 版第 1 刷発行

ISBN 978-4-907176-73-0

●ショメイ：ヤクリガクヲオモシロクマナブ

乱丁本、落丁本はお取り替えします。